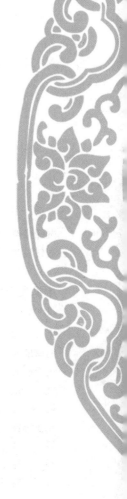

中医美容技术

王　铮　谢立群／主　编

东南大学出版社
SOUTHEAST UNIVERSITY PRESS
·南京·

图书在版编目(CIP)数据

中医美容技术 / 王铮,谢立群主编. — 南京 : 东
南大学出版社,2024.1
ISBN 978 - 7 - 5766 - 0644 - 7

Ⅰ. ①中… Ⅱ. ①王… ②谢… Ⅲ. ①美容—中医学
Ⅳ. ①R275

中国版本图书馆 CIP 数据核字(2022)第 254780 号

责任编辑:陈潇潇(380542208@qq.com)
责任校对:张万莹 封面设计:毕 真 责任印制:周荣虎

中医美容技术
Zhongyi Meirong Jishu

主 编 王 铮 谢立群
出版发行 东南大学出版社
出 版 人 白云飞
社 址 南京四牌楼 2 号 邮编:210096
网 址 http://www.seupress.com
电子邮件 press@seupress.com
经 销 全国各地新华书店
印 刷 南京玉河印刷厂
开 本 787 mm×1 092 mm 1/16
印 张 15
字 数 360 千字
版 次 2024 年 1 月第 1 版
印 次 2024 年 1 月第 1 次印刷
书 号 ISBN 978 - 7 - 5766 - 0644 - 7
定 价 56.00 元

* 本社图书若有印装质量问题,请直接与营销部调换。电话(传真):025 - 83791830。

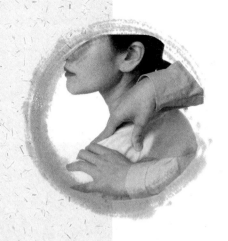

《中医美容技术》

编委会

主　编　王　铮　谢立群

副主编　冯小可　刘佳莛

编　委　（按姓氏笔画排序）

王　平　王　岚　吴　娟　何　玉

冷秀梅　张曦鹏　赵晶晶　姜　君

徐婷婷　涂　曼　蒲美旨

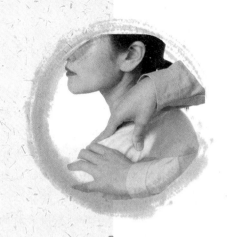

前言

　　中医药、中医技术和美容之间的联系历史悠久。作为中医学科的新兴分支，中医美容学包括了治疗、保健、修饰等多种技术，但究其本源，还是归结到中医上，其特点就是整体观念和辨证论治。阴阳五行学说、脏腑气血津液学说、经络学说等，都是中医美容不可或缺的理论基础，中药学中的四气五味、药物归经、君臣佐使、配伍禁忌等，也是实际使用中药美容中一定要注意的原则性问题。病因病机的六淫（风、寒、暑、湿、燥、火六种外感病邪），七情（喜、怒、忧、思、悲、恐、惊七种情志变化），也是中医美容学研究的问题。从技术上来说，包括中医美容皮肤护理，中医美容针灸术（耳针、针灸、针刀），中医美容按摩术（局部美容按摩、全身保健按摩、经络疗法），中医美容药物与方剂，中医美容减肥与塑形，中医美容药膳与食疗，以及相关的中医美容的技术进展。在实际应用与操作过程中，强调对一些常见面部损容性皮肤病治疗，比如黄褐斑、雀斑、白癜风、痤疮、黑眼圈等，以及中医方法对毛发和指甲损容性疾病治疗。此外，中医美容在减肥塑形、美白去斑、除皱驻颜等方面的应用，都具有丰富的实用价值。现在强调中医美容在其他方面的应用，如自然疗法、营养食疗、音乐疗法等，也可以归结到中医美容技术的范畴中，从而构成一整套中医"大美容"的体系。

　　2008年6月，《实用中医美容学——传统源流中的美容技术》一书在东南大学出版社出版，其时中医美容与皮肤美容领域一流专家王旭东、孙亦农、魏跃钢、唐雪梅、石红乔、顾筱君、单敏洁、蔡建伟、余穗娟等教授、主任医师参与了编写，吴淞教授主审，李月萍教授作序。次年该书获评江苏省精品评优教材，之后获数项奖励并多次印刷。以精品教材为起点开始的课程建设也拉开帷幕，课程团队不断发展，在教学竞赛、人员结构、教学成果、科学研究、社会服务等多个方面不断探索，积累了丰富的经验和丰硕的成果,逐渐成为国内中医美容职业教育课程的标杆。

随着新的技术不断出现,国内相关专业与课程也都在飞速发展。在上一版教材使用过程中,我们长期保持和国内职业教育研究专家和专业教师、合作企业的紧密联系,不断了解最新的职业教育政策与顶层设计,了解一线教学团队和行业实践团队的需求。我们也对同期出版的中医美容相关的教材,包括慕课和优秀课程视频,做了详细的调研和精准的分析,充分学习了其中的特色与创新之处。2020年,我们着手筹划新版教材的建设。新版教材主要特色有以下几点:凸显课程思政在"教学做"过程中的重要性,强调理论与实践一体的原则,从学生出发体现教材优势;每个模块都设置了课程思政目标与学习效果评价表,每个单元都设置了实训任务与讨论,尽可能减少文字描述,以表格、思维导图等多种方式对内容进行提炼和总结,以期清晰明了、简明扼要,达到便于学生自主学习的目的。

2021年5月,经过多年的积累与努力,"中医美容技术"课程被甄选为教育部思政示范课程,成员入选教育部课程思政教学名师与教学团队;2023年11月,《中医美容技术》被认定为2023年江苏省职业教育一流核心(线下)课程。本教材也是2023年江苏省高等教育教改研究课题:"课程思政视域下新医科教材建设探索与实践——以《中医美容技术》为例"的研究成果。

本教材由江苏开放大学(江苏城市职业学院)王铮、江苏省人民医院(南京医科大学第一附属医院)谢立群牵头编写,江苏省人民医院(南京医科大学第一附属医院)冯小可、冷秀梅、徐婷婷、吴娟、蒲美旨、赵晶晶、王岚、王平、涂曼,江苏省中医院(南京中医药大学附属医院)刘佳茳,南通市第二人民医院张曦鹏,江苏开放大学(江苏城市职业学院)姜君、何玉等参与编写。本书在编写中力求细微缜密,但仍不免有不足错讹之处,敬请读者方家指正,今后可以进一步完善。感谢长期以来支持、关心我们的专家学者、行业同仁。希望本书的出版,为中医美容技术的实践性、规范性和现代价值,做出有意义的诠释,从而推动中医美容学科与现代美容行业的长足发展。

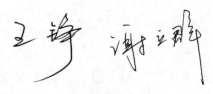

2023 年 12 月

目 录

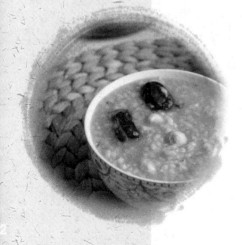

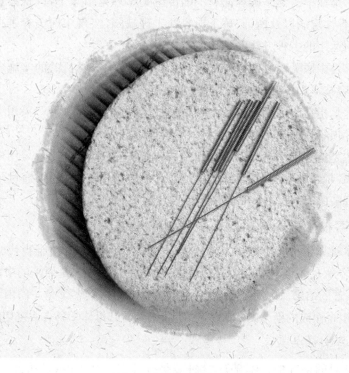

一、中医美容技术的概念

中医美容技术是在中医学基础理论和中国传统美学理论指导下,以整体观念和辨证施治为特点,防治损容性疾病以及掩饰、矫正损容性生理缺陷,实现中医美容维护、修复、重塑人体形神美目的而运用的多种方法、手段。

中医美容技术是中医美容学的重要组成部分,是中医美容学目的的实施方法与技术路径,可分为治疗美容技术和保健美容技术两大部分。

治疗美容技术是指在中医学基础理论和中国传统美学理论指导下,采用中医方法和手段来治疗人体各种损容性疾病,消除疾病所致的容颜形体等缺陷。

保健美容技术是指在中医学基础理论和中国传统美学理论指导下,采用中医方法和手段来达到预防疾病、延缓衰老、驻颜美形的目的;或者使用中药化妆品,通过妆饰的方法掩盖人体损容性生理缺陷,达到增强容貌美的效果。

二、中医美容技术隶属学科与相关学科的关系

中医美容技术隶属学科是中医美容学。20 世纪 80 年代以来,由于当代学科由分化走向综合发展,一些新兴的中医药交叉学科相继问世,这些学科大多是原来的中西医学科和社会人文学科交叉渗透的结果。中医美容学便是其中之一,中医美容学是一门由多种基础和临床母胚学科分化、组合而成的新兴的中医学科,因此必然与其母体学科有着密切的联系。

1. 与中医各学科的关系

中医美容学的目的是维护人体健美,这种美是以健康为基础的,虽然重点在外表之美,但是仍然离不开全身调理这个根本大法。中医藏象学说认为人体的内脏与体表组织器官、四肢百骸有着密切的联系,即"藏之于内必象于外",所以中医美容学对外表美的维护,不只是进行局部妆饰,而是综合运用多种手段,全方位地调动人体内部的积极因素,来达到防病治病、延衰驻颜的美容目的,这就使中医美容学和众多的中医学科有着密不可分的联系,如:中医基础理论、中药学、方剂学、中医内科学、中医皮肤科学、中医妇科学、中医营养学、中医养生学、针灸学、推拿学等。在社会需要的催化下,各学科边缘交叉产生了以人体健美为目的的中医美容学。所以各基础、临床学科是中医美容学的母胚学科,它们的发展为中医美容学打下了基础,同时中医美容学也从各母体学科中吸取营养来丰富自己,使中医美容学在近年来取得了较快地发展。

美容治疗和其他临床学科的疾病治疗在目的和方法上是有所差别的。首先,两者所追求的目标不完全相同,美容治疗以美容为主要目的,而临床各科是以治愈疾病为主要目的。如对痤疮的治疗,就皮肤科而言,只要消除了皮损,无炎症存在,就算大功告成,不会在乎痤疮愈后留下的瘢痕或红色印记。而美容科则要以消除瘢痕或印记为最终目的。其次,在治疗方法的选用上,美容治疗一般要以美学理论为指导,而其他临床学科的疾病治疗不必作美学上的考虑。如对痤疮进行外治时,选用一些消炎解毒的中药(黄柏、黄连)做添加剂的中药面膜或药膏可获得很好的治疗效果,但美容医师不能随便选用,因为用这种面膜或药膏虽能较快治愈痤疮,但同时会造成面部皮肤黄染,不符合面部皮肤审美要求。所以美容医师在临床中必须发挥医学审美创造力,采用最合适的治疗方案,达到既治病又维护人体美的目的。

2. 与现代医学各学科的关系

中医学在她漫长的历史进程中不断吸收外来文化以进一步丰富和发展自己。特别是近代中医学常自觉或不自觉地吸收现代医学所长,给自己增添了新鲜血液,使之更具生命力。中医美容学同样也要吸收现代医学之长,加上中医美容学是一门与时俱进的新学科,更注重现代信息,强调传统和现代结合、中西医结合,所以中医美容学和现代医学的某些基础和临床学科有密切的联系,如人体解剖学、组织胚胎学、生理学、病理学、药理学、生物化学、微生物寄生虫学、皮肤病学、眼科学、口腔科学等。

3. 与其他学科的关系

由于中医美容学的目的是人体健美,所以它又与一些社会人文学科有着密切的联系,如医学美学、素描学、色彩学、化妆品学等。

综上所述,中医美容学是社会和医学发展的产物,它是中医学的一个新兴的分支学科,是从中医各基础和临床学科中分化出来的,并与现代医学、美学及一些社会人文学科相结合,以人体健美为目的和对象的一个相对独立的学科。

三、中医美容技术的特点

1. 基础深厚,方法多样

中医美容技术是中医技术的分支,所以她是随着中医学的发展而发展。从《黄帝内经》开始就为中医美容学的形成和发展奠定了理论基础,以后又通过历代医药学家的不懈努力,使得中医学的理论基础更深厚充实。中国传统美学是具有中国文化特点的一个相对独立的美学体系,有一系列独特的范畴。在中医学发展的过程中,中国传统美学不断渗透,在传统美学理论的指导下,运用中医的方法对人体实施治疗和保健,就形成了中医美容技术,这也是中医美容技术与中医其他技术的主要区别。

中医美容技术是随着中医学的发展而发展的,所以其历史可以追溯到两千多年前。通过这么长时间的美容实践的验证和提炼,中医美容学形成了药物(内服、外用)、针灸、食膳、按摩、心理、音乐等多种行之有效的美容技术与方法,而且这些方法被无数医家反复应用、验证、筛选,经过去粗取精,去伪存真,逐步趋于完善。

2. 重视整体,效果持久

整体观念是中医学基本特点之一,也是中医美容技术的基本特点。整体就是统一性和完整性。中医学非常重视人体本身的统一性、完整性。认为人体是一个有机的整体,构成人体的各个组成部分之间,在结构上不可分割,在功能上相互配合,在病理上相互影响,在治疗上相互为用。

同时中医也认识到人体与自然环境有密切的关系。人是生活在大自然之中的,大自然中有许多人类赖以生存的不可缺少的条件,但另一方面,大自然的运动变化,又直接或间接地影响着人体,使人体的生理和病理发生着相应的改变。这就是天人相应的理论。首先,季节气候对人体会有影响。其次,地理环境对人体的影响。此外,社会环境也会对人的心理和精神产生影响。

中医美容技术了强调整体,融外用、内服中药、食膳、针灸、按摩、情志等多种疗法于一体,既突出了药物的美容效果,又重视食膳、针灸、按摩、情志在美容中的整体调节作用,这种多途径、整体调理、局部养治、综合平衡的美容观，由于着眼于脏腑气血，充分调动了人体自身的积极因素，因而保证了美容效果的持久性和稳定性。千百年来的美容经验告诉我们，不从整体出发，只图外表，是得不到真正美容效果的。

3. 因人而异，辨证施治

辨证施治是中医学的另一个重要特点，是中医认识疾病和治疗疾病的基本法则。

辨：分析、判断之意。证，指证候。是机体在疾病发展过程中的某一阶段的病理概括。这些病理概括包括了病因、病位、病性和邪正关系。所谓辨证，就是将四诊所收集的资料、症状和体征，通过分析、综合，辨清疾病的原因、性质，以及邪正关系，概括、判断为某种性质的证。所谓论治，是根据辨证的结果，确定相应的治疗方法。辨证是论治的前提和依据，论治是检验辨证是否正确的方法和手段。相较而言，辨证比论治更重要。

虽然损容性疾病多属局部的慢性病变或亚健康状态，对人体生理功能不会产生明显的影响，但是根据中医整体观念，这些局部病变的发生仍与整体脏腑经络、气血津液功能障碍有关，因此只有辨证论治方可取得预期的治疗效果。如在治疗美容技术中：肥胖，中医认为多与痰、湿、脾虚有关。有的人在肥胖的同时，见到喘息气粗、咽喉时有痰涎阻塞、舌苔厚腻等症状，中医辨为痰湿阻滞型，治以化痰导滞法；有的人在肥胖同时，伴有疲倦乏力、胸闷气短、心慌多汗、下肢肿胀，此属脾虚湿盛型，治疗以健脾益气、利水消肿为主要法则。

保健美容技术中的一些饮食、药物疗法，也要根据不同的体质、年龄、性别以及全身情况因人而施。如：颜面部常用的能使面容光泽红润、美丽悦目的"悦颜色"中药美容法就有多种不同类型。面色淡白或萎黄，常有头晕、心悸、健忘等症状者，则以补益气血为主；若食欲较差，或强制节食以减肥，或有慢性胃肠疾病者，则以健脾益胃为主；面色较黑或晦暗、房劳过度或生育过多者，则以补益肝肾为主。

4. 神形俱美，文质并重

中医学中对"神"十分重视，中医美容也就对"神"极其重视。"神"分为广义之神和狭义之神。广义之神是指人体生命活动的外在表现；狭义的神是指人的精神、意识、思维活动。当一个人思维清楚、言语清晰、面色荣泽、目光明亮、反应敏捷、动作灵活、体态自如时，称为"得神"，是美的表现；反之则为"失神""无神"。正因为神对人体美的重要性，所以在神韵美和形体美中，中医美容学则更强调神韵美，注重人的气质美和精神美。当一个人具有在健康基础上的美的形体的同时，又具有气质、精神美，并有高尚的道德品质时，即神形俱美，才是最理想的美人。

文是文饰，质是本质。文质并重是强调了内在美（自然美、健康美）和外在美（妆饰美）的和谐统一。在历代医学典籍中，各种美容方应有尽有，既有内服的（以内养外），也有外用的（治疗、妆饰）。早在几千年前的春秋战国时期，人们就学会了使用中药开展妆饰美容。对妆饰的重视也是美容中医学的重要特点之一，在世界美容史上也是独占鳌头。

5. 防治并举，以防为主

中医美容技术包括保健美容技术和治疗美容技术两个方面。保健美容技术即有预防保健的作用。古人认为，容颜美不仅是人类审美的需要，而且与人的健康长寿具有密切的关系，华佗"年且百岁而貌有壮容"以及《神农本草经》常常提到的"驻颜""轻身耐老"等均是将美容与长寿相提并论的。此外,中医还认为,人体美是建筑在人体脏腑经络功能正常、气血津液充足的基础之上的,因此中医美容技术的目的除了从根本上美化容貌外,还含有健康长寿之意,反过来讲,具有健康和延缓衰老的中医自然疗法也大多具有美容的效果。保健美容技术还包括使用中医美容制品和中医传统技术,洁净皮肤、毛发、口齿等部位的污物,对皮肤、毛发、口齿等进行局部卫生保健,以预防损容性疾病和其他疾病的发生。

治疗美容技术,是指采用相应的中医的手段和方法,治疗常见的损容性疾病,从而达到美化容貌、形体的目的。所谓损容性疾病是指以生于头面、五官、四肢、形体等对人体美特别是容貌美有明显影响的某些疾病,或与人接触时会产生使人不快的气味和感觉的疾病。这些疾病除了损容碍貌外,大多对人体生理功能无明显影响,对其治疗的主要目的在于美容。

6. 简便易行,安全经济

中医传统的美容技术,如中药、食膳、针灸、按摩、气功等均属自然疗法,具有简便易行、安全可靠、经济实惠等优点。

当今社会由于美容的普及,各类化妆品琳琅满目,层出不穷,但这些化妆品多含有化学物质,其毒副作用已越来越引起人们的不安和重视。现代医学美容也大多依靠化学药品和手术,也有一定的毒副作用和不良后果,为此医学界提出“重返自然”的口号,人们开始重视自然疗法。中药主要来源于天然的植物、动物和矿物,这些天然的药物一般对人体及皮肤无害安全剂量范围大,且经过数千年医学、生活实践的检验,积累了丰富的实践经验。针灸疗法是通过针刺、艾灸经络、腧穴,调整各脏腑组织功能,促进气血循行而起到美容作用,是一种十分安全的治疗方法。至于气功、按摩、食膳疗法对人体有益无害,而且简便易行,经济实惠,人们稍加学习便可掌握,容易普及。

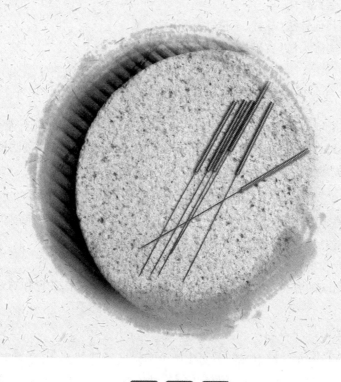

模块一

中医针灸美容术

模块内容

单元一　中医毫针针法

单元二　中医其他针法(耳针、三棱针、梅花针)

单元三　中医美容灸法(含罐法)

学习时间

12课时。

学习内容

毫针的基本知识,针刺前的准备,毫针刺法操作,针刺异常情况预防及处理,针刺注意事项;耳针美容、三棱针、皮肤针等相关的知识;施灸材料,灸法的种类;灸法的作用及注意事项;拔罐法。

学习目标

1. 熟悉毫针刺法的操作流程。

2. 掌握针刺美容的施术方法和异常情况处理,了解针刺美容的适用范围。

3. 掌握耳穴压丸法的操作方法,熟悉常用美容耳穴的定位。

4. 了解三棱针和皮肤针在美容外治法中的应用。

5. 了解常用灸法的分类,掌握艾条灸和温灸、器灸等各类灸法的操作方法,了解灸法在美容中的应用。

6. 熟悉拔罐法的操作方法。

课程思政目标

在了解中医针灸文化历史和发展的基础上,引导学生认识到中医药宝库的巨大价值,巩固专业思想,树立专业信心,对传统文化价值有清晰认知,增强民族自豪感,坚定文化自信;在学习过程中严格遵守无菌操作与针灸操作规范,培养科学严谨的工匠精神、实事求是的工作态度和理论联系实际的工作作风;通过操作过程的讲解,引发学生对岗位职业道德、伦理道德的重视;通过对中医美容针灸术的传播与推广的介绍,引导学生培养向国际传播、弘扬中医药文化的主动性与自觉性。

学习方式

由教师引导学生学习中医针灸美容术的学习内容,在教师的指导下,学生通过自主学习和面授教学、实训练习等,达到学习目标。

学习情境

多媒体教室或专业实训室,有网络环境。

学习准备

首次课程设置学习小组,每组4~6人,便于集中授课和分组讨论。

学习效果评价表

对完成中医针灸美容术应具备的职业素养、知识技能学习效果及课程思政目标实现效果的综合评价。

课程过程性评价表

姓名：＿＿＿＿＿　班级：＿＿＿＿＿　课程：＿＿＿＿＿　任务：＿＿＿＿＿

评价指标	评价内容	学生自评 20%	小组互评 20%	教师评价 60%	合计	备注
职业素养 40分	1. 遵守学习与劳动纪律，不旷课迟到早退(5分)，违规一次扣0.5分，扣完为止。					
	2. 遵守实习实训的规章制度(5分)，违规一次扣0.5分，扣完为止。					
	3. 团队合作精神(10分) (1) 团队成员相互信任、互帮互助、协作配合，具有集体荣誉感(10分) (2) 在老师的帮助下能与团队协作(5分) (3) 不能与团队合作(0分)					
	4. 沟通能力(5分) (1) 能很好地与人沟通交流、语言表达准确、思路清晰(5分) (2) 在老师的指导下能较好的沟通(3分) (3) 沟通交流的主动性和效果都不佳(1分)					
	5. 认真、细致和严谨的工作态度(5分) (1) 积极主动地获取知识、认真严谨(5分) (2) 学习的积极性不太高，被动学习(2分)					
	6. 能够认真根据对应的项目任务和问题，所有设计过程步骤规范合理。无一违反得5分，违反一项扣1分，扣完为止					
	7. 具有创新以及反思意识(5分) (1) 学习活动中具有创新意识，能积极反思可以改进的地方，总结经验教训(5分) (2) 学习活动中创新意识不足，反思不积极，经验教训总结不够到位(3分) (3) 完成任务后不主动总结经验(0分)					
知识技能 60分	任务：完成项目或任务的设计方案(60分) 1. 完成项目或任务的设计方案制订(15分) 2. 完成项目或任务设计方案的实施(20分) 3. 填写项目或任务完整、合理(5分) 4. 能理论联系实际，解决问题(10分) 5. 资料收集、整理、分析真实有效(5分) 6. 组织与分工合理性(5分)					
附加分数 0～10分	在项目的设计与实施中，能够将知识与技能与本专业或本课程相关的技能竞赛、职业资格证书或"1＋X"证书、创新创业大赛、"互联网＋"大赛、挑战杯大赛等活动结合，或在专利申报、论文撰写与发表、技术开发与应用方面有关联、有发展、有推动、有成果的个人与团队成员，视具体情况加分，最高不超过10分					
总分						
评语						

注：可在具体填写时，根据课程与项目内容进行调整与修改栏目与内容。

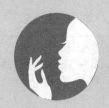

单元一　中医毫针针法

学习要点

毫针的基本知识、适用范围,针刺前的准备,毫针刺法操作流程。

学习难点

针刺美容的施术方法和异常情况处理。

学习内容

一、毫针的结构与规格

(一) 毫针的结构

毫针是针刺治疗的主要针具,应用最为广泛。凡是能刺灸的腧穴,都可以用毫针进行针刺。目前毫针多以不锈钢制成。不锈钢毫针,具有较高的强度和韧性,针体挺直光滑,能耐高温,防锈,易消毒,不易被化学物品腐蚀,故应用广泛。

毫针的结构可分为五个部分:针尖、针身、针根、针柄、针尾。

| 针尖 | 针身 | 针根 | 针柄 | 针尾 |

(二) 毫针的规格

毫针的粗细规格,号数从 26～33 号,直径从 0.26 mm 到 0.45 mm 不等,规格从 0.5 寸到 4.0 寸,长短从 15 mm 到 100 mm 不等。一般粗细为 0.32～0.38 mm(28～30 号)、长短为 25～75 mm(1～3 寸)最为常用。短毫针主要用于耳穴和浅在部位的腧穴作浅刺之用,长毫针多用于肌肉丰厚部位的腧穴作深刺和某些腧穴作横向透刺之用。毫针的粗细与针刺的强度有关,供辨证施治时选用。

(三) 毫针的选用

1. 针具质量的选择

衡量毫针的质量,主要看针具的"质"与"形"。在具体选择时,应注意:

部位	选取原则
针尖	端正不偏,光洁度高,尖中带圆,圆而不钝,形如"松针",锐利适度,使进针阻力小而不易钝涩、钩毛
针身	光滑挺直,圆正匀称,坚韧而富有弹性
针根	牢固,无剥蚀、伤痕
针柄	针柄的金属丝要缠绕均匀、牢固而不松脱或断丝,针柄的长短、粗细要适中,便于持针、运针

2. 针具规格的选择

根据受术对象的体质、体形、年龄等情况和腧穴部位等的不同,选用长短、粗细不同规格的毫针。

二、针刺前的准备

(一)受术对象体位的准备

针刺时受术对象体位是否适当,对于正确定取腧穴、顺利进行针刺施术和避免意外事故的发生都有很大影响。所以我们应根据处方上腧穴所在的部位,选择既便于操作者实施,又能使受术对象舒适安稳的体位。

临床上常用的体位,主要有以下几种:

体位	适宜取穴范围
仰卧位	头、面、胸、腹部腧穴和上、下肢部分腧穴
侧卧位	身体侧面少阳经腧穴和上、下肢的部分腧穴
伏卧位	头、项、脊背、腰尻部腧穴和下肢背侧及上肢部分腧穴
仰靠坐位	前头、颜面和颈前部位的腧穴等
俯伏坐位	后头和项背部腧穴
侧伏坐位	头部一侧、面颊及耳前后部位的腧穴

(二)穴位的准备

腧穴定位准确与否,直接关系到针刺的疗效。应根据处方选穴的要求,按照腧穴的定位方法,逐穴进行定取。为了增加腧穴的疗效,在定穴时要强调"揣穴",即在腧穴范围内选取最敏感的点定穴。

(三)消毒准备

1. 针具器械消毒

方法	内容
高压蒸汽灭菌法	将针具器械用纱布包好,置于密封的蒸汽高压锅内消毒,120℃高温下 15 分钟以上
药液浸泡消毒法	将针具置于75％酒精内浸泡 30～60 分钟,取出时用消毒巾或消毒棉球擦干后使用。也可置于一般器械消毒液内浸泡,如"84"消毒液等,可按规定浓度和时间进行浸泡消毒
煮沸消毒法	将针具器械用纱布包好,放入清水锅中进行煮沸。一般水沸后煮 15～30 分钟,可达到消毒目的

经过消毒的毫针,必须放在消毒过的针盘内,外用消毒巾或消毒纱布遮盖好。提倡使用一次性的无菌针灸针、无菌皮肤针等针灸用具。已消毒过的毫针,应用时只能一针一穴;重复使用的,必须严格消毒。

2. 操作者手指消毒

在施术前,操作者应先用肥皂将手洗刷干净,待干后再用 75％酒精棉球擦拭即可。施术时,操作者应尽量避免手指直接接触针体,若操作时手指必须接触针体,如夹持进针等,可用消毒干棉球作间隔物,以保持针体无菌。

3. 针刺部位消毒

在受施对象需要针刺的腧穴部位消毒时,可用碘伏由腧穴部位的中心向四周绕圈擦拭。当腧穴消毒后,切忌接触污物,以免重新污染。

4. 操作室室内消毒

针灸操作室室内消毒,包括操作台上用的床垫、枕巾、毛毯、垫席等物品要按时换洗晾晒,如采用一次性使用的垫纸、垫布、枕巾则更好。操作室也应定期消毒净化,保持空气流通,环境卫生洁净。

三、毫针刺法

(一)持针法

临床上一般右手持针操作,主要是以拇、食、中三指夹持针柄,如握毛笔状,故右手称为"刺手";左手爪切按压针刺部位或辅助针身,故称左手为"押手"。在进行针刺操作时,刺手、押手应协同操作,紧密配合。刺手的作用是:掌握针具,施行针刺手法;进针时,运指力于针尖,而使针刺入皮肤;行针时,便于捻转提插及各种操作手法的实施。押手的作用是:固定腧穴位置,夹持针身协助刺手进针,使针有所依附,保持针垂直,力达针尖,以利于进针,减少刺痛和协助调节、控制针感。

(二)进针法

临床常用的进针方法有以下几种:

(1)爪切进针法:又称指切进针法。用左手拇指或食指的指甲切按在穴位皮肤上,右手持针、针尖紧靠左手指甲缘迅速刺入腧穴。此法适于短针的进针。

(2)夹持进针法:用左手拇、食二指持捏消毒干棉球,夹住针身下端,露出针尖,右手拇、食指执持针柄,将针尖对准穴位,当贴近皮肤时,双手配合动作,协同用力将针迅速刺入皮肤,直至所要求的深度。此法适于长针的进针。

(3)舒张进针法:用左手拇、食二指或食指、中指将所刺腧穴部位的皮肤向两侧撑开,使皮肤绷紧固定,右手持针从左手二指间将针刺入穴位。此法适于皮肤松弛部位的腧穴。

(4)提捏进针法:用左手拇、食二指将所刺腧穴部位的皮肤捏起,右手持针从捏起的上端将针刺入。此法适宜于皮薄肉浅部位的腧穴。

以上四类均属双手进针法。

(5)单手进针法:用刺手的拇、食指持针,中指指端紧靠穴位,中指指腹抵住针身下段;当拇、食指向下用力按压时,中指随势屈曲,将针刺入,直刺至所要求的深度。

(6)针管进针法:用金属、塑料或有机玻璃等制成长短不一的细管,代替押手。选用长短合适的平柄针或管柄针置于针管内,针尾露于管的上口,针管下口置于穴位上,用手指拍打或弹压针尾将针尖刺入腧穴皮下,然后将套管抽出。也可用安装有弹簧的特制进针器进针。

上述进针方法,在临床上应根据腧穴所在部位的解剖特点,针刺的深浅和手法可灵活选用,以便于进针和减少受术对象的疼痛。

(三) 针刺角度、方向、深度

针刺的角度、方向和深度,是指毫针刺入皮下后的具体操作要求。在针刺操作过程中,掌握正确的针刺角度、方向和深度,是获得针感、施行补泻、发挥针刺效应、提高针治疗效,防止针刺意外事故发生的重要环节。定穴的正确,不应仅限于体表的位置,还必须与正确的进针角度、方向和深度等有机地结合起来,才能充分发挥其应有的效能。

1. 针刺的角度

针刺的角度,是指进针时针身与皮肤表面所构成的夹角。其角度的大小,应根据腧穴部位、病性病位及手法要求等特点而定。一般分为直刺、斜刺、平刺三类。

刺法	角度	适用范围
直刺	即针身与皮肤表面呈 90°角左右垂直刺入腧穴	适用于针刺大部分腧穴,尤其是肌肉丰厚部位的腧穴
斜刺	即针身与皮肤表面呈 45°角左右倾斜刺入腧穴	适用于针刺皮肉较为浅薄处或内有重要脏器或不宜直刺、深刺的腧穴和在关节部位的腧穴
平刺	又称横刺、沿皮刺,即针身与皮肤表面呈 15°角左右横向刺入腧穴	适用于皮薄肉少处的腧穴

2. 针刺的方向

针刺的方向,是指进针时和进针后针尖所朝的方向,简称针向。针刺方向,一般根据经脉循行方向、腧穴分布部位和针刺所要求达到的组织结构等情况而定。有时为使针感到达病所,也可将针尖指向病痛部位,这也是控制针刺感传的方法之一。

3. 针刺的深度

针刺的深度,是指针身刺入人体腧穴内的深浅度数。掌握针刺的深度,应以既有针下气至感,又不伤及组织器官为原则。每个腧穴的针刺深度,各有一定的范围,在临床实际操作时,必须结合受术对象的年龄、体质、病情、腧穴所在部位、经脉循行深浅、季节时令、术者手法经验及针感要求等诸多因素作综合考虑,灵活掌握。

	深刺	浅刺
年龄	青壮之龄,血气方刚	年老体弱,气血衰退;小儿娇嫩,稚阴稚阳
体质	身强体肥	形体瘦弱
病情	阴证、久病	阳证、新病
部位	四肢、臀、腹等肌肉丰厚处	头面、胸背等皮肉浅薄,或内有重要组织脏器处

(四) 行针与得气

行针又名运针,是指将针刺入腧穴后,为了使之得气、调节针感和进行补泻而施行的各种针刺手法。得气也称针感,是将针刺入腧穴后所产生的经气感应。得气包括两方面:操作者针下感到徐和而沉紧,受术对象感到针下有酸、麻、重、胀感,并沿着一定部位,向一定方向扩散传导。若无经气感应,即不得气时,操作者觉得针下空虚无物,受术对象亦无酸、麻、重、胀感。

得气与否以及气至的迟速不仅关系到针刺的疗效,而且可以借此窥测疾病的预后。一般得气迅速的,效果较好;得气缓慢的,效果就差;若不得气,则无效果。

行针手法分为基本手法和辅助手法两类。

1. 基本手法

名称	内容	注意事项
提插法	将针刺入腧穴一定深度后,进行上提下插动作的操作手法。将针由浅层向下刺入深层为插,从深层向上引退到浅层为提,如此反复地上下纵向运动的行针手法,即为提插法	对于提插幅度的大小、层次的变化、频率的快慢、用力的轻重和操作时间的长短,应根据受术对象的体质、病情、腧穴部位和针刺目的等灵活掌握。施用提插行针时,指力要均匀一致,幅度不宜过大,一般以3～5分钟为宜,频率不宜过快,每分钟60次左右,保持针身垂直,不改变针刺角度、方向和深度
捻转法	将针刺入腧穴一定深度后,施以向前向后来回旋转捻动的操作手法。这种以拇、食指末节的指腹夹持针柄,使针身在腧穴内反复前后来回旋转的行针手法即为捻转法	捻转角度的大小、频率的快慢,用力的轻重和时间的长短等,也需根据受术对象的体质、病情、腧穴部位及针刺目的等具体情况而灵活运用。施用捻转行针时,指力要均匀,频率要一致,捻转角度要适当,一般应控制在180°～360°。不能单向捻针,否则针身易被肌纤维等缠绕,引起局部疼痛和导致滞针、出针困难等

2. 辅助手法

行针的辅助手法是行针基本手法的补充,是为了促使针后得气和加强针刺感应的操作手法。

方法	内容	作用
循法	是以操作者手指在所刺腧穴的四周或沿经脉的循行部位,进行轻柔徐和地循按	行气、催气,使针下徐和
弹法	指针刺后在留针过程中,以手指(食指或中指)轻轻叩弹针柄或针尾,使针体产生轻微的震动	加强得气的感应,使经气速行
刮法	将针刺入腧穴一定深度后,用拇指或食指的指腹抵住针尾,用拇指、食指或中指的指甲,由下而上地频频刮动针柄,使针体发生震动	激发经气,促使得气
摇法	将针刺入腧穴一定深度后,右手持针柄,将针轻轻摇动,如摇橹或摇辘轳状	一是直立针身而摇,作用为出针泻邪;二是卧倒针身,针尖指向病所,左右摇动,作用为使针感向一定方向传导
搓法	将针刺入腧穴一定深度后,以右手拇、食、中三指持针柄作单向捻转,如搓线状,每搓2～3周或3～5周,但搓时应与提插法配合应用,勿搓太紧,以免使肌肉纤维缠绕针身	激发经气,加强针感与补泻作用

续表

方法	内容	作用
震颤法	将针刺入腧穴一定深度后,右手持针柄作小幅度、快频率的提插捻转动作,使针身产生轻微的震颤	促使得气,或加强针感

(五)补泻手法

《灵枢·经脉》中有"盛则泻之,虚则补之,热则疾之,寒则留之,陷下则灸之,不盛不虚以经取之"的说法,根据这一原则,确立了以补虚泻实为目的的两类针刺手法。针刺补泻是毫针刺法的主要内容。

在针刺补泻中,凡是能够使机体虚弱的功能状态恢复正常的生理状态的针刺方法称为补法;凡是能够使机体亢盛的功能状态恢复正常的生理状态的针刺方法称为泻法。针刺补泻正是通过针刺腧穴,采用与机体状态和疾病性质相适应的手法,以激发经气,起到补益正气,疏泄邪气,调整人体的脏腑经络功能,促使阴阳平衡,气血调和,恢复健康。

(六)留针法

将针刺入腧穴行针施术后,把针留置在穴位内称为留针。留针的目的是加强针刺的作用和便于继续行针施术。

一般问题只要针下得气而施以适当的补泻手法后,即可出针或留针 10～20 分钟,如果不得气时,亦可留针候气。针刺施术后留针与否以及留针时间久暂,应视受术对象的体质、病情、腧穴位置等而定。在留针过程中可作间歇性行针,以增强和巩固疗效。

(七)出针法

出针,又称起针、退针。在施行针刺手法或留针,达到预定针刺目的和治疗要求后,即可出针。出针的方法:一般是以左手拇、食二指持消毒干棉球轻轻按压于针刺部位,右手持针作轻微的小幅度捻转,慢慢将针提至皮下,然后将针起出。随即用干棉球轻揉针孔,以防出血。出针与针刺补泻也有一定的关系,若用徐疾补泻或开阖补泻时,则应按各自的具体操作要求,将针起出。

出针后毕,要仔细查看针孔是否出血,询问针刺部位有无不适感;核查针数是否有遗漏;出针后不必急于让受术对象离去,可稍事休息,待气息调匀、情绪稳定后方可离去。

(八)针法操作流程

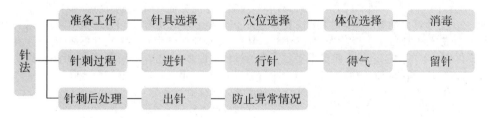

四、针刺异常情况预防及处理

(1) 晕针:晕针是在针刺过程中受术对象发生的晕厥现象。

(2) 滞针:滞针是指在行针时或留针后操作者感觉针下涩滞,捻转、提插、出针均感困难而病人则感觉痛剧时,称为滞针。

（3）弯针：弯针是指进针时或将针刺入腧穴后，针身在体内形成弯曲，称为弯针。

（4）断针：或称折针，是指针体折断在人体内。

（5）血肿：血肿是指针刺部位出现的皮下出血而引起的肿痛，称为血肿。

情况	原因	症状	处理	预防
晕针	1. 受术对象体质虚弱，精神紧张，或疲劳、饥饿、大汗、大泻、大出血之后，或体位不当； 2. 操作者在针刺时手法过重，以致针刺或留针过程中发生	突然出现精神疲倦、头晕目眩，面色苍白，恶心欲吐，多汗、心慌、四肢发冷，血压下降，脉象沉细，或神志昏迷，扑倒在地，唇甲青紫，二便失禁，脉微细欲绝	立即停止针刺，将针全部起出。使受术对象平卧，注意保暖，轻者仰卧片刻，给饮温开水或糖水后，即可恢复正常。重者在上述处理基础上，可刺人中、素髎、内关、足三里，灸百会、关元、气海等穴，即可恢复。若仍不省人事者配合其他急救措施	如初次接受针刺治疗或精神过度紧张，身体虚弱者，应先做好解释，消除顾虑，选择舒适持久的体位，选穴宜少，手法要轻。若饥饿、疲劳、大渴时，应令进食、休息、饮水后再予针刺，操作者在针刺治疗过程中，要精神专一，随时注意观察受术者神色，询问其感觉，一旦有不适等晕针先兆，可及早采取处理措施
滞针	1. 受术对象精神紧张，针刺后局部肌肉强烈收缩； 2. 行针手法不当，向单一方向捻针太过，以致肌肉组织缠绕针体而成滞针； 3. 留针时间过长也可出现	针在体内，捻转不动，提插、出针均感困难，若勉强捻转、提插时，则受术对象痛不可忍	若受术对象精神紧张，局部肌肉过度收缩时，可稍延长留针时间，或于滞针腧穴附近进行循按或叩弹针柄，或在附近再刺一针，以宣散气血，而缓解肌肉的紧张。若行针不当，或单向捻针而致者，可向相反方向将针捻回，并用刮柄、弹柄法，使缠绕的肌纤维回释，即可消除滞针	对精神紧张者，应先做好解释工作，消除受术对象不必要的顾虑。注意行针的操作手法和避免单向捻转，若用搓法时，应注意与提插法的配合，则可避免肌纤维缠绕针身而防止滞针的发生
弯针	1. 操作者进针手法不熟练，用力过猛过速，以致针尖碰到坚硬组织器官； 2. 受术对象在针刺或留针时变更体位； 3. 针柄受到某种外力压迫、碰击等造成弯针	针柄改变了进针或刺入留针时的方向和角度，提插、捻转及出针均感困难，而受术对象感到疼痛	出现弯针后，即不得再行提插、捻转等手法。如针系轻微弯曲，应慢慢将针起出。若弯曲角度过大时，应顺着弯曲方向将针起出。若由受术对象移动体位所致，应使受术对象慢慢恢复原来体位，局部肌肉放松后，再将针缓缓起出，切忌强行拔针，以免将针断入体内	操作者进针手法要熟练，指力要均匀，并要避免进针过速、过猛。选择适当体位，在留针过程中，嘱受术对象不要随意更换体位，注意保护针刺部位，针柄不得受外物碰撞和压迫

续表

情况	原因	症状	处理	预防
断针	1. 针具质量欠佳，针身或针根有损伤剥蚀，进针前失于检查； 2. 针刺时将针身全部刺入腧穴； 3. 行针时强力提插、捻转，肌肉猛烈收缩； 4. 留针时受术对象随意变更体位； 5. 或弯针、滞针未能进行及时的正确处理	行针时或出针后发现针身折断，其断端部分针身尚露于皮肤外，或断端全部没入皮肤之下	操作者应从容镇静，嘱受术对象切勿更换原有体位，以防断针向肌肉深部陷入。若残端部分针身显露于体外时，可用手指或镊子将针起出。或断端与皮肤相平或稍凹陷于体内者，可用左手拇、食二指垂直向下挤压针孔两旁，使断针暴露体外，右手持镊子将针取出。若断针完全深入皮下或肌肉深层时，应在X线下定位，手术取出	为了防止断针，应认真仔细地检查针具，对认为不符合质量要求的针具，应剔出不用。避免过猛、过强的行针。在行针或留针时，应嘱受术对象不要随意更换体位，针刺时更不宜将针身全部刺入腧穴，应留部分针身在体外，以便于针根断折时取针。在进针行针过程中，如发现弯针时，应立即出针，切不可强行刺入、行针。对于滞针等亦应及时正确地处理，不可强行硬拔
血肿	1. 针尖弯曲带钩，使皮肉受损； 2. 刺伤血管所致	出针后，针刺部位肿胀疼痛，继则皮肤呈现青紫色	若微量的皮下出血而局部小块青紫时，一般不必处理，可以自行消退。若局部肿胀疼痛较剧，青紫面积大而且影响到活动功能时，可先冷敷止血后，再热敷或在局部轻轻揉按，以促使局部瘀血消散吸收	使用前应仔细检查针具，熟悉人体解剖部位，避开血管，出针时立即用消毒干棉球揉按压迫针孔

五、针刺注意事项

（1）受术对象过于饥饿、疲劳、精神过度紧张时，不宜立即进行针刺。对身体瘦弱，久病体虚，年老体衰及初诊惧针者，针刺手法不宜过强，并应选用卧位。

（2）对胸胁腰背脏腑所居之处的腧穴，不宜直刺、深刺。对肝、脾肿大及肺气肿者更应注意。如刺胸、背、腋、胁、缺盆等部位的腧穴，若直刺过深，都有伤及肺脏的可能，使空气进入胸腔，导致创伤性气胸，对此应及时采取治疗措施。对重要脏器所在部位的腧穴要根据其解剖结构，严格掌握进针的角度、深度，以防止事故的发生。

（3）针刺眼区和项部的风府、哑门、风池等穴以及脊椎部的腧穴，要注意掌握一定的角度，更不宜大幅度地提插、捻转和长时间的留针，以免伤及眼球、脊髓、延髓等重要组织器官，产生严重的不良后果。

（4）妇女怀孕三个月以下者，不宜针刺少腹部腧穴。妊娠三个月以上者，腹部、腰骶部腧穴也不宜针刺。至于三阴交、合谷、昆仑、至阴等一些具有活血作用的腧穴，在妊娠期也应禁刺。在妇女月经期，若非为了调经，亦不宜针刺。

（5）皮肤有感染、溃疡、瘢痕或肿瘤的部位，不宜针刺。对患有出血性疾病，有自发性出血或损伤后出血不止的受术对象，不宜针刺。

单元实训与讨论

1. 实训：完成进针前的消毒准备，并对持针、进针进行实际操作，体会基本手法和辅助手法的操作要点，并练习、体会补泻手法。

2. 讨论：有哪些针刺异常情况？如何处理和预防？

学习总结与反馈

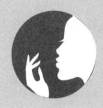

单元二 中医其他针法
（耳针、三棱针、梅花针）

学习要点

耳穴压丸法的操作方法、三棱针和皮肤针在美容外治法中的应用。

学习难点

耳针、三棱针的注意事项，皮肤针的操作方法。

学习内容

一、耳针美容

耳针美容是用针刺或其他方法刺激耳廓上的穴位，达到美化容颜，防治损容性疾病的目的一种疗法。

（一）耳廓表面解剖名称（配耳廓表面解剖图）

耳轮：耳廓卷曲的游离部分。

耳轮结节：耳轮后上部的膨大部分。

耳轮尾：耳轮向下移行于耳垂的部分。

耳轮脚：耳轮深入到耳甲的部分。

对耳轮：与耳轮相对呈"Y"字形的隆起部，由对耳轮体、对耳轮上脚和对耳轮下脚三部分组成。

对耳轮体：对耳轮下部呈上下走向的主体部分。

对耳轮上脚：对耳轮向上分支的部分。

对耳轮下脚：对耳轮向前分支的部分。

三角窝：对耳轮上、下脚与相应耳轮之间的三角形凹窝。

耳舟：耳轮与对耳轮之间的凹沟，又叫"舟状沟"。

耳屏：指耳廓前面瓣状隆起。

屏上切迹：耳屏与耳轮之间的凹陷处。

对耳屏：耳垂上方，与耳屏相对的瓣状隆起。

屏间切迹：耳屏与对耳屏之间的凹陷处。

屏轮切迹：对耳屏与对耳轮之间凹陷处。

耳垂：耳廓最下部，无软骨的部分。

耳甲腔：耳轮脚以下的耳甲部。

耳甲艇：耳轮脚以上的耳甲部。

外耳门：在耳甲前方的孔窍。

（二）耳穴的分布

耳穴在耳廓上的分布有一定的规律。与头面相对应的穴位在耳垂；与上肢相对应的穴位在耳舟；与躯干和下肢相对应的穴位在对耳轮体部和对耳轮上、下脚；与内脏相对应的穴位集中在耳甲；与消化道相对应的穴位在耳轮脚周围呈环形排列。

（三）常用美容耳穴的定位与主治

耳穴	定位	主治
耳中	在耳轮脚处，即耳轮1区	荨麻疹、皮肤瘙痒
风溪	在耳轮结节前方，指区与腕区之间，即耳舟1、2区的交界处	荨麻疹、皮肤瘙痒，过敏性鼻炎
神门	在三角窝后1/3的下部，即三角窝5区	失眠、多梦，痛证，戒断综合征
额	在对耳屏外侧面的前部，即对耳屏1区	额部色素沉着、痤疮，失眠，多梦
对屏尖	在对耳屏游离缘尖端，即对耳屏1、2、4区交点处	哮喘，皮肤瘙痒
皮质下	在对耳屏内侧面，即对耳屏4区	痛证，假性近视
口	在耳轮脚下方前1/3处，即耳甲1区	面瘫，口腔炎，戒断综合征
胃	在耳轮脚消失处，即耳甲4区	肥胖，消瘦，消化不良，面色无华，失眠
小肠	在耳轮脚及部分耳轮与AB线之间的后1/3处，即耳甲6区	消化不良，肥胖，消瘦
大肠	在耳轮脚及部分耳轮与AB线之间的前1/3处，即耳甲7区	便秘，痤疮
肾	在对耳轮下脚下方后部，即耳甲10区	脱发，少白头，头发稀少，浮肿，面部色素沉着
肝	在耳甲艇的后下部，即耳甲12区	面部色素沉着，近视，斜视，爪甲软，爪甲无华
脾	在BD线下方，耳甲腔的后上部，即耳甲13区	颜面水肿，面色无华，眼睑下垂，肥胖，皱纹，肌肉松弛
肺	在心、气管区周围处，即耳甲14区	皮肤干燥，皮毛憔悴枯槁，声音嘶哑，痤疮，酒渣鼻，面部色素沉着，皮肤瘙痒，荨麻疹，扁平疣，便秘
心	在耳甲腔正中凹陷处，即耳甲15区	面色晦暗，面色㿠白，面部黑变病，失眠，口舌生疮
三焦	在外耳门后下，肺与内分泌之间，即耳甲17区	便秘，腹胀，水肿
内分泌	在屏间切迹内，耳甲腔的前下部，即耳甲18区	痛经，月经不调，更年期综合征，痤疮，间日疟
面颊	在耳垂正面眼区与内耳区之间，即耳垂5、6区交界处	周围性面瘫，三叉神经痛，痤疮，扁平疣
耳背心	在耳背上部，即耳背1区	面部晦暗，面部黑变病，失眠，多梦
耳背肺	在耳背中内部，即耳背2区	咳喘，皮肤瘙痒

续表

耳穴	定位	主治
耳背脾	在耳背中央部,即耳背3区	消化不良,食欲不振,消瘦,肥胖,水肿
耳背肝	在耳背中外部,即耳背4区	面部色素沉着,近视
耳背肾	在耳背下部,即耳背5区	脱发,少白发,面部色素沉着
耳背沟	在对耳轮沟和对耳轮上、下脚沟处	高血压,皮肤瘙痒

(四)操作方法

1. 耳穴探察

在应用耳针治病时,除可按照耳穴分布图在耳廓上寻找穴位外,还应结合探查法来确定耳穴刺激点的位置,以提高疗效,常用的探查法有以下几种。

(1)肉眼观察法:直接通过肉眼或借助放大镜在自然光线下,对耳廓由上而下,由内而外,分区观察,仔细查找与疾病有关的变色、变形、丘疹、充血、脱屑等阳性反应。

变色	耳穴部位的颜色不同于周围耳廓皮肤的颜色,常见的变色有点状、片状或环状红晕、暗红、暗灰、苍白、褐色、中央白色边缘红晕等。这一阳性反应在各种疾病中占45%左右
变形	常见的变形有点状凹陷、条索状或结节状隆起等。这一阳性反应在各种疾病中占20%左右
丘疹	指耳穴部位点状隆起高于周围皮肤,有水泡样红色、白色丘疹。这一阳性反应在各类疾病中占15%左右
充血	耳穴部位的血管过于充盈或扩张。这一阳性反应在各类疾病中占10%左右
脱屑	呈白色片状糠皮样皮屑,不易擦去。这一阳性反应在各种疾病中占10%左右

(2)压痛点探查法:用弹簧探棒等在与疾病有关的部位由周围向中心,以均匀的压力仔细探查,或自上而下,自外而内对整个耳廓进行普查。在探压时取得病人密切配合的情况下,探找出压痛最敏感的部位作为耳穴刺激点。

(3)电测定法:采用一定的仪器,测定耳穴电阻以及电位的变化,以电阻值降低,导电量增加,形成良导点作为耳穴刺激点。

2. 针刺

(1)消毒:耳穴皮肤消毒应先以碘伏或75%酒精消毒。

(2)进针:操作者左手拇、食二指固定耳廓,中指托着针刺部的耳背,右手拇、食二指持针,用快速插入的速刺法或慢慢捻入的慢刺法进针皆可,一般刺入2~3分即可达软骨,其深度以毫针能稳定而不摇晃为准,但不可刺透耳廓背面皮肤。

(3)手法:针刺手法以小幅度捻转为主,刺激强度应根据受术对象的病情、体质、耐痛度而灵活掌握。若局部感应强烈可不行针。

(4)留针:留针时间一般是20~30分钟,慢性病、疼痛性疾病可适当延长,小儿、老人不宜多留。

(5)出针:左手托住耳背,右手起针,并用消毒干棉球压迫针孔以防出血,必要时再用

2.5%碘酒棉球涂擦1次。

3. 埋针

先以碘伏消毒,左手固定耳廓,绷紧埋针处皮肤,右手用镊子夹住消毒的揿针针柄,轻轻刺入所选耳穴的皮内,一般刺入针体的2/3,再用胶布固定。通常仅埋患侧单耳,必要时可埋双耳。每日自行按压三次,留针3～5天。

4. 压籽

使用前,将王不留行籽用沸水烫洗后晒干,贮瓶中备用。压籽时,将王不留行籽贴附在小方块胶布中央,然后贴敷于耳穴上。每天自行按压数次,留针3～5天。

5. 刺血

先按摩耳廓使其充血,严格消毒后,用三棱针点刺法快速刺入、退出,并轻轻挤压针孔周围,使之少许出血。最后用消毒干棉球按压针孔。隔日一次,急性病可一日二次。

(五)注意事项

(1)严格消毒,防止感染。因耳廓暴露在外,表面凹凸不平,结构特殊,针刺前必须严格消毒。针刺后针孔发红、肿胀应及时涂2.5%碘酒,或涂擦消炎抗菌类软膏,严重者加服抗生素,防止化脓性软骨膜炎的发生。

(2)耳廓上有湿疹、溃疡、冻疮破溃等,不宜用耳针治疗。

(3)有习惯性流产的孕妇禁用耳针治疗;妇女怀孕期间也应慎用,尤其不宜用在子宫、盆腔、内分泌、肾等耳穴。

(4)对年老体弱、有严重器质性疾病、高血压病者,治疗前应适当休息,治疗时手法要轻柔,刺激量不宜过大,以防意外。

(5)耳针治疗时亦应注意防止发生晕针,万一发生应及时处理。

二、三棱针

三棱针古称"锋针",是一种常用的放血工具,用来刺破人体的一定部位,放出少量血液,达到治疗疾病的目的。

(一)操作方法

1. 点刺法

针刺前先推按预定针刺部位,使血液积聚于此处,经常规消毒后,左手拇、食、中三指夹紧被刺部位或穴位,右手持针,用拇、食两指捏住针柄,中指指腹抵住针身下端,针尖露出1～2分钟,以控制针刺深浅度,对准穴位迅速刺入1～2分许,随即将针退出,轻轻挤捏针孔周围,使出血少许,然后用消毒干棉球按压针孔。

2. 散刺法

是对病变局部周围进行点刺的一种方法,根据病变部位大小的不同,可刺10～20针,由病变外缘环形向中心点刺,以促使瘀血或水肿排出,最后用消毒干棉球按压止血。

3. 泻血法

先用橡皮管结扎针刺部位上端(近心端),然后迅速消毒,左手拇指压在被针刺部位下端,右手持三棱针对准被刺部位静脉,刺入脉中立即将针退出,使其流出少量血液,出血停止后,以消毒棉球按压针孔。当出血时,也可轻轻按压静脉上端,以助瘀血排出,毒邪得泻。

4. 挑刺法

三棱针挑刺法是以三棱针挑断皮下白色纤维组织,用以治疗某些疾病的治法。挑刺的部位以病理反应点为基础,选取相应的穴位或部位。

挑刺部位确定后,局部常规消毒,左手固定挑刺点皮肤,右手持三棱针将针横向刺入穴位皮肤,挑破皮肤 0.2～0.3 cm,然后将针深入表皮下挑,挑断皮下白色纤维样组织数根,以挑尽为止。术后用碘酒消毒,敷上无菌纱布用胶布固定。也可先用 0.5% 普鲁卡因在挑刺点打一皮丘,再行挑刺。

(二) 作用及适应范围

三棱针针刺具有通经活络、开窍泻热、调和气血、消肿止痛等作用,常用于痤疮、顽癣、目赤肿痛等损容性疾病。

(三) 注意事项

(1) 三棱针刺激较强,治疗时须注意受术对象体位舒适,并须与操作者配合,同时注意预防晕针。

(2) 由于三棱针刺后针孔较大,必须严格消毒,防止感染。

(3) 点刺、散刺必须做到浅而快,出血不宜过多,以数滴为宜,注意勿刺伤深部动脉。

(4) 病后体弱明显贫血、孕妇和有自发性出血倾向者不宜使用。

(5) 挑刺的病理反应点的特征似丘疹,稍突出于皮肤,似针帽大小,多为灰白色或暗红色,棕褐或浅红色,压之不褪色。选点时要注意与痣、毛囊炎、色素斑相鉴别。找点困难时,可用手摩擦相应部位皮肤后,再仔细寻找。

(6) 挑刺时应注意无菌操作,术后嘱受术对象保持局部清洁,3～5 日内不用水洗,防止感染。针尖应在原创口出入,不要上下乱刺。

三、皮肤针

皮肤针,又称"梅花针""七星针",是以多支短针组成,用来叩刺人体一定部位或穴位的一种针具,皮肤针法属浅刺皮肤的针刺方法。十二皮部与经络、脏腑联系密切,运用皮肤针叩刺皮部,可以激发、调节脏腑经络功能,达到防治疾病的目的。

(一) 操作方法

针具及皮肤消毒后,针尖对准所选部位,用腕部的弹力使针头垂直叩击在皮肤上,并立即提起,如此反复叩刺。皮肤针手法是用手腕力量,均匀而有节奏地弹刺,频率不宜过快或过慢,一般每分钟叩击 50～60 次,叩刺时针尖起落要呈垂直方向,落针要稳准,提针要快,避免针尖倾斜刺入或向后拖拉提起,以免增加疼痛。叩刺后用消毒干棉球擦拭干净。

皮肤针叩刺的刺激强度,可分轻、中、重三种:

强度	操作要领	皮肤反应
轻刺	用较轻腕力进行叩刺,针尖接触皮肤时间较短	以局部皮肤略见潮红、充血,受术对象无疼痛感为度
中刺	叩刺腕力介于轻刺与重刺之间,局部皮肤有较明显潮红	以局部皮肤有较明显潮红,但无渗血,受术对象稍觉疼痛为度
重刺	用较重腕力进行叩刺,针尖接触皮肤时间稍长	局部皮肤可见隐隐出血,受术对象有疼痛感

(二) 适应证

神经性皮炎、斑秃等损容性疾病。

(三) 注意事项

(1) 施术前应注意检查针具,全束针尖要平齐,不应有偏斜、钩曲、锈蚀和缺损。

(2) 针具及叩刺部位应注意消毒,重刺后皮肤如有出血,须用消毒干棉球擦拭干净,保持清洁,以防感染。

(3) 叩刺时针尖必须垂直而下,迅速弹起,要快刺、弹刺、平刺,不能慢刺、压刺、斜刺、拖刺。叩刺速度和力度要均匀,防止快慢不一、用力不匀地乱刺。

(4) 局部皮肤有创伤、溃疡、瘢痕形成等,不宜使用本法治疗。

单元实训与讨论

1. 实训:完成耳针的耳穴探察、取穴和压籽,体会三棱针、梅花针的操作方法。

2. 讨论:耳针、三棱针、梅花针的注意事项有哪些? 选择不同针法的依据是什么?

学习总结与反馈

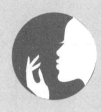

单元三　中医美容灸法(含罐法)

施灸材料,灸法的种类,灸法的作用及注意事项,拔罐的运用方法。

学习难点

艾条灸和温灸器灸等各类灸法的操作方法,拔罐法的注意事项。

学习内容

灸法就是用艾绒或者其他药物放置在体表的穴位上烧灼、温熨,借灸火的温和热力以及药物的作用,通过经络的传导,起到温通气血,扶正祛邪,达到治疗疾病和预防保健目的的一种外治方法。

一、施灸材料

(一)艾

艾为菊科多年生灌木状草本植物,我国各地均有生长,古时以蕲州产者为佳。艾叶气味芳香,辛温易燃,热力温和,加之艾叶便于采摘,价格低廉,几千年来一直为运用最广泛的灸材料。

每年3～5月,采收新鲜肥厚的艾叶,放置日光下曝晒干燥,然后放在石臼中或其他器皿中,反复捣椿压碎,使之细碎如棉絮状,筛去灰尘、粗梗及杂质,留下的柔软纯艾纤维,即成柔软如棉的艾绒,其色淡灰黄、干燥易燃者为佳。

(二)艾制品

1. 艾炷

以艾炷灸施灸时,所燃烧的锥形艾团,称为艾炷。每燃尽一个艾炷,称为一壮。根据需要,艾炷的大小常分为三种规格:小炷如麦粒大,中炷如半截枣核大,大炷如半截橄榄大。一般常用中型艾炷,炷高1 cm,炷底直径约0.8 cm,炷重约0.1 g,可燃烧3～5分钟。

2. 艾条

以艾绒卷成的圆柱形长条,称为艾条。根据内含药物之有无,又分为纯艾条(清艾条)和药艾条两种。一般长20 cm,直径1.2 cm。因其使用简便,不起泡,不发疮,还可以自灸,故应用广泛。

二、灸法的种类

艾灸分类:

分　类	具体用法		
艾灸类	艾炷灸	直接灸	化脓灸(瘢痕灸)、非化脓灸(无瘢痕灸)
		间接灸	隔姜灸、隔蒜灸、隔盐灸、隔药饼灸
	艾条灸	悬起灸	温和灸、回旋灸、雀啄灸
		实按灸	太乙针、雷火针
	温针灸		—
	温灸器灸	各类温灸器	
非艾灸类	灯火灸、黄蜡灸、药锭灸、电热灸等		

(一)艾炷灸

艾炷灸分为直接灸和间接灸两类。

1. 直接灸

直接灸是将大小适宜的艾炷,直接放在皮肤上施灸。根据施灸时皮肤是否留疤而分为化脓灸(瘢痕灸)和非化脓灸(无瘢痕灸)。化脓灸因为灸后留下瘢痕,所以美容治疗中运用较少。

非化脓灸的具体操作方法是:先将施灸部位的皮肤上涂以少量凡士林,然后将小艾炷放在其上,并将之点燃,不等艾火烧至皮肤,当艾炷燃剩2/5或1/4而患者感到微有灼痛时,即用镊子将艾炷夹去,更换艾炷再灸,连续3~7壮。以局部皮肤发红而不起泡为度。非化脓灸因皮肤无灼伤,故灸后无化脓、无瘢痕。

2. 间接灸

间接灸是用药物将艾炷与皮肤隔开进行施灸的方法,又称"隔物灸""间隔灸"。它具有药物与艾灸的双重作用,加之火力温和,患者易于接受。间接灸根据间隔物的不同,又分为:

(1)隔姜灸:取新鲜生姜一块,切成厚0.2~0.3 cm的姜片,厚薄要均匀,姜片大小根据施灸部位及所用艾炷大小而定,中间以针穿刺数孔,上置艾炷放在应灸的部位,然后点燃施灸,当患者感到灼热时,可将姜片稍许上提,然后重新放下,反复进行,或在姜片下衬一薄层干棉花再灸,一般每穴3~5壮。

(2)隔蒜灸:用鲜大蒜头切成0.2~0.3 cm的薄片,厚薄要均匀,中间用针穿刺数孔,上置艾炷放在穴位或患处,然后点燃施灸。也可取适量大蒜,捣如泥状,敷于穴位或患处,上置艾炷点燃施灸,每次灸5~7壮。

(3)隔盐灸:用纯净干燥的食盐填平脐孔,再放上姜片和艾炷施灸。一般施灸5~9壮,或不问壮数,直至肢温脉起为度。

(二)艾条灸

艾条施灸的方法分为三类:

1. 温和灸

将艾条燃着的一端靠近应灸的穴位或部位进行熏烤,距离皮肤 2~3 cm,一般每穴灸10~15 分钟,皮肤出现红晕湿润为度。对于局部知觉减退者或小儿,操作者可将食、中两指置于施灸部位两侧,这样可以通过操作者手指的感觉来测知受术对象局部受热程度。以便随时调节施灸距离,掌握施灸时间,防止烫伤。

2. 雀啄灸

将艾条燃着的一端对准施灸部位,并不固定在一定距离,而是类似鸟雀啄食一样的一起一落,忽近忽远地施灸,一般每穴灸 5 分钟。

3. 回旋灸

将艾条燃着的一端接近施灸部位,虽保持一定距离,但并不固定于一处,而是向左右方向移动或平行往复回旋熏灸,一般可灸 20~30 分钟。

(三)温针灸

温针灸是针、灸并用的一种方法。

温针灸的操作方法:将针刺入穴位得气后,并给予适当补泻手法而留针在适当的深度时,取约 2 cm 长艾条一段,套在针柄上,或在针柄上裹捏如枣大的纯净细软的艾绒团,距离皮肤 2~3 cm,从艾条或艾团的下端点燃施灸。待艾绒或艾条烧尽后除去灰烬,将针取出。

(四)温灸器灸

温灸器又名"灸疗器",是用金属或塑料特制的一种圆筒灸具,所以温针灸又称"温筒灸"。施灸时,将艾绒或加掺药物,装入温灸器的小筒,点燃,再把温灸器的盖子扣好,然后置于应灸部位,进行熨灸,直到所灸部位的皮肤红润为度。对小儿、妇女及畏惧灸治者最为适宜。

(五)灸法操作流程

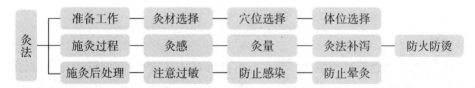

三、灸法的作用、适应范围及注意事项

(一)灸法的作用

疏风解表,温散寒邪;温通经络,活血逐痹;消瘀散结,拔毒泄热;回阳固脱,升阳举陷;防病保健,益寿延年。

(二)灸法的适应范围

灸法的适应证很广,主要以虚证、寒证和阴证为主,适用于慢性久病,以及阳气不足之证。艾灸一些具有强壮作用的腧穴,无论是对强身保健,还是悦颜美容都有一定的效果。现代科学实验也证明了艾灸能够提高人体的免疫力,对多种疾病起到预防作用,所以民间有"若要安,三里常不干"的说法。

（三）灸法的注意事项

1. 施灸前根据病情选穴位，施灸时体位要平正舒适，且能持久固定，也须便于操作。

2. 艾炷灸的施灸量，常以艾炷的大小和灸壮的多少为标准。而临床上实际需要量应以病人的病情、年龄、体质以及施灸的部位来衡量掌握。

3. 灸治应用广泛，虽可益阳亦能伤阴，临床上凡属阴虚阳亢、邪实内闭及热毒炽盛等病症，应慎用灸法。

4. 对睛明、丝竹空、瞳子髎、人迎、曲泽、委中等穴一般禁灸或慎灸。

5. 艾条灸时，操作者可将食、中二指置于施灸部位两侧，这样可以通过操作者手指来感知受热程度。切勿施灸过量，避免烧烫伤。

6. 施灸后皮肤出现红晕是正常现象，若艾火热力过强，施灸过重，皮肤发生水泡时，水泡小者，可待其自行吸收；水泡较大者，可用消毒针沿皮穿刺，放出水液，涂以亚甲紫，覆盖消毒纱布保护，数日内即可痊愈。

7. 用灸法治病出现晕灸者比较少见，如有发生，其现象和处理同晕针相同。

8. 施灸进程中，防止艾火烧坏受术对象衣服、被褥等物。施灸完毕，必须把艾条和艾炷之火彻底熄灭，以防复燃发生火灾。

9. 隔盐灸不可将艾炷直接放在食盐上灸，因为食盐受火容易爆起，造成烫伤。

四、拔罐法

拔罐法古称角法，又称吸筒疗法，是以罐为主要工具，借助热力排除罐中的空气，产生负压，吸附于腧穴或应拔部位的体表，使局部皮肤充血、瘀血，以防治疾病的方法。

（一）拔罐器具

拔罐法常用的罐有竹罐、玻璃罐、陶罐、抽气罐、多功能罐等。以竹罐和玻璃罐最常用。

1. 竹罐

用直径 3～5 cm 坚固无损的细毛竹，截成长 6～10 cm 长的竹筒，一端留节作底，另一端作罐口。制成筒壁厚度 2～3 mm、中间呈腰鼓形的竹罐。

2. 玻璃罐

采用耐热质硬的透明玻璃制成，形状如球，肚大口小，口边微厚而略向外翻。分大、中、小、特小等多种型号。

3. 抽气罐

用透明质硬塑料制成。一类以小型活塞抽气；另一类是用特制橡皮囊排气，靠橡皮囊的张力使紧贴皮肤的罐内形成负压。

	竹罐	玻璃罐	抽气罐
优点	取材容易、制作简便、轻巧价廉、不易摔碎	质地透明，使用时可以窥见罐内皮肤的瘀血、出血等情况，便于掌握拔罐治疗的程度	可以避免烫伤，操作方法容易掌握
缺点	容易燥裂、漏气，吸附力不大	容易破碎	没有火罐的温热刺激作用，负压容易过大而损伤表皮

（二）拔罐法的操作

1. 火罐法

闪火法	用镊子夹 95％酒精棉球,点燃后在罐内绕 1～3 圈再抽出,并迅速将罐子扣在应拔的部位上。这是最常用的方法
投火法	将纸折成宽筒条状,点燃后投入罐内,乘火最旺时,迅速将罐扣在应拔的部位上即可吸住。此法适用于侧面拔
滴酒法	用 75％～95％酒精,滴入罐内 1～3 滴,转动罐体,使酒精在罐内壁分布均匀,然后用火点燃,迅速将罐扣至应拔部位
贴棉法	用大小适宜的酒精棉一块,贴在罐内壁的下 1/3 处,用火将酒精棉点燃后,迅速扣在应拔部位。此法适用于侧面拔

2. 水罐法

一般选用竹罐在锅内加水煮沸,使用时用卵圆钳倒夹竹罐的底端,甩去罐内沸水,并用湿毛巾紧扣罐口,趁热扣在施术部位上,即能吸住。此法适用于任何部位拔罐,其吸拔力小,操作需快捷。

（三）拔罐法操作流程

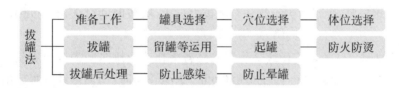

（四）拔罐的运用方法

1. 留罐

拔罐后将罐留置一定时间,一般留置 5～15 分钟,待拔罐部位的皮肤充血、瘀血时,将罐取下。若罐大而吸拔力强时,可适当缩短留罐时间,以免起泡。可根据实际需要留置单罐或多罐。如果拔罐排列成行,又称排罐。

2. 闪罐

用闪火法将罐子拔上后立即取下,如此反复吸拔 5～7 次,直至皮肤潮红充血为度。闪火多次后,应更换罐体发烫的罐子,以免影响吸附力和烫伤皮肤。

3. 走罐

先在罐口及走罐所经皮肤上涂以凡士林等润滑油,用闪火法将罐吸拔上(注意吸拔力要适中,如过强则罐子推不动或易损皮肤),以手握住罐底,稍倾斜,即推动方向的后边着力,前边略抬起,慢慢向前推动,这样在皮肤表面上下或左右或循经,来回推拉移动数次,至皮肤潮红充血为度。适用于腰背、大腿等肌肉丰厚的部位。选较大号的玻璃罐,罐口要平滑厚实。

4. 针罐

即留针拔罐。首先在穴位等处施行针刺法,留针时以针刺处为中心,拔上火罐。待皮肤充血或瘀血时,将罐取下,出针。此法运用较广泛。要求拔罐一定要熟练、准确。

5. 刺络拔罐法

应拔部位皮肤消毒后,先用三棱针点刺出血或皮肤针叩刺后,再将火罐吸拔于点刺部位上,加强刺络放血的作用。此法应用广泛,但应注意避免在大动脉上进行刺络拔罐,以免出血过多。

6. 起罐

用左手夹住罐具,右手拇指或食指从罐口旁边按压一下,使气体进入罐内,即可将罐起下。切不可硬拔,以免损伤皮肤。

(五)拔罐的作用

通经活络,行气活血,消肿止痛,祛风散寒。

(六)拔罐法的注意事项

(1)拔罐时要选择适当体位和肌肉丰满、皮下组织充实及毛发较少的部位为宜。若体位不当、移动或骨骼凹凸不平,毛发较多的部位均不适宜。

(2)初次治疗及体弱、紧张、年老、儿童与易发生意外反应的人群,宜选小罐且拔罐的个数要少,选卧位并随时注意观察,以便及时发现处理。不合作者不宜拔罐。

(3)拔罐时要根据所拔部位的面积大小而选择大小适宜的罐。操作动作要做到稳、准、轻、快,才能使罐拔紧,吸附有力。须注意吸拔力过大,吸拔时间过久,有时可造成拔罐部位的皮肤起泡。

(4)用火罐时应注意勿灼伤或烫伤皮肤。若烫伤或留罐时间太久而皮肤起水泡时,小泡无须处理,仅敷以消毒纱布,防止擦破即可。水泡较大时,用消毒针将水放出,涂以亚甲紫,或用消毒纱布包敷,以防感染。拔罐处局部呈现红晕或瘀血造成的青紫色紫癜为正常现象,数日后可自行消退。

(5)拔罐时嘱受术对象不要移动体位,以免罐具脱落。拔罐数目多时,罐具之间距离不宜太近,以免罐具相互牵拉皮肤而产生疼痛,或因罐具间互相挤压而脱落。

(6)五官部位。肛门及心尖搏动处,大血管分布部位,孕妇的腹部、腰骶部均不宜拔罐。

(7)拔罐的禁忌拔罐的病症主要有皮肤高度过敏,受术部位皮肤破损、溃烂,或外伤骨折部位,静脉曲张处,或恶性肿瘤部位,全身高度浮肿,有出血倾向的疾病,如血友病、血小板减少性紫癜和白血病,高热、抽搐、痉挛亦不宜采用拔罐法。

(8)投火法因罐内有正燃物质,宜在侧面横拔,需注意将纸条投入罐内时,未燃的一端应向下,若燃烧后罐内剩余纸条的长度大于罐口直径稍多时,此法即便是用于直立竖拔,也不致灼伤皮肤。

(9)闪火法棉球蘸酒精不可过多,以免火随酒精滴燃。

(10)火只可在罐内闪烧,不可烧燎罐口,以免烫伤。

单元实训与讨论

1. 实训：完成艾炷灸、艾条灸和的操作,并体验隔姜灸或隔蒜灸,体会艾条灸的三种灸法。

2. 讨论：有哪些常见的灸法,灸法的注意事项有哪些? 火罐的注意事项有哪些?

学习总结与反馈

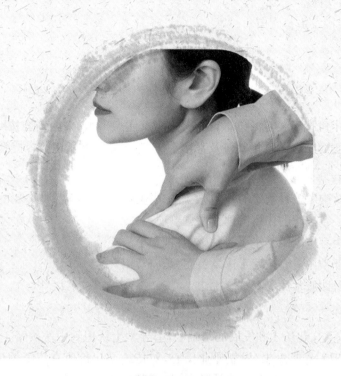

模块二

中 医 按 摩 美 容 术

模块内容

单元四　中医按摩法

单元五　中医按摩美容应用

学习时间

12 课时。

学习内容

按摩的概念,中医按摩美容的概念、特点、作用及注意事项;中医美容按摩的基本手法;头面、颈肩部中医美容按摩的常用穴位及常用手法;躯干及四肢常用美容按摩手法。

学习目标

1. 掌握按摩及中医美容按摩的概念,了解中医美容按摩的特点和效果。

2. 熟悉中医美容按摩的作用机理及注意事项。

3. 掌握中医美容按摩的基本手法、操作要领和手法规范。

4. 掌握头面部常用美容按摩手法及头面、颈肩常用穴位。

5. 熟悉躯干及四肢常用美容按摩手法。

课程思政目标

在了解中医按摩文化历史和发展的基础上,引导学生认识到中医按摩美容技术的优秀效果和巨大价值,巩固专业思想,树立专业信心,对传统文化价值有清晰的认知,增强民族自豪感,坚定文化自信;在按摩手法的教学中,将按摩手法与中医理论知识融会贯通,引导学生感受到中医美容按摩术的文化积淀与技术优势,引发学生的民族自豪感和对传统文化的自信心;在学生实训练习时,让学生充分认识到扎实的基础知识和精准的手法操作,源于对力量的运用及专注力的训练,引导学生树立吃苦耐劳、迎难而上的优良品质,提升他们的职业胜任力和职业认同感。

学习方式

由教师引导学生学习中医按摩美容术的学习内容,在教师的指导下,学生通过自主学习和面授教学、实训练习等,达到学习目标。

学习情境

多媒体教室或专业实训室,有网络环境。

学习准备

首次课程设置学习小组,每组 4～6 人,便于集中授课和分组实践。

学习效果评价表

对完成中医按摩美容术应具备的职业素养、知识技能学习效果及课程思政目标实现效果的综合评价。

课程过程性评价表

姓名：_____ 班级：_____ 课程：_____ 任务：_____

评价指标	评价内容	学生自评 20%	小组互评 20%	教师评价 60%	合计	备注
职业素养 40分	1. 遵守学习与劳动纪律，不旷课迟到早退(5分)，违规一次扣0.5分，扣完为止。					
	2. 遵守实习实训的规章制度(5分)，违规一次扣0.5分，扣完为止。					
	3. 团队合作精神(10分) (1) 团队成员相互信任、互帮互助、协作配合，具有集体荣誉感(10分) (2) 在老师的帮助下能与团队协作(5分) (3) 不能与团队合作(0分)					
	4. 沟通能力(5分) (1) 能很好地与人沟通交流、语言表达准确、思路清晰(5分) (2) 在老师的指导下能较好的沟通(3分) (3) 沟通交流的主动性和效果都不佳(1分)					
	5. 认真、细致和严谨的工作态度(5分) (1) 积极主动地获取知识、认真严谨(5分) (2) 学习的积极性不太高，被动学习(2分)					
	6. 能够认真根据对应的项目任务和问题，所有设计过程步骤规范合理。无一违反得5分，违反一项扣1分，扣完为止					
	7. 具有创新以及反思意识(5分) (1) 学习活动中具有创新意识，能积极反思可以改进的地方，总结经验教训(5分) (2) 学习活动中创新意识不足，反思不积极，经验教训总结不够到位(3分) (3) 完成任务后不主动总结经验(0分)					
知识技能 60分	任务：完成项目或任务的设计方案(60分) 1. 完成项目或任务的设计方案制订(15分) 2. 完成项目或任务设计方案的实施(20分) 3. 填写项目或任务完整、合理(5分) 4. 能理论联系实际，解决问题(10分) 5. 资料收集、整理、分析真实有效(5分) 6. 组织与分工合理性(5分)					
附加分数 0~10分	在项目的设计与实施中，能够将知识与技能与本专业或本课程相关的技能竞赛、职业资格证书或"1+X"证书、创新创业大赛、"互联网+"大赛、挑战杯大赛等活动结合，或在专利申报、论文撰写与发表、技术开发与应用方面有关联、有发展、有推动、有成果的个人与团队成员，视具体情况加分，最高不超过10分					
总分						
评语						

注：可在具体填写时，根据课程与项目内容进行调整与修改栏目与内容。

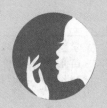 # 单元四　中医按摩法

学习要点

中医按摩美容的特点；中医美容按摩的基本手法、操作要领和手法规范；中医美容按摩的作用机理及注意事项。

学习难点

中医按摩美容的适应证、禁忌证。

学习内容

一、中医美容按摩的概念

按摩又称推拿，古称按跷、案杭、摩挲等。其历史悠久，是我国古代广泛应用的治病健身法。中医美容按摩是以中医基础理论为指导，通过按摩者的双手，运用科学原理和特定的手法，施术于皮肤体表部位或某些穴位，以达到美容目的的一种方法，它属于中医外治法的一种，又称为推拿美容。

二、中医美容按摩的特点及效果

（一）中医美容按摩的特点

特点	说明
操作简便经济实惠	不受设备条件的限制，多数穴位美容按摩可随时、随地进行，晨起寝前，空暇之余，随时可根据自身的美容要求，进行操作，节约时间，经济实惠
疗效可靠副作用小	适应范围广，疗效确切，安全可靠，作用持久
防治结合健美合一	集保健与美容于一体，既能治病防病，又能增强人体正气，促进身体康复
多法配合相得益彰	可与美容化妆术、美容整形术、美容药物、美容食疗及其他美容的方法和手段相结合，加强美容效果

（二）中医美容按摩的效果

养颜驻颜，防治疾病，延缓衰老。

三、中医美容按摩的作用机理

作用机理	说明
平衡阴阳 调整脏腑气血功能	按摩术能通过不同的手法刺激特殊的部位和穴位,在局部疏通经络,行气血,并通过气血经络影响到内脏及其他部位,以达到调整阴阳、脏腑、气血的作用
疏通经络 活血祛瘀	中医认为,人体的经络、气血"不通则痛""壅塞则肿",按摩术通过一定的手法疏通经络、气血,活血化瘀,使不通壅塞之状得以消除

总之,通过按摩可以收到平衡阴阳,调整脏腑气血,疏通经络,活血祛瘀延缓衰老,防皱、抗皱,增强皮肤抗衰能力的效果。

四、中医美容按摩的注意事项

(一)适应证

雀斑、黧黑斑、粉刺、皱纹、皮肤松弛、口眼歪斜、脂溢性皮炎、皮肤晦暗、眼袋、黑眼圈、瘾疹、肥胖、白发;其他如女子月经不调、更年期综合征等也可适用。

(二)禁忌证

1. 局部有严重皮肤损伤及传染性皮肤病的患者,如癣、脓肿、皮肤破损、烫伤等,不宜施术。

2. 有出血倾向和血液病患者,不宜施术。

3. 严重心、脑、肺疾患的患者或身体极度衰弱者,不适宜全身性推拿按摩。

4. 妇女行经期间、妊娠、产后不久,其腹部、腰骶部,不宜施术。尤不可在下腹部、腰骶部以及合谷、至阴等推拿。

5. 过饥、过饱及激烈运动之后,不宜施术。

(三)注意事项

1. 操作者的双手要保持清洁和温暖,勿戴戒指,指甲要经常修剪。

2. 在进行按摩手法操作时,必须循肌肉、皮纹方向做轻柔而有节律的按摩。做按摩时的活动幅度应由小到大,由浅入深,先轻后重,由慢到快,循序渐进。

3. 按摩时,手法与力度要适中。力度应根据病人体质、病证、部位等不同情况而灵活掌握,以达到局部皮肤有一定的紧张度为宜。手法动作要有节奏,速度、用力要均匀。手法要轻而不浮,重而不滞,变换手法要自然。

4. 在进行按摩手法操作时,为了减少对局部皮肤的摩擦,可在局部皮肤上涂按摩膏。在面部可选用护肤、治疗性按摩膏。

5. 按摩过程中,要随时观察受术对象的表情及反应,时常征求其意见。如受术对象出现头晕、心悸等异常表现时,可令其平卧,对症处理。

五、中医美容按摩的常用手法

(一)摆动类手法

以前臂的摆动带动指、掌、腕做协调的连续摆动的手法,称摆动类手法。

1. 操作要领

手法	手法操作	动作要领
一指禅法	(1) 手握空拳,拇指自然伸直,以拇指的指端、螺纹面或偏峰着力于施术部位或穴位上; (2) 以肘为支点,前臂做主动摆动,带动腕摆动;使功力轻重交替,持续作用于施术部位	(1) 沉肩垂肘悬腕; (2) 掌虚指实; (3) 紧推慢移,每分钟 120～160 次; (4) 压力均匀柔和
滚法	(1) 手微屈,呈半握拳状,以第 2～5 指指背着力于施术部位; (2) 以肘关节为支点前臂主动摆动,带动腕关节屈伸及前臂的轻微旋转连续往返滚动	(1) 肘关节微屈,使上臂的夹角约 120°,屈伸灵活放松; (2) 手法要柔和、深透、有力;小鱼际及掌背小指侧着力点要吸附于操作部位上,不可跳动、顶压或使手背拖来拖去摩擦移动; (3) 频率适中,每分钟 120～160 次
揉法	(1) 用手掌大鱼际、掌根或手指指腹部分着力; (2) 固定于一定部位或穴位上,做轻柔缓和的回旋揉动; (3) 用手指操作的,称为指揉法;用手掌的大鱼际部分操作的,称为大鱼际揉法;用全掌或掌根操作的,称为掌揉法	(1) 手腕部放松,沉肩,垂肘; (2) 以肘部为支点,前臂做主动摆动; (3) 力度略大于摩法,作用部位可达皮下肌肉组织; (4) 频率每分钟 100～150 次,动作要协调而有节奏

2. 美容应用

手法	作用部位	美容应用
一指禅法	适用于全身各部穴位	舒筋活络,健脾和胃,祛瘀消积,调和脏腑,多用于头面、胸腹、颈项、四肢等部位的手法推拿保健
滚法	多用于腰背、腿臀部位减肥,全身保健	祛风散寒,舒筋活络,活血止痛,缓解肌肉、韧带痉挛,消除肌肉疲劳
揉法	适用于全身各部位,可用于头面部保健美容,防皱泽肤,腹部减肥	调和经络、气血的作用,可理气松肌、活血化瘀、消肿止痛,醒脑明目

(二) 摩擦类手法

用指、掌、大鱼际等部位着力于施术部位,循圆周、弧线或直线轨迹单向或双向往返用力,产生平移摩擦或皮下组织内摩擦的手法。

1. 操作要领

手法	手法操作	动作要领
摩法	(1) 用食、中、无名指指腹或手掌面附着于体表的一定部位上,以腕关节为中心,连同前臂或掌、指做环形向某一方向有节奏地抚摸; (2) 掌摩法;指摩法	(1) 手形:手指自然并拢伸直,全掌放松保持松弛; (2) 力度:轻柔,仅及皮部; (3) 方向:顺时针或逆时针方向,或交替进行; (4) 频率:每分钟 120 次左右

续表

手法	手法操作	动作要领
擦法	(1) 用指、掌、大鱼际、小鱼际着力于体表的一定部位上进行来回摩擦或推擦运动使皮肤产生热量,又称平推法; (2) 分为指擦法、掌根擦法、鱼际擦法	(1) 力度:轻,仅在皮肤,不用压力; (2) 方向:直线往返,双向用力; (3) 频率:每分钟 120 次左右; (4) 在操作部位可涂上适量的润滑油,有利于操作,增强功效,渗透吸收,保护皮肤; (5) 一般作为结束手法,用擦法后不宜在施术部位再使用其他手法,防止擦破皮肤
抹法	(1) 用单手、双手拇指腹或手掌的掌根紧贴皮肤稍用力,做上下、左右或弧形曲线的往返抹动; (2) 用手指操作的称为指抹法;用手掌掌根操作的,称掌抹法	(1) 沉肩,垂肘,拇指指面着力紧贴皮肤,其余 4 个手指固定被操作的部位; (2) 力量应均衡,要轻而不浮,重而不滞,速度宜缓慢,作用力可浅在皮肤,深及肌肉; (3) 双手操作施力应对称,动作要协调一致
推法	(1) 用指、掌或肘部着力于一定的部位上进行单方向的直线推动; (2) 用手指操作的称指推法;用手掌操作的称掌推法;用肘部操作的称肘推法	(1) 指、掌、肘的着力部位应紧贴所选用的穴位或皮肤体表部位上,以均匀的力量做缓慢推动; (2) 推法施力较重,对皮肤的刺激强度大,为了防止损伤皮肤,常配用介质以滑润
搓法	(1) 用双手指或手掌对置在所选用的部位上,相对用力做往返的揉擦,状如搓绳,并同时进行上下往返搓动; (2) 用手指操作的,称指搓法;用手掌操作的,称掌搓法	(1) 用力适中,动作连贯协调; (2) 一般速度宜快,但由肢体的近心端移向远心端的移动速度宜慢

2. 美容应用

手法	作用部位	美容应用
摩法	适用于全身各部位,面积较大的部位用掌摩法,面部、四肢等面积较小的部位则用指摩法	活运气血,和中理气,消积导滞,祛瘀消肿等功用。可用于头面部保健美容,腹部减肥
擦法	鱼际擦法多用于胸腹、腰背、臀及四肢;掌擦法多用于胸胁、腹部、腰骶及面部	具有改善汗腺和皮脂腺功能,减少多余脂肪,祛风散寒,温经通络,疏通气血,祛瘀消肿等功效。可用于皮肤保健美容及肥胖症
抹法	适用于头面、颈项部、胸腹及腰骶部	可开窍醒神,清利头目,扩张皮肤血管,防止皮肤衰老,消除颜面皱纹。可用于头面部保健美容、黧黑斑、面颈部皱纹
推法	适用于全身各部位	提高肌肉兴奋性,促进血液循环,舒筋活络,疏肝健脾,解痉镇痛。适用于面颈部皱纹及肥胖症,亦可用于全身保健美容
搓法	适用于胸胁部和四肢部,以上肢为最常用	具有调理气血、疏通脉络、活血止痛、放松肌肉、消除疲劳等作用。一般作为按摩治疗的结束手法,适用于保健美容

（三）振动类手法

以较高频率型的节律性轻重交替刺激,持续作用于人体,使受术部位产生振动、颤抖或抖动等运动形式,称为振动类手法。

1. 操作要领

手法	手法操作	动作要领
抖法	(1) 用双手握住受术者的上肢或下肢的远端,用力做连续的小幅度的上下颤动,颤动幅度要小、频率要快。 (2) 上肢抖法;下肢抖法	(1) 被抖动的肢体要完全放松,自然伸直,不能对抗用力; (2) 抖动波应由肢体远端传向近端; (3) 一般上肢抖动幅度小,频率稍快,每分钟250次左右;下肢俯卧位抖动幅度可稍大,频率宜慢,每分钟100次左右

2. 美容应用

手法名称	作用部位	美容应用
抖法	适用于四肢部位,以上肢最为常用	活血止痛,放松肌筋,解除粘连,消除疲劳。用于四肢麻木、局部粘连,亦可用于手部保健美容

（四）挤压类手法

用指掌或肢体其他部位按压或对称性挤压施术的部位,称为挤压类手法。

1. 操作要领

手法	手法操作	动作要领
点法	(1) 用指端或屈指骨突部为着力部位,持续点压治疗部位或穴位; (2) 有拇指点和屈指点两种。拇指点是用拇指端点压体表;屈指点是用拇指指间关节桡侧或食指近侧指间关节点压体表	(1) 取穴宜准,用力宜稳; (2) 垂直向下用力,应按压深沉,逐渐施力,再逐渐减力; (3) 点法刺激强,点后宜用揉法缓解
按法	(1) 用手指、手掌或肘尖着力于体表某一部位或穴位上,垂直下压; (2) 分为指按法、掌按法、肘按法三种	(1) 沉肩、垂肘,着力部位紧贴体表,不可移动; (2) 垂直向下用力,力度由轻到重,稳而持续,逐渐达到深部组织; (3) 美容按摩以拇指按法为常用。将拇指伸直,用指腹按压经络穴位,其余四指张开起支持作用,协同用力,忌猛然发力。此法常与揉法合用,即在按压力量达到一定深度时,再做小幅度的缓慢揉动
捏法	(1) 用手指对置在所选用的皮肤经络部位的两侧,相对着力捏挤,然后放松,一捏一放地循序移动; (2) 用拇指和食、中指操作的,称为三指捏法;用拇指和食、中、无名、小指操作的,称为五指捏法	(1) 操作时动作要轻快柔和而连贯,对合力要对称,不得扭绞皮肤; (2) 动作要做到刚中有柔,柔中有刚。其经络穴位捏之不可呆滞。要用指腹着力,不可用指端着力

续表

手法	手法操作	动作要领
拿法	(1) 用拇指和其余手指对置于所选用的皮肤体表部位或穴位,相对持续着力,将患部的皮肉、筋膜捏提或捏揉; (2) 用拇指和食、中指操作的,称为三指拿法;用拇指和其余四指操作的,称为五指拿法	(1) 腕部放松灵活,用指腹着力,用力要由轻到重,不可突然用力,以被持拿的部位出现明显得气感为度,并使患者能够耐受; (2) 手法中含有捏、提并略有揉的动作,要做到"重而不滞"和"刚中有柔",动作要连贯而有节奏
捻法	用拇指和食指夹住手指或足趾小关节,两指相对做捻线状快速揉搓动作	要求动作灵活、快速、捻动速度快,由近端向远端的捻动,移动速度慢,用力不可呆滞

2. 美容应用

手法	作用部位	美容应用
点法	适用于全身各部位及穴位	可开通闭塞,活血止痛,调整脏腑。可用于面部、全身保健美容,治疗各种损容性疾病
按法	适用于全身各部穴位,腰背和腹部,常与揉法结合应用	可放松肌肉、开通闭塞,舒筋活络,活血止痛。可用于头面部保健美容
捏法	适用于头、颈、肩和四肢部位;三指捏主要用于四肢及肩、颈部;五指捏用于腰部	可促进局部血液循环,促进萎缩的肌肉恢复,具有疏通经络、调理气血。适用于肢体麻木、肌肉萎缩、局部劳损、肥胖症、面颈部皮肤衰老等
拿法	适用于颈项、肩部、四肢等部位,常与捏法结合	具有疏通经络、调理气血、解表发汗、开窍提神等作用,适用于肥胖症
捻法	适用于手指小关节及耳垂部	理筋通络,调理气血,滑理小关节。可作为保健按摩的手法

(五) 叩击类手法

以手或工具有节律地击打体表的手法,称为叩击类手法。

1. 操作要领

手法	手法操作	动作要领
拍法	(1) 手指自然并拢,掌指关节微屈曲,两手心向下用虚掌快速拍打皮肤; (2) 手腕要保持灵活,使手掌能够轻、稳、迅速接触皮肤	(1) 用虚掌,拍打的声音宜清脆而无疼痛感; (2) 腕部适度放松,拍打动作要平稳而有节奏; (3) 轻症、体虚者用腕部自然摆动施以轻拍法;重症、体实者以肘关节为中心带动手臂施以重力重拍法,操作中切忌暴力; (4) 直接拍打皮肤时,以皮肤轻度充血发红为度

续表

	手法操作	动作要领
击法	(1) 用各种不同手势,在受术者一定部位上进行轻快而有节律的敲打; (2) 用食、中、无名、小指指端敲打者,为指尖击法;用双手尺侧部做交替性击打者,为侧击法;用一手按于受术者被治疗部位,另一手的掌根部,击打按手的手背者,为掌根击法	(1) 击法用力要由轻到重,循序渐进,用力垂直下落,不可带任何角度,不能有拖拽动作,动作要快速而轻稳; (2) 击打要有反弹感,即击后迅速弹起,不要停顿或拖拉
弹法	用一手的指腹紧压另一手的指甲,用力弹出,连续弹击治疗部位	(1) 上肢放松,弹拨手指自然灵活,要求操作时弹力均匀; (2) 每分钟弹击 120~160 次

2. 美容应用

手法	作用部位	美容应用
拍法	适用于肩背、腰臀及下肢部	舒筋通络,行气活血,引邪达表,疏松腠理,缓解肌肉痉挛和疲劳。可用于全身性保健美容
击法	指尖击法常用于头面部;侧击法常用于腰背及四肢部,亦可用于头部及肩部;掌根击法常用于头顶部	舒筋通络、活血祛瘀、调和气血。可用于全身保健美容
弹法	常用于全身各部位,尤以头面、颈项部为常	舒筋通络、祛风散寒。可用于头面部保健美容,如颈项强痛、黧黑斑、面颈部皱纹

单元实训与讨论

1. 实训:完成人体按摩练习,模拟实际情况并选取正确的部位与操作手法。

2. 讨论:如何针对部位,选择正确的推拿手法并达到舒适及治疗的作用? 应注意哪些问题?

学习总结与反馈

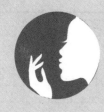 单元五 中医按摩美容应用

头面部的常用穴位及头面、躯干、四肢等部位的常用美容按摩手法。

学习难点

能根据不同需求进行美容保健按摩的方案设计与操作。

学习内容

一、头面、肩颈部常用美容腧穴

（一）头部常用美容腧穴

穴位名称	归经	定位	美容应用
前头部腧穴			
神庭	督脉	前发际正中直上 0.5 寸	头部保健：失眠、头痛、神经衰弱、眩晕、目赤
头临泣	足少阳胆经	目正视，瞳孔直上入前发际 0.5 寸，神庭与头维连线的中点	头部保健：头痛、眩晕、目痛目眩等目疾，鼻塞
头维	足阳明胃经	头侧部，额角发际直上 0.5 寸，头正中线旁开 4.5 寸	(1) 头部保健：失眠、头痛、神经衰弱、眩晕； (2) 毛发保养：脂溢性脱发； (3) 面部美容：面部皱纹
率谷	足少阳胆经	耳尖直上，入发际上 1.5 寸	(1) 头部保健：偏头痛、眩晕； (2) 毛发保养：斑秃、脂溢性脱发
太阳	经外奇穴	在颞部，当眉梢与目外眦之间，向后约 1 横指的凹陷处	(1) 头部保健：神经衰弱、血管神经性头痛、眩晕； (2) 面部美容：鱼尾纹、皮脂溢出症、痤疮
头顶腧穴			
百会	督脉	前发际正中直上 5 寸，或两耳尖连线的中点	(1) 头部保健：头痛眩晕、失眠健忘； (2) 毛发保养：斑秃、脂溢性脱发； (3) 面部美容：面色不华，皮肤干枯，消瘦
四神聪	经外奇穴	百会前后左右各 1 寸，共 4 个穴位	(1) 头部保健：失眠健忘、头痛眩晕、神经衰弱； (2) 毛发保养：斑秃、脂溢性脱发、头皮瘙痒

续表

穴位名称	归经	定位	美容应用
后头部腧穴			
风府	督脉	后发际正中直上1寸,枕骨粗隆直下	缓解头项部肌肉痉挛,稳定情绪
哑门	督脉	第1颈椎下,后发际正中直上0.5寸	头部保健:头痛,颈项强痛
风池	足少阳胆经	胸锁乳突肌与斜方肌上端之间的凹陷处,平风府穴	(1) 头部保健:头痛、头晕、失眠、神经衰弱、颈项强痛; (2) 皮肤美容:皮肤干燥、瘙痒、痤疮、荨麻疹; (3) 毛发保养:斑秃、脂溢性脱发
安眠	经外奇穴	风池与翳风连线的中点	头部保健:失眠健忘、头痛头晕、神经衰弱

(二)面部常用美容腧穴

穴位名称	归经	定位	美容应用
眉周腧穴			
阳白	足少阳胆经	目正视,瞳孔直上,眉上1寸	头部保健:前额头痛; 面部美容:眼部、额部皱纹
印堂	经外奇穴	两眉头连线的中点	(1) 皮肤美容:皮脂溢出症、痤疮、额部皱纹; (2) 头部保健:失眠健忘、头痛、眩晕、神经衰弱
攒竹	足太阳膀胱经	眉头凹陷中,眶上切迹处	(1) 面部美容:眼部、面部皱纹、眼睑松弛; (2) 头部保健:头痛、眉棱骨痛
鱼腰	经外奇穴	瞳孔直上,眉毛中点	(1) 面部美容:额部、眼角皱纹、眼睑松弛; (2) 头部保健:目赤肿痛、眉棱骨痛
丝竹空	手少阳三焦经	眉梢末端凹陷处	(1) 眼部美容:鱼尾纹; (2) 头部保健:目赤肿痛、偏头痛、眉棱骨痛
眼周腧穴			
睛明	足太阳膀胱经	目内眦角上方凹陷处	(1) 眼部美容保健:久视疲劳、目视不明、眼周皮肤松弛; (2) 急性腰痛、坐骨神经痛
承泣	足阳明胃经	目正视,瞳孔直下,眼球与眶下缘之间	眼部美容:黑眼圈、眼袋、眼周皱纹、口眼歪斜、面肌痉挛
瞳子髎	足少阳胆经	目外眦旁,当眶外侧缘处	(1) 眼部美容:鱼尾纹,目赤肿痛; (2) 头部保健:偏头痛
四白	足阳明胃经	目正视,瞳孔直下,眶下孔凹陷处	(1) 眼部美容:黑眼圈、眼袋、眼周皱纹、口眼歪斜、面肌痉挛; (2) 头部保健:偏头痛、眩晕

续表

穴位名称	归经	定位	美容应用
鼻部腧穴			
上迎香	经外奇穴	鼻翼软骨与鼻甲的交界处,近鼻唇沟上端处	(1) 头部保健:鼻塞、头痛、鼻渊; (2) 面部美容:酒渣鼻、皮脂溢出症
迎香	手阳明大肠经	鼻翼外缘中点旁,鼻唇沟中	(1) 头部保健:鼻塞等鼻疾; (2) 面部皮肤美容:面部皮肤浅皱纹、痤疮、酒渣鼻、皮脂溢出症、口周皮炎
面颊部腧穴			
颧髎	手太阳小肠经	目正视,目外眦直下,颧骨下缘凹陷处	面部美容:黄褐斑、痤疮
巨髎	足阳明胃经	目正视,瞳孔直下,平鼻翼下缘处,鼻唇沟外侧	面部美容:面部皮肤松弛、面色不华、痤疮、黄褐斑
上关	足少阳胆经	耳前方,下关直上,颧弓上缘凹陷处	(1) 面部美容:面部皱纹; (2) 头部美容保健:偏头痛、耳鸣、耳聋
下关	足阳明胃经	耳前方,颧弓与下颌切迹所形成的凹陷中,闭口取穴,张口即闭	(1) 面部美容:面部皱纹; (2) 头部美容保健:耳鸣、耳聋
颊车	足阳明胃经	下颌角前上方约1横指,咀嚼时咬肌隆起最高点	面部美容:面部皱纹、齿痛
唇周腧穴			
水沟	督脉	上唇部,人中沟上 1/3 与中 1/3 交点处,又称"人中"	(1) 面部美容:口疮、口臭、唇裂、唇周皱纹、颜面水肿; (2) 急救要穴:用于昏迷、晕厥、中风、中暑等急症; (3) 闪挫腰痛
口禾髎	手阳明大肠经	上唇部,鼻孔外缘直下,平水沟穴	面部美容:唇周皱纹、鼻塞
地仓	足阳明胃经	目正视,瞳孔直下,口角外侧	面部美容:口角细纹
承浆	任脉	颏唇沟的正中凹陷处	面部美容:口舌生疮、口干唇裂、口臭、齿龈肿痛
夹承浆	经外奇穴	承浆旁开1寸	(1) 面部美容:面部皱纹; (2) 头部保健:齿龈肿痛
耳周腧穴			
耳尖	经外奇穴	耳廓的上方,折耳向前时,耳廓上方的尖端处	(1) 面部美容:面部红肿、瘙痒,痤疮炎症期,患处红肿明显; (2) 头部保健:目赤肿痛、睑腺炎(麦粒肿)、咽喉肿痛等

穴位名称	归经	定位	美容应用
		耳周腧穴	
耳门	手少阳三焦经	耳屏上切迹前方,下颌骨髁状突后缘,张口有凹陷处	面部美容:耳鸣、面部皱纹、齿痛
听宫	手太阳小肠经	耳屏前,下颌骨髁状突的后方,张口时呈凹陷处	面部美容:耳鸣、面部皱纹
听会	足少阳胆经	耳屏间切迹前方,下颌骨髁状突的后缘,张口时呈凹陷处	头面部美容保健:耳鸣、偏头痛
翳风	手少阳三焦经	耳垂后方,乳突前下方与下颌角之间的凹陷处	(1) 头面部美容保健:耳鸣、偏头痛、呃逆; (2) 毛发保养:脂溢性脱发
翳明	经外奇穴	翳风后 1 寸	头面部美容保健:头痛、失眠、眩晕、神经衰弱、耳鸣

(三) 肩颈部常用美容腧穴

穴位名称	归经	定位	美容应用
天突	任脉	颈前部,胸骨上窝中央,前正中线上	(1) 颈部保健:颈部皮肤松弛; (2) 肺系病证:咳嗽、咽喉肿痛; (3) 痛证:胸痛、项强
颈百劳	经外奇穴	颈部,大椎直上 2 寸,后正中线旁开 1 寸	(1) 颈部保健:颈项强痛; (2) 头部保健:头痛、失眠、神经衰弱; (3) 体质虚弱、抵抗力低下
大椎	督脉	第 7 颈椎棘突下凹陷中,后正中线上	(1) 头颈部保健:颈椎病、落枕; (2) 面部美容:脂溢性皮炎、黄褐斑、白癜风、风疹、痤疮; (3) 痛证:头痛项强、肩背痛、胸痛、腰脊痛等; (4) 肺系病证:退热、治疗外感病要穴,用于发热、恶寒等外感病证,以及咳嗽、气喘等证
肩井	足少阳胆经	肩上,大椎与肩峰端连线的中点	(1) 肩颈部保健:颈椎病、落枕、肩背疼痛、缓解疲劳; (2) 胸部保健:乳痈、乳汁不下
肩髃	手阳明大肠经	肩峰端下缘,三角肌上,臂外展或向前平伸时,肩峰前下方凹陷处	(1) 肩颈部保健:肩周炎、肩胛疼痛、肩臂痛等痛证,缓解肩部肌肉痉挛; (2) 皮肤美容:风热瘾疹、痤疮、神经性皮炎、疱疹、腋臭
肩髎	手少阳三焦经	肩髃后下方,臂外展时,于肩峰后下方呈现凹陷处	肩颈部保健:肩周炎、肩胛疼痛、肩臂痛等痛证

续表

穴位名称	归经	定位	美容应用
肩贞	手太阳小肠经	肩关节后下方,臂内收时,腋后纹头上1寸	(1) 肩颈部保健:肩周炎、肩胛疼痛、肩臂痛、手臂麻痛等痛证; (2) 耳鸣
天宗	手太阳小肠经	肩胛部,肩胛冈中点于肩胛骨连线上1/3与下2/3交点凹陷中	(1) 肩颈、背部保健:颈肩劳损疼痛、肩胛疼痛、肩臂痛等痛证; (2) 胸部保健:乳痈、乳癖; (3) 肺系病证:咳嗽等症

二、头部美容按摩应用

(一)美容功效

具有疏风解表、缓解疲劳、镇静安神、调节神志、防脱生发、治疗或缓解头部症状、缓解肌肉紧张和聪耳明目的作用。

(二)按摩操作流程

1. 指推额部及眼周

(1) 受术者坐位,施术者双手拇指指腹从印堂直推至神庭。

(2) 沿眉弓从攒竹推至太阳20~30次,按揉太阳10~20次。

2. 按揉头部五经

双手指腹按压头部督脉及头部两侧的膀胱经、胆经3~5遍。

3. 拍击头枕部

(1) 双手手指微屈呈虚掌,由前发际线慢慢拍打至枕部。

(2) 用指尖沿相同顺序叩击头部。

4. 提拉头发

双手十指轻轻用力向上提拉,直至全部头发都提拉1次。

5. 挠抓头部

双手五指略分开,自然屈曲以指腹着力于头部,对称进行挠抓法,由前发际线向后发际线,从中间往两侧,如洗头状,反复操作2~3分钟。

6. 按揉穴位

按揉神庭、头临泣、头维、百会、四神聪、风池、风府、翳风、列缺等穴位,每穴按揉5~8次。

7. 结束操作

双手四指并拢,轻轻拍打头部1~2分钟。

(三)适应证及禁忌证

适应证	头痛、头晕、头胀、神经衰弱、失眠、脱发、耳鸣,以及预防保健等
禁忌证	头部有外伤、皮损及出血倾向者

三、面部美容按摩应用

(一)美容功效

具有疏通经络、调和气血、润肤紧肤、防皱去皱、护肤美颜、美目抗衰以及预防和治疗面部皮肤病的作用,有效的面部推拿可以加快面部新陈代谢、减少皱纹、延缓皮肤衰老。

(二)按摩操作流程

1. 指抹额部

(1)施术者双手食指、中指、无名指并拢于前额正中,用抹法由印堂向伸庭做交替直线运动,反复操作 20～30 次。

(2)双手大鱼际置于前额正中,分别采用抹法向两侧做直线运动至太阳,反复操作 20～30 次后,按揉太阳 10 次。

2. 指摩眼眶

双手中指、无名指分别置于两侧睛明,采用摩法沿下眼眶由内向外,再沿上眼眶由外向内做环形运动,反复操作 20～30 次。

3. 按压眼眶

双手拇指指尖由睛明向瞳子髎分别经上、下眼眶轻轻按压,先上后下,各 3 次。

4. 指抹面颊、鼻部

(1)双手拇指用抹法沿上迎香向外,经四白、承泣至太阳,再从迎香沿颧骨下方,向外向上经颧髎再到下关,各 20～30 次。

(2)双手拇指指腹从鼻根向鼻尖用抹法做上下直线运动 30 秒,再由目内眦沿鼻翼两旁向下抹 30 秒。

5. 分推嘴周

双手中指、无名指从人中分推至两侧地仓再到承浆,然后反方向由承浆推至地仓再到人中,反复操作 1 分钟。

6. 按揉穴位

按揉以下穴位:神庭、头维、阳白、印堂、攒竹、睛明、承泣、四白、瞳子髎、丝竹空、鱼腰、太阳、迎香、人中、地仓、承浆、颊车、耳门、听宫、听会、翳风等,每穴按揉 5～8 次。

7. 结束操作

术者以两手掌相搓至热,迅速置于面部,由额部向下,经目、颧、鼻、口等,掌摩面部 10～20 次。

(三)适应证及禁忌证

适应证	黄褐斑,痤疮,额纹、眼纹、鼻唇沟纹、颊唇沟纹,皮肤暗沉、皮肤松弛,三叉神经痛及面部保健等
禁忌证	皮肤病急性红肿期、化脓期,传染性皮肤病,皮肤溃疡,皮肤肿瘤及有出血倾向者

四、肩颈部美容按摩应用

（一）美容功效

可以祛风散寒、活血化瘀、疏通经脉，缓解肩颈僵硬、肌肉疲劳，还可以改善头晕、头痛、大脑供氧不足、睡眠质量下降、失眠多梦等。

（二）按摩操作流程

1. 拿颈部

受术者取坐位，施术者左手置于头顶固定，右手拇指及食、中、无名指三指分别置于两侧风池、两侧颈夹脊和两侧肩井处施以拿法，各反复操作 20～30 次。

2. 滚颈部

采用滚法由两侧风池向同侧肩峰处推移，各反复操作 20～30 次。

3. 推颈部

（1）单手掌掌根置于风池处，向下沿颈部往同侧肩井、肩峰处平推，反复操作 20～30 次后，换对侧操作 20～30 次。

（2）单手拇指着力于颈项部，用一指禅推法由风池沿颈夹脊到大椎操作 20～30 次后，换对侧操作 20～30 次。

4. 按揉穴位

按揉风池、风府、翳风、大椎、颈部夹脊、肩井、肩髎、肩髃、肩贞、天宗等穴位，每穴按揉 5～8 次。

（三）适应证及禁忌证

适应证	头晕，头痛，肩周炎，肌肉劳损，高血压，落枕及颈椎病的预防和治疗等
禁忌证	颈椎结核、肿瘤，颈椎病伴有骨折，严重老年性骨质疏松，颈部伴有急性传染病、急性化脓性炎症、皮肤病者

五、胸腹部美容按摩应用

（一）美容功效

具有宽胸理气、调理脾胃、疏肝理气和温暖下元的作用，可使血液循环加快、肌肉放松，消除疲劳以及减肥强身。

（二）按摩操作流程

1. 按揉胸胁

（1）受术者取仰卧位，施术者以拇指按揉膻中 30 秒。

（2）单手掌根按揉胸胁部，自上而下、由内向外各 3 遍。

2. 分推胸胁、腹部

（1）受术者双下肢微屈，腹部放松，施术者双手拇指或双手大鱼际沿肋间隙由胸骨柄向两侧腋中线分推，自上而下，反复操作 5～8 遍，用力适中。

（2）术者双手拇指或双手大鱼际从腹部正中线沿肋弓向两侧分推，反复操作 1 分钟。

3. 按揉腹部

双手叠掌按揉腹部,先揉脐周,然后从右下腹开始顺时针揉全腹,操作2～3分钟。

4. 摩腹

双手叠压,以神阙为中心,在腹部沿顺时针方向摩腹3分钟,同时稍用力带动皮下肌肉一起运动;采用相同方法逆时针摩腹3分钟。

5. 提捏腹直肌

双手四指与拇指分别置于腹部两侧,向内合力将腹直肌提挤起,自上而下,揉拿腹直肌3～5次。

6. 按揉穴位,结束操作

按揉膻中、上脘、中脘、下脘、梁门、神阙、天枢、气海、关元等穴位,每穴按揉5～8次。

(三)适应证及禁忌证

适应证	胸胁痛,脾虚腹痛,泄泻,便秘,月经不调,痛经,闭经,慢性盆腔炎,乳腺炎,腹部肥胖及保健美容等
禁忌证	胸骨及肋骨骨折,急性化脓性炎症,局部有皮肤破损或皮肤病者,妊娠期妇女

六、腰背部美容按摩应用

(一)美容功效

具有解除疲劳、缓解及预防腰背肌劳损、强腰固肾、调节脏腑功能、缓解妇科病症状的作用。

(二)按摩操作流程

1. 推背部经脉

(1)受术者俯卧位,施术者用掌根或大、小鱼际分推背部督脉、夹脊穴、足太阳膀胱经,每条线推3～5遍。

(2)再以督脉为中心,两手拇指指腹沿肋间隙由脊柱向两侧腋中线分推,自上而下,反复操作5～8遍。

2. 按腰背肌

单手或双手掌根揉两侧的腰背肌,自上而下,反复3～5次。

3. 滚膀胱经

背部脊柱两侧膀胱经施以滚法,上下往返操作3～5遍。

4. 捏脊

用双手沿督脉、两侧夹脊穴,足太阳膀胱经从尾骶部至大椎穴水平进行捏脊,反复操作3遍,捏三提一。

5. 擦腰背部经脉

以大、小鱼际先直擦腰背部脊柱、夹脊穴及足太阳膀胱经,然后横擦腰骶部,以受术部位发热为度。

6．叩击、拍打腰背部

双手空拳或虚掌叩击、拍打腰背部1～2分钟，拍打力度由轻到重，操作时嘱受术者张口呼吸。

7．按揉穴位，结束操作

按揉督脉和膀胱经上的穴位，每穴按揉5～8次。

（三）适应证及禁忌证

适应证	腰椎间盘突出症，慢性腰肌劳损，背肌劳损，腰棘上韧带劳损，退行性脊柱炎及腰背部保健美容等
禁忌证	骨关节结核，骨髓炎，严重骨质疏松症，慢性疾病急性发作期，局部有皮肤破损或皮肤病的患者，妊娠期妇女

七、上肢美容按摩应用

（一）美容功效

具有缓解疲劳、改善运动功能和改善末梢血液循环的作用。

（二）按摩操作流程

1．按揉上肢

受术者取仰卧位，施术者以掌部按揉肩部及上肢，操作1～2分钟。

2．滚上肢

以滚法施以上肢前、外、后侧，两侧各操作3～5遍。

3．拿捏上肢

术者一手拿住受术者手腕，另一只手由下往上沿上肢外侧、前侧、后侧拿捏上肢肌肉，力量由轻到重，反复10～20次。

4．推擦上肢

单手手掌用力推擦上肢外侧、前侧、后侧至远端，反复2～3分钟，使上肢发热为度。

5．拍搓上肢

双掌或双拳由肩部到手部往返拍打，然后双掌相对于肩部，由上往下施以搓法，双侧各操作3～5次。

6．拔伸指关节

（1）术者一手托住受术者手背或手掌，另一手拇指在受术者掌骨间隙由下至上推擦，按揉手掌、手背各3～5次。

（2）以食指与中指依次夹住受术者五指拔伸指关节，并急速滑脱，术者两指相撞可发出响声。

7．点按阿是穴

点按上肢脂肪堆积最明显处阿是穴，力量由轻到重，使局部酸胀，达到患者最大耐受度为宜，每个部位反复1～2分钟。

8. 按揉穴位、结束操作

按揉肩井、肩髃、手三里、外关、内关、劳宫、合谷、后溪、阳溪、太渊、神门、列缺、少海、曲泽、尺泽、曲池等穴位,每穴按揉5～8次。

(三)适应证及禁忌证

适应证	上肢酸麻疼痛,慢性肌肉损伤,上肢脂肪堆积及保健美容等
禁忌证	严重骨质疏松,慢性病急性发作期,局部有皮肤破损或皮肤病患者

八、下肢美容按摩应用

(一)美容功效

具有缓解疲劳、加快静脉血液回流,改善远端血液循环和强身健体的作用。

(二)按摩操作流程

1. 按揉下肢

(1)全掌或掌根揉按受术者臀部及下肢后侧,自上而下反复施术3～5分钟。

(2)从上往下用手掌按揉下肢前、外、内侧,边按揉边做环旋运动,至踝关节,反复3～5分钟。

2. 滚下肢

单手依次从髌骨至腹股沟、膝关节外侧至股骨大转子、膝关节内侧至耻骨联合下缘做滚法3～5分钟。

3. 拿捏下肢

双手从下往上沿下肢前、外、内侧拿捏肌肉,反复3～5分钟。

4. 推擦下肢

手掌从上往下沿下肢前、外、内侧推擦至踝关节,反复3～5分钟。

5. 叩击下肢

空掌或空拳从上往下叩打下肢前、外、内侧,遇脂肪堆积部位适当加力,反复3～5分钟。

6. 搓下肢

双掌相对于大腿根部,由上往下施以搓法,双侧各操作3～5次。

7. 转摇髋关节

施术者一手托住受术者足跟,另一手握足掌,先使受术者屈髋屈膝,之后顺、逆时针环转摇髋关节双侧各操作3～5次。

8. 按揉穴位,结束操作

按揉环跳、血海、梁丘、膝眼、足三里、三阴交、委中、承山、照海、昆仑、涌泉等穴位,每穴按揉5～8次。

（三）适应证及禁忌证

适应证	慢性膝关节炎,慢性肌肉损伤,下肢脂肪堆积及保健美容等
禁忌证	严重骨质疏松,慢性病急性发作期,局部有皮肤破损或皮肤病的患者

单元实训与讨论

1. 实训:完成头面、肩颈部、躯干四肢部的美容保健推拿手法操作,并准确点出这些部位常用的美容腧穴。

2. 讨论:如何根据顾客的不同需求,进行对应的美容保健按摩,并如何在操作过程中,进行沟通和说明?

学习总结与反馈

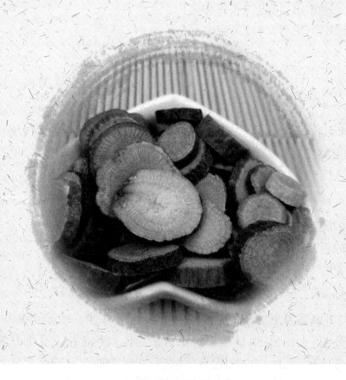

模块三

中医药物美容术

模块内容

单元六　中药美容(附:代表性美容药物)

单元七　方剂美容(附:代表性美容方剂)

学习时间

12课时。

学习内容

中药的基础知识及分类;代表性美容中药的功效、临床应用及用量用法;方剂的基础知识及分类;代表性美容方剂的组成、用法、功效及主治等。

学习目标

1. 掌握中药的性能、配伍、分类等知识。

2. 熟悉常用的美容中药,了解它们的美容功效。

3. 掌握方剂的组方原则、运用变化、分类等知识。

4. 熟悉常用美容方剂,了解它们的美容功效。

课程思政目标

在了解中药与方剂美容历史与相关知识的基础上,使学生认识到中药与方剂在中医药文化中的重要地位与巨大价值,引导他们对中医药为代表的传统文化的认同感与自豪感,巩固专业思想,坚定专业信念,树立文化自信意识;在对中药与方剂基本知识的学习中,通过对"神农尝百草"、历代本草学著作如《新修本草》《本草纲目》的划时代意义等,引发学生学习古代中医药学家救死扶伤、尊重生命的价值导向;通过对中药与方剂现代化研究的介绍,引导学生实事求是、发扬继承、崇尚研究的科学态度;通过对中药药材选材、炮制和方剂剂型的介绍,使学生建立中医药天然、绿色无污染的环境保护意识和严谨审慎、精益求精的实践态度。

学习方式

由教师引导学生学习中药与方剂美容术的学习内容,在教师的指导下,学生通过自主学习和面授教学、实训练习等,达到学习目标。

学习情境

多媒体教室或专业实训室,有网络环境。

学习准备

首次课程设置学习小组,每组4~6人,便于集中授课和分组讨论。

学习效果评价表

对完成中医药物美容术应具备的职业素养、知识技能学习效果及课程思政目标实现效果的综合评价。

课程过程性评价表

姓名：_____ 班级：_____ 课程：_____ 任务：_____

评价指标	评价内容	学生自评20%	小组互评20%	教师评价60%	合计	备注
职业素养40分	1. 遵守学习与劳动纪律,不旷课迟到早退(5分),违规一次扣0.5分,扣完为止。					
	2. 遵守实习实训的规章制度(5分),违规一次扣0.5分,扣完为止。					
	3. 团队合作精神(10分) (1) 团队成员相互信任、互帮互助、协作配合,具有集体荣誉感(10分) (2) 在老师的帮助下能与团队协作(5分) (3) 不能与团队合作(0分)					
	4. 沟通能力(5分) (1) 能很好地与人沟通交流、语言表达准确、思路清晰(5分) (2) 在老师的指导下能较好的沟通(3分) (3) 沟通交流的主动性和效果都不佳(1分)					
	5. 认真、细致和严谨的工作态度(5分) (1) 积极主动地获取知识、认真严谨(5分) (2) 学习的积极性不太高,被动学习(2分)					
	6. 能够认真根据对应的项目任务和问题,所有设计过程步骤规范合理。无一违反得5分,违反一项扣1分,扣完为止					
	7. 具有创新以及反思意识(5分) (1) 学习活动中具有创新意识,能积极反思可以改进的地方,总结经验教训(5分) (2) 学习活动中创新意识不足,反思不积极,经验教训总结不够到位(3分) (3) 完成任务后不主动总结经验(0分)					
知识技能60分	任务:完成项目或任务的设计方案(60分) 1. 完成项目或任务的设计方案制订(15分) 2. 完成项目或任务设计方案的实施(20分) 3. 填写项目或任务完整、合理(5分) 4. 能理论联系实际,解决问题(10分) 5. 资料收集、整理、分析真实有效(5分) 6. 组织与分工合理性(5分)					
附加分数0～10分	在项目的设计与实施中,能够将知识与技能与本专业或本课程相关的技能竞赛、职业资格证书或"1+X"证书、创新创业大赛、"互联网+"大赛、挑战杯大赛等活动结合,或在专利申报、论文撰写与发表、技术开发与应用方面有关联、有发展、有推动、有成果的个人与团队成员,视具体情况加分,最高不超过10分					
总分						
评语						

注:可在具体填写时,根据课程与项目内容进行调整与修改栏目与内容。

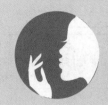

单元六 中药美容

（附：代表性美容药物）

学习要点

中药的性能、配伍、分类及常用的美容中药。

学习难点

代表性美容中药的功效，同类中药的异同点。

学习内容

中药主要来源于天然的植物、动物和矿物等，是我国传统药物的总称，是几千年来我国人民在与疾病斗争中所积累的宝贵财富。正因为中药绝大部分为天然药材，故中药的产地和采集颇为讲究。比如各种植物在其生长发育的各个时期，根、茎、叶、花、实各部分所含有效成分各不相同，药性也就不同，因而中药的采集应该在有效成分最多的时节进行，有"当季是药，过季是草"之说。此外，我国幅员辽阔，自然地理状况十分复杂，水土、气候、日照、生物分布等生态环境差异很大，因而各种药材的生产，无论产量和质量，都有一定的差异，故有"道地药材"之称，如吉林的人参、山东的阿胶、宁夏的枸杞等。

一、中药的炮制

中药的炮制是根据中医理论，按照医疗、调剂、制剂、贮藏等需要，对药材进行各种加工处理的一项传统制药技术。由于中药材大多是生药，炮制是药物在应用前必要的加工过程，包括对原药材进行一般修治整理（也称"修治"）和某些特殊处理（亦称"炮炙"）。炮制的方法甚多，大致可分为5类，即修制、水制、火制、水火共制及其他制法。

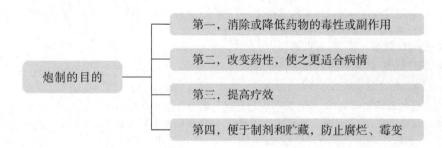

炮制方法	
修制	对药材进行清除杂质、切制、粉碎等处理
水制	用水或其他液体辅料处理药材，以清洁、软化、调整药物
火制	利用火对药材进行炒、炙、煅、煨等处理，以便于加工或缓和、改变药性

续表

炮制方法	
水火共制	利用水火对药材进行蒸、煮、淬、燀等处理,以降低药性或增强药效、改变性能、便于加工等
其他	包括发酵、发芽、制霜等,以改变药性,增加新的疗效,减少毒、副作用等

二、中药的性能

(一)四气五味

1."四气"

"四气"也称"四性",是指药物的寒、热、温、凉四种属性。寒凉药有清热作用,温热药有祛寒作用,故临床用药原则是热证用寒凉药,寒证用温热药,如《素问·至真要大论》云:"寒者热之,热者寒之。"除寒、热、温、凉四性外,还有一类寒热之性不太明显的药物,称为"平性"药。"平性"药常用于寒热不明显之证。

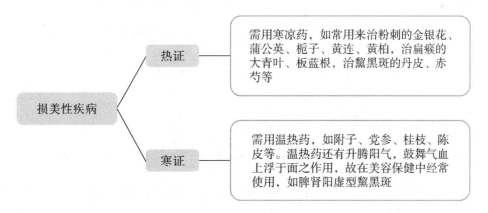

2."五味"

"五味"是指辛、甘、酸、苦、咸五种味道。不同的味有各自的作用特点,《素问·脏气法时论》概括为"辛散、酸收、甘缓、苦坚、咸软"。除上述五味外,还有淡味和涩味。淡味有渗湿、利尿作用。在美容临床常用以治疗肥胖症、湿热性或寒湿性疮疡以及水湿内停导致的损美性问题,如茯苓、猪苓、薏苡仁、滑石等。涩味与酸味作用相似。当然,同一种药物可以兼有几种味,反映了药味的复杂性。

五味	特点	应用
辛味	能散、能行	适用于邪袭肌表及气血阻滞之证,许多损美性问题或缺陷恰都发生在肌表,或其病机与气血阻滞有关,因此辛味药无论在美容治疗或美容保健中,出现频率较高。如防风、白芷等
酸味	能收、能涩	这类药在美容临床常用来收湿敛疮,治疗皮肤湿疮、烧烫伤及疮疡溃后久不收口。如五倍子、龙骨、牡蛎、赤石脂、乌贼骨等
甘味	能补、能缓	这类药多质润,善补气养血,滋阴润燥,用之可强身健体、延年驻颜,不仅使人老而不衰,精力充沛,而且可保持人的肌肤红润光泽、富有弹性,如熟地、何首乌等

续表

五味	特点	应用
苦味	能泄、能燥	这类药在美容治疗中较多用,如通泄热结治便秘的大黄,清泄火热治各种疮疡的黄芩、黄连。苦味药的燥湿作用在美容中亦不可轻视,如常用于治疗湿热蕴结型粉刺的苍术、黄连、黄柏、栀子、龙胆草等,均为苦味药
咸味	能软、能散	这类药在美容临床常用于治疗肿块(如结节、囊肿型粉刺),如海藻、昆布等

3. 归经

归经是指药物主要对某经(脏腑及其经络)或某几经发生明显的作用,而对其他经则作用较小,或没有作用,体现了药物对机体作用的选择性。美容中药以归肝、肺、脾、胃、大肠经为多,其次为归心、肾经。

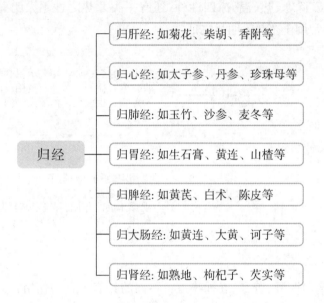

4. 升降浮沉

升降浮沉是指药物所具有的向上、向外或向下、向内的作用趋向。

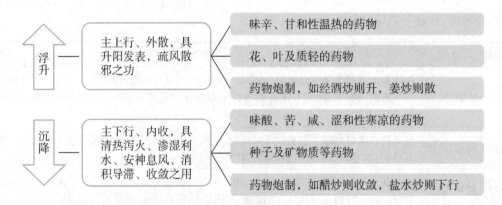

在美容临床中,头面部的治疗或保健,常选用具轻扬上浮性能的中药,如荆芥、防风、藁本、白芷、升麻、薄荷、菊花等,或在方剂中配伍此类药以引药上行。但当损美性疾病具火

热、湿停、积滞等临床特征时,则又常选具沉降之性的中药,如选黄连清心胃之火,赤小豆利水等。

5. 有毒与无毒

毒性即偏性,治疗上的以毒攻毒,实即以偏纠偏,这是中医治病的基本原理。要注意的是如果标明"大毒""小毒",这类药则是真正的具有毒性的药物。在中医美容治疗外用药中常选用这类药,以解疮毒、杀虫、去腐生新等,如硫黄、雄黄、升药、大枫子、斑蝥等。

三、中药的应用

(一)用量

中药的用量是指每一味药对成人每日的用量,习称剂量,本书每味药物下所标明的用量,除特殊者外,都是指干燥后的生药在汤剂中的成人一日内服量,常用剂量多为 3～12 g(药性剧烈或有剧毒药物不在此列)。也有用量特别小或大者,使用时应予注意。药物在临床具体用量的多少与药物的性质、配伍、剂型的不同和病人的病情、体质、年龄以及地方区域等有关。

(1)药物性质与用量的关系:凡有峻烈毒性的药物,用量宜小。花、叶类质轻药物用量宜轻,而金石、贝壳类质重的药物用量宜大。

(2)配伍、剂型与用量的关系:一味药单用,用量宜大;复方配伍,用量宜小。在一张方中,主药用量应较大。入汤剂的用量较入丸、散剂的为大。

(3)疾病与药物用量的关系:病轻药物用量宜小,病重则用量应适当增加。有些药物随着用量的改变,其作用亦改变,如红花,小剂量则养血,大剂量则可破血。

(4)体质、年龄与药物用量的关系:对年老体弱者,峻烈易伤正气的药物用量应适当降低。小儿在 5 岁以下者,剂量通常用成人的 1/4;5 岁以上者,为成人的 1/2。

(5)地理气候环境与药物用量的关系:大辛大热药如麻黄、桂枝、附子、肉桂、干姜等,在北方寒冷地区或寒冷季节较南方温热地区或温热季节的用量为大。

(二)煎服法

为了充分发挥药效,必须注意中药的煎煮法和服药法。

(1)煎药法:煎药的器皿以砂锅、瓦罐为好,忌用铁器。先将药物用冷水浸过药面,浸泡30 分钟后再行煎煮。煎药有文、武火之分,补益药一般宜文火久煎,使药效尽出;解表药、清热药宜武火急煎,以免有效成分挥发、药效降低。

多数药物可同时煎,但有些药物的煎煮有特殊的要求:

① 先煎:一般是甲壳、矿石类药物,如龟板、磁石、龙骨等;附子、乌头等有毒药物也必须先煎 1 小时左右,以消除其毒性。

② 后下:一般是含挥发性成分的药物,如薄荷、木香等,应在一般药物即将煎好时加入,再煎沸 5～10 分钟即可;某些受热后其有效成分容易破坏的药物如大黄等,也要后下。

③ 包煎:粉末状、细小的种子及有茸毛的药物,如赤石脂、车前子、辛夷、旋覆花等,都要用纱布包好再放入砂锅内煎煮。

④ 另煎或另炖:一般是名贵药,如羚羊角、人参等要切成小薄片另煎或隔水炖 2～3 小时。

⑤ 烊化:胶质、黏性大而易溶的药物如阿胶、龟胶等,应在其他药物煎好后,将其置于去渣的药液中微煮搅拌,使之溶化。

(2)服药法:汤剂通常每日1剂,分2次服。急病重病可1天服2剂,或4小时1次,持续给药。服药时间一般在食前1~2小时,对胃肠有刺激的药物则在饭后1~2小时服。安神药宜在睡前服,驱虫药宜空腹服。某些丸、散、膏、丹、酒、露有特殊服法者,应按说明书规定的方法服用。

此外,尚要注意饮食宜忌。一般在服药期间忌生冷、黏腻、不易消化及某些刺激性食物。通常热性病忌食辛辣、油腻食物,寒性病忌食生冷食物,痈肿疮疡及皮肤病忌鱼、虾、蟹等腥味及刺激性食物。

四、常用美容中药

(一)祛风药

凡具发散风邪或平肝息风作用的药物,称为祛风药。风有外风、内风之别。外风侵袭人体,常见有表证,如恶寒、发热、头身痛、脉浮等,或皮肤出现丘疹、瘙痒、黑斑、白斑。内风常因肝阳上亢、热极生风、阴虚风动、血虚生风,临床常表现为头目眩晕、目赤耳鸣、筋肉抽搐。

祛除外风药味多辛,具发散之性,能使肌表之邪外散,如防风、白芷、藁本等。因"风为百病之长",常兼夹寒、热等邪气侵袭人体,故临床选用祛风药时,须分清风寒、风热的不同而选用不同的药物,发散风热选辛凉药,如薄荷、菊花;发散风寒选辛温药,如防风、白芷等。

平息内风药或具潜镇之性,以平降肝阳;或具镇静止痉之功,以止筋惕肉瞤。由于导致肝阳上亢或肝风内动的原因不同,因此要配伍其他相关药,如"热极生风"者,要配清热泄火药;"水不涵木"者,要配伍滋补肝肾药;血虚生风者,则要配伍补血药。

1. 防风

【来源】伞形科多年生草本植物防风[*Saposhnikovia divaricata*(Turcz.)Schischk.]的干燥根。

【性味归经】辛、甘,温。归膀胱、肝、脾经。

【美容功效】祛风,止痛,止痒,解痉,增白。

【临床应用】风疹,皮肤瘙痒,疥癣,扁瘊,黧黑斑,雀斑,酒渣鼻,白癜风,面瘫。

【用量用法】3~10 g,入煎剂、酒剂或丸、散。外用研末涂敷。

【注意事项】血虚发痉及阴虚火旺者忌用。

2. 白芷

【来源】伞形科多年生草本植物白芷[*Angelica dahurica*(Fisch. ex Hoffm.)Benth. et Hook. f.]或杭白芷[*Angelica dahurica*(Fisch. ex Hoffm.)Benth. et Hook. f. *var. formosana*(Boiss.)Shan et Yuan]的干燥根。

【性味归经】辛、温。归肺、胃、大肠经。

【美容功效】祛风除湿,消肿排脓,止痛止痒。生肌润泽,去斑,洁齿香口,洁发泽发。

【临床应用】皮肤疮痈肿痛,风湿瘙痒,疥癣,黧黑斑,粉刺,白癜风,湿疮,面瘫,面容憔悴,牙痛黄黑,口臭体臭。

【用量用法】内服:3~10 g,煎服或入丸、散。外用研末撒或调敷。

【注意事项】阴虚血热者忌服。所含线性呋喃香豆素具有光敏作用,外用宜慎重。个别患者接触本品可引起皮肤过敏反应。

3．藁本

【来源】伞形科多年生草本植物藁本[*Ligusticum sinens* Oliv.]或辽藁本[*Ligusticum jeholense* Nakai et Kitag.]的干燥根茎及根。

【性味归经】辛,温。归膀胱经。

【美容功效】祛风,散寒,除湿,止痛。润肤悦颜,除黑增白。

【用量用法】内服:2~10 g,煎汤。外用酌量,煎水洗,或研末调涂。

【临床应用】粉刺,酒渣鼻,黧黑斑,疥癣,牙齿黄黑,口臭。

【注意事项】本品辛温性燥,阴虚、血虚者忌用。

4．薄荷

【来源】唇形科多年生草本植物薄荷[*Mentha haplocalyx* Briq.]的干燥茎叶。

【性味归经】辛,凉。归肺、肝经。

【美容功效】疏散风热,清利头目,洁齿利咽,透疹。

【临床应用】风疹瘙痒,瘾疹,漆疮,疥疮,粉刺,黧黑斑,口臭,口疮。

【用量用法】内服:2~10 g,煎汤,或入丸、散。外用捣汁或煎汁涂。

【注意事项】本品不宜久煎,因其性辛散,表虚自汗、阴虚血燥、肝阳偏者慎用。

5．桑叶

【来源】桑科落叶小乔木植物桑[*Morus alba* L.]的干燥叶。

【性味归经】甘、苦,寒。归肺、肝经。

【美容功效】疏风,清热,润燥,生发乌发,清肝明目。

【临床应用】瘾疹,疮疡,粉刺,黧黑斑,扁瘊,发白,脱发。

【用量用法】内服:5~10 g,煎汤,或入丸、散。外用煎水洗或捣敷。

6．菊花

【来源】菊科多年生草本植物菊[*Chrysanthemum morifolium* Ramat.]的头状花序。

【性味归经】甘、微苦,凉。归肝、肺经。

【美容功效】驻颜悦色,长发黑发,清肝明目,疏风清热解毒。

【临床应用】年老颜衰,肌肤不泽,须发早白,头风白屑,头目昏花,粉刺,黧黑斑,皮肤瘙痒,疔疮肿痛。

【用量用法】内服:10~15 g,煎汤,泡茶,或入丸、散。外用酌量,煎汤沐发。

【注意事项】疏散风热多用黄菊,清肝明目多用白菊。

7．刺蒺藜

【来源】蒺藜科多年生草本植物蒺藜[*Tribulus terrestris* L.]的干燥成熟果实。

【性味归经】苦、辛,平。归肝经。

【美容功效】平肝疏肝,祛风明目,止痒,固齿。

【临床应用】风疹瘙痒,慢性瘾疹,牛皮癣,慢性湿疮,热疮,蛇串疮,疣,黧黑野黯,瘢痕,酒渣鼻,白癜风,牙齿松动。

【用量用法】内服:6～12 g,煎汤,或入丸、散。外用捣敷或研末撒。

【注意事项】血虚气弱及孕妇慎服。

8. 僵蚕

【来源】蚕蛾科昆虫家蚕[*Bombyx mori* Linnaeuy]的幼虫在未吐丝前因感染(或人工接种)白僵菌[*Beauveria bassiana*(Bals). Vaillant]而发病致死的干燥虫体。

【性味归经】咸、辛,平。归肝、肺经。

【美容功效】祛风止痒,止痛,祛䵟增白,灭瘢痕,解毒散结,化痰软坚。息风止痉。

【临床应用】风疹瘙痒,面䵟瘢痕,白癜风,疔肿丹毒,硬皮病,高脂血症,面瘫。

【用量用法】内服:煎汤 3～10 g,散剂 1～1.5 g,一般多炙用,疏散风热宜生用。外用研末撒或调敷。

【注意事项】血虚无风者慎服。

9. 牡蛎

【来源】牡蛎科动物长牡蛎[*Ostrea gigas* Thunberg]、大连湾牡蛎[*Ostrea talienwhanensis* Crosse]或近江牡蛎[*Ostrea rivularis* Gould]的贝壳。

【性味归经】咸,微寒。归肝、胆、肾经。

【美容功效】重镇安神,平肝潜阳,软坚散结,收敛固涩。去黑干泽面。

【临床应用】瘰疬痰核,癥瘕痞块,湿疮痒疹、接触性皮炎、面游风、趾间足癣,扁瘊,惊悸失眠,眩晕耳聋,自汗盗汗,遗精崩带。

【用量用法】内服:9～30 g,先煎;或入丸、散。外用:酌量,研末干撒;调敷或作扑粉。除收敛固涩系煅用外,均生用。

【注意事项】体虚多寒者忌服。本品多服久服,易引起便秘和消化不良。

10. 珍珠

【来源】珍珠贝科动物马氏珍珠贝[*Pteria martensii*(Dunker)]、蚌科动物三角帆蚌[*Hyriopsis cumingii*(Lea)]或褶纹冠蚌[*Cristaria plicata*(Leach)]等双壳类动物受刺激形成的珍珠。

【性味归经】甘、咸,寒。归心、肝经。

【美容功效】镇心安神,息风定惊,明目消翳,解毒敛疮。延衰驻颜,润肤白面,洁齿白牙。

【临床应用】惊悸失眠,目赤肿痛,或生翳障。疮疡久不愈合,早衰,肌肤不泽,面生䵟黯,粉刺,牙齿黄黑。

【用量用法】研末吞服 0.3～1.5 g,或入丸、散;外用:研末干撒,或入膏霜,或点眼、吹喉。

【注意事项】疮疡内毒不尽者不宜用。

(二)祛湿药

凡具利水渗湿或健脾化湿作用的药物,称为祛湿药。

湿邪为患,可导致多种损美性疾病,如湿疮、肥胖症、粉刺、睑䵟、发蛀脱发等。祛湿药大多性味甘淡,能利小便,使体内蓄积的水湿从小便排出;一部分祛湿药辛香温燥,能疏畅气机,宣化湿浊,健脾助运。祛湿药易伤阴液,故内服时阴虚者应慎用。

1. 茯苓

【来源】多孔菌科真菌茯苓[Poriacocos (Schw.)Wolf]的干燥菌核。

【性味归经】甘、淡,平。归心、脾、肾经。

【美容功效】利水渗湿,健脾安神。驻颜泽面,去䵟增白。

【临床应用】面色萎黄,粉刺,油风,发蛀脱发,䵟黑䵢䵷,湿疮,瘾疹,牛皮癣,下肢溃疡,女阴溃疡,肥胖症。

【用量用法】内服:10～15 g,或入丸、散。

【注意事项】虚寒精滑或气虚下陷者忌服。

2. 薏苡仁

【来源】禾本科一年或多年生草本植物薏苡[Coix lacryma-jobi L. var. ma-yuen (Roman.)Stapf]的干燥种仁。

【性味归经】甘、淡,微寒。归脾、胃、肺经。

【美容功效】健脾渗湿,清热排脓,防晒增白。

【临床应用】粉刺,疣,䵟黑斑,瘾疹,鹅掌风;高脂血症。

【用量用法】内服:10～30 g,煎汤,健脾炒用,余皆生用,或入丸、散,或作羹,或与粳米煮粥食用。

【注意事项】脾约便难及孕妇慎用。

3. 车前子

【来源】车前科多年生草本植物车前[Plantago asiatica L.]或平车前[Plantago depressa Willd.]的干燥成熟种子。

【性味归经】甘,寒。归肾、膀胱、肝、肺经。

【美容功效】清热利尿,清肝明目,清肺化痰。

【临床应用】湿疮,面游风,发蛀脱发,丘疹性瘾疹,目昏暗。

【用量用法】内服:5～10 g,纱布包煎;或入丸、散。外用:煎水洗或研末调敷。

4. 地肤子

【来源】藜科一年生草本植物地肤[Kochia scoparia (L.)Schrad.]的干燥成熟果实。

【性味归经】苦,寒。归膀胱、肾经。

【美容功效】清热利尿,除湿止痒。

【临床应用】湿疹,湿疮,疥癣,疮毒,皮肤瘙痒,瘾疹,牛皮癣,疣,手足癣。

【用量用法】内服:10～15 g,煎汤,或入丸、散。外用:煎水洗。

【注意事项】恶螵蛸。

5. 白鲜皮

【来源】芸香科多年生草本植物白鲜[Dictamnus dasycarpus Turcz.]的干燥根皮。

【性味归经】苦,寒。归脾、胃经。

【美容功效】清热解毒,燥湿止痒。

【临床应用】湿热疮疹,多脓或黄水淋漓,肌肤湿烂,皮肤瘙痒,扁瘊,黧黑斑,瘾疹,牛皮癣,面黑不净。

【用量用法】内服:6～10 g,煎汤。外用:煎水洗或研末捣敷。

6. 茵陈蒿

【来源】菊科多年生草本植物茵陈蒿[*Artemisia capillaris* Thunb.]或滨蒿[*Artemisia scoparia* Waldst. et Kit.]的去根幼苗或地上部分。

【性味归经】微苦,微寒。归脾、胃、肝、胆经。

【美容功效】清利湿热,退黄疸。

【临床应用】湿疮瘙痒,瘾疹,癣,酒渣鼻,粉刺,面黄,面游风,发蛀脱发,接触性皮炎,过敏性皮炎,高脂血症。

【用量用法】内服:10～30 g,煎汤。外用:煎水洗。

7. 苍术

【来源】菊科多年生草本植物茅苍术[*Atractylodes lancea*（Thunb.）DC.]或北苍术[*Atractylodes chinensis*（DC.）Koidz.]的干燥根茎。

【性味归经】辛、苦,温。归脾、胃、肝经。

【美容功效】燥湿健脾,祛风湿。驻颜明目,乌须黑发,固齿。

【临床应用】湿疮,面游风,白疕,牛皮癣,白癜风,夜盲。

【用量用法】内服:5～10 g,煎汤,熬膏或入丸、散。

8. 泽泻

【来源】泽泻科多年生沼泽植物泽泻[*Alisma orientalis*（Sam.）Juzep]的干燥块茎。

【性味归经】甘、淡,寒。归肾、膀胱经。

【美容功效】利小便,清湿热,驻颜泽面。

【临床应用】湿疮,疱疹样皮炎,皮肤瘙痒症,高脂血症。

【用量用法】内服:6～9 g,煎汤。外用:酌量。

【注意事项】肾虚者禁服。个别患者使用或接触泽泻可引起过敏反应。

（三）清热药

凡具有清泄里热作用的药物,称为清热药。

清热药性寒凉,具有清热泻火、解毒、燥湿、清虚热等功效,在中医美容临床主要用于痈肿疮毒以及湿热内蕴、阴虚内热等所呈现的各种里热证候。清热药各有所长,有的以泻火为主,常用于气分实热证;有的以解毒为主,常用于痈肿疮毒;有的以燥湿为主,常用于湿热内蕴之证;有的以清虚热为主,常用于阴虚内热之证。

清热药性多寒凉,易伤脾胃,对脾胃虚弱患者宜适当辅以健脾胃的药物。此外,当遵循"中病即止"的原则,以免过剂伤正。

1. 金银花

【来源】忍冬科半常绿缠绕灌木植物忍冬[*Lonicera japonica* Thunb.]、红腺忍冬[*Lonicera Hypoglauca* Miq.]、山银花[*Lonicera confusa* DC.]或毛花柱忍冬[*Lonicera dasystyla* Rehd.]的干燥花蕾或带初开的花。

【性味归经】甘,寒。归肺、心、胃经。

【美容功效】清热解毒,疏散风热。

【临床应用】疮痈疖肿,乳头皲裂,粉刺,瘾疹,湿疮,皮炎,白疕,足癣,蛇串疮;高脂血症。

【用量用法】内服:10~15 g,煎汤。外用:研末调敷。

2. 连翘

【来源】木犀科落叶小灌木植物连翘[*Forsythia suspensa*(Thunb.)Vahl]的干燥果实。

【性味归经】苦,微寒。归心、肺、胆、小肠经。

【美容功效】清热解毒,消肿散结。

【临床应用】疮毒痈肿,瘰疬结核,粉刺,白疕。

【用量用法】内服:5~15 g,煎汤,或入丸、散。外用:煎水洗。

3. 蒲公英

【来源】菊科多年生草本植物蒲公英[*Taraxacum mongolicum* Hand.-Mazz.]、碱地蒲公英[*Taraxacum sinicum* Kitag.]或同属数种植物的干燥全草。

【性味归经】苦、甘,寒。归肝、胃经。

【美容功效】清热解毒,消肿散结。乌须黑发。

【临床应用】热毒痈肿,疮疡内痈,粉刺,冻伤,疣,目赤肿痛;须发早白。

【用量用法】内服:10~30 g,煎汤,鲜品捣汁,或入散剂。外用:捣敷。

4. 马齿苋

【来源】马齿科一年生肉质草本植物马齿苋[*Portulaca oleracea* L.]的干燥全草。

【性味归经】酸,寒。归肝、大肠经。

【美容功效】清热解毒,凉血消痈。

【临床应用】痈肿疔疮,扁瘊,粉刺,黧黑斑,瘾疹,白癜风,白疕,湿疮,丹毒,体气;皮肤化脓性疾病和感染。

【用量用法】内服:9~15 g,煎汤,鲜品 30~60 g。外用:捣敷,或煎水洗,或烧存性研末调敷。

5. 苦参

【来源】豆科亚灌木植物苦参[*Sophora flavescens* Ait.]的干燥根。

【性味归经】苦,寒。归心、肝、肾、大肠经。

【美容功效】清热燥湿,利水,杀虫,止痒。

【临床应用】皮肤瘙痒,湿疮,㾦㿔,白癜风、酒渣鼻、白疕,瘾疹,牛皮癣,扁瘊,疥癣麻风,齿龈黑臭。

【用量用法】内服:3~10 g,煎汤,或入丸、散。外用:煎水洗。

【注意事项】脾胃虚寒者忌用。反藜芦。

6. 栀子

【来源】茜草科常绿灌木植物栀子[*Gardenia jasminoides* Ellis]的干燥成熟果实。

【性味归经】苦,寒。归心、肝、胆、肺、胃、膀胱经。

【美容功效】泻火除烦,清热利湿,凉血解毒,消肿止痛。

【临床应用】疮疡肿痛,粉刺,酒渣鼻。热病心烦,目赤,口疮,口臭,外伤扭挫伤痛。

【用量用法】内服:3~10 g,煎汤,或入丸、散。外用:研末调敷。

【注意事项】本品滑肠,脾虚便溏者忌用。

7. 黄芩

【来源】唇形科多年生草本植物黄芩[*Scutellaria baicalensis* Georgi]的干燥根。

【性味归经】苦,寒。归肺、心、肝、胆、大肠经。

【美容功效】清热泻火,燥湿解毒,止血安胎。

【临床应用】痈肿疮毒,瘰疬,粉刺,酒渣鼻,白疕,脱发。

【用量用法】内服:3~10 g,煎汤,或入丸散,一般生用,清上焦热酒炒用,止血炒炭或生用。外用:煎水洗或研末撒。

【注意事项】本品苦寒伐气,脾胃虚寒,食少便溏者忌用。

8. 黄连

【来源】毛茛科多年生草本植物黄连[*Coptis chinensis* Franch.]、三角叶黄连[*Coptis deltoidea* C. Y. Cheng et Hsiao]或云连[*Copitis teeta* Wall.]的干燥根茎。

【性味归经】苦,寒。归心、脾、胃、肝、胆、大肠经。

【美容功效】清热泻火,燥湿解毒。

【临床应用】痈肿疮毒,粉刺,湿疮,烫伤,毛囊炎,牛皮癣,丹毒,耳目肿痛,口疮牙痛。

【用量用法】内服:2~10 g,煎汤,或入丸、散。外用研末调敷,煎水洗或浸汁点眼。

【注意事项】本品大苦大寒,过量或久服,易致败胃。

9. 黄柏

【来源】芸香科落叶乔木植物黄皮树[*Phellodendron chinense* Schneid.]或黄檗[*Phellodendron amurense* Rupr.]的干燥树皮。

【性味归经】苦,寒。归肾、膀胱、大肠经。

【美容功效】清热泻火,燥湿解毒,退虚热。

【临床应用】疮疡肿毒,湿疮瘙痒,粉刺,酒渣鼻。阴虚发热,目赤肿痛,口疮。

【用量用法】内服:煎汤 3~10 g,或入丸、散;外用:研末调敷或煎水浸渍。

【注意事项】脾胃虚寒者忌用。外用易致皮肤黄染,美容临床应用要慎重。

10. 大黄

【来源】蓼科多年生草本植物掌叶大黄[*Rheum palmatum* L.]、唐古特大黄[*Rheum tanguticum* Maxim. ex Balf.]或药用大黄[*Rheum of ficinale* Baill.]的干燥根和根茎。

【性味归经】苦,寒。归脾、胃、大肠、肝、心经。

【美容功效】泻下攻积,清热泻火,凉血解毒,活血祛瘀。降脂减肥。

【临床应用】热毒痈肿,疮疡,丹毒,粉刺,酒渣鼻,面游风,湿疮,蛇串疮,白疕,鹅掌风,脚湿气,水火烫伤,冻伤,跌打损伤;肥胖症。

【用量用法】内服:3~12 g,煎汤,或入丸散。生大黄泻下力较强,欲攻下者宜生用,入汤剂应后下,或用开水泡服,不宜久煎;制大黄活血作用好,宜于瘀血证及不宜急下者;大黄炭多用于出血证。外用:研末,水或醋调敷。

【注意事项】妇女月经期、怀孕、哺乳期及体弱者应慎用或忌用。

11. 芦荟

【来源】百合科多年生常绿肉质植物库拉索芦荟[*Aloe barbadensis* Miller]、好望角芦荟[*Aloe ferox* Miller]或其他同属近缘植物的叶汁浓缩干燥物。

【性味归经】苦,寒。归肝、胃、大肠经。

【美容功效】泻下,清肝火,杀虫,收湿敛疮。润肤,润发。

【临床应用】习惯性便秘及热结便秘;肝火头痛,目赤。粉刺,癣疮,皮肤皲裂。

【用量用法】内服:2～5 g,只入丸剂,不入汤剂。外用:研敷患处,调涂。

【注意事项】脾胃虚寒者及孕妇忌服;禁空腹服;少数人外用有过敏现象,尤其是鲜汁易致敏。

12. 白蔹

【来源】葡萄科植物白蔹[*Ampelopsis japonica*(Thunb.)Makino]的干燥块根。

【性味归经】苦,微寒。归心、胃经。

【美容功效】清热解毒,消痈散结,生肌止痛。润肤泽面,祛黯增白。

【临床应用】疮痈肿毒,水火烫伤,跌打损伤,瘰疬,粉刺,酒渣鼻,黯黵。

【用量用法】内服:5～10 g,煎汤;外用:研末撒或调涂。

【注意事项】反乌头。

(四) 理气药

凡具有调理气机,使气行通畅的药物,称为理气药。

在中医美容临床,气机不畅主要与肝、脾、胃、肺等脏腑功能失调有关。如肝失疏泄,导致气滞血瘀,发生鼾黑斑、睑黡等诸多病证;脾胃气机升降失司,水液失运,聚湿成痰为饮,导致浮肿虚胖、胞睑如球、粉刺等;肺失宣降,病及大肠,发生便秘,可诱发或加重一系列损美性疾病或美容缺陷。

理气药大多气香性温,其味辛、苦,具疏肝解郁、破气散结或理气健脾、行气止痛、顺气降逆等功效。临床常根据病情,配用柔肝健脾、消食导滞、润肠通便等药物。

1. 柴胡

【来源】伞形科多年生草本植物柴胡[*Bupleurum chinense* DC.]和狭叶柴胡[*Bupleurum Scorzonerifolium* Willd.]的干燥根或全草。

【性味归经】苦,微寒。归肝、胆经。

【美容功效】解表退热,疏肝解郁,升阳。

【临床应用】鼾黑斑,扁瘊,疮疡,瘰疬,乳痈。

【用量用法】内服:3～10 g,或入丸、散。

【注意事项】本品之性升散,故气逆或阴虚阳亢者忌用。

2. 香附

【来源】莎草科多年生草本植物莎草[*Cyperus rotundus* L.]的干燥根茎。

【性味归经】辛、微苦、微甘,平。归肝、脾、三焦经。

【美容功效】疏肝理气,调经止痛。驻颜悦色,祛黡白面,洁牙固齿,香口除臭。

【临床应用】黧黑斑,扁瘊,疣目,牙齿黄黑、动摇,牙宣,口臭。

【用量用法】内服:6～9 g,煎汤,或入丸、散。外用:研末撒,调敷或作饼热敷、熨。

3. 郁金

【来源】姜科多年生草本植物温郁金[*Curcuma wenyujin* Y. H. Chen et C. Ling]、姜黄[*Curcuma louga* L.]、广西莪术[*Curcuma kwangsiensis* S. G. Lee et C. F. Liang]或蓬莪术[*Curcuma phaeocaulis* Val.]的干燥块根。

【性味归经】辛、苦,寒。归肝、胆、心、肺经。

【美容功效】行气活血,凉血清心,利胆退黄。

【临床应用】白疕,痒疮肿痛。

【用量用法】内服:6～12 g,磨汁或入丸、散。

【注意事项】畏丁香;孕妇慎用。

4. 陈皮

【来源】芸香科常绿小乔木植物橘[*Citrus reticulata* Blanco]及其栽培变种的干燥成熟果皮。

【性味归经】辛、苦,温。归脾、胃、肺经。

【美容功效】行气健脾,和胃止呕,燥湿化痰。

【临床应用】疮痈肿痛,蛇串疮,湿疮,牛皮癣,皮肤瘙痒症,白疕。

【用量用法】内服:3～10 g,煎汤,或入丸、散。外用:鲜品捣烂装瓶液化后,蘸涂。

(五)理血药

凡具有养血、活血、凉血作用的药物,称为理血药。

养血药以补血为主,常用于美容保健,如血虚引起的早衰、脱发、面色萎黄、苍白等;或用于血虚所致的损美性疾患。由于血属阴,血虚与阴虚关系密切,故补血药常配补阴药同用;又因为"气能生血",故又常配伍补气药同用。

活血药以通利血脉,促进血循,消散瘀血为主,具行血、散瘀、通经、消肿、止痛之功,美容治疗和美容保健均常用。由于引起瘀血的原因很多,故治疗时常选配其他药物,如气滞血瘀者,配行气开郁药;气虚血瘀者,配益气药;寒凝血瘀者,配温里祛寒药;血热致瘀者,配清热凉血药。

1. 丹参

【来源】唇形科多年生草本植物丹参[*Salvia miltiorrhiza* Bge.]的干燥根。

【性味归经】苦,微寒。归心、肝经。

【美容功效】活血祛瘀,凉血消痈,养血安神,调经止痛。

【临床应用】疮痈肿痛,粉刺,酒渣鼻,黧黑斑,瘢痕疙瘩,瘙痒性皮肤病。

【用量用法】内服:9～15 g,煎汤,酒炒可增强活血之功,或入丸、散;外用:熬膏涂,或煎水熏洗;或制成注射剂,肌内或静脉注射。

【注意事项】反藜芦;静脉用药可能出现过敏反应。

2. 当归

【来源】伞形科多年生草本植物当归[*Angelica sinensis*(Oliv.)Diels]的干燥根。

【性味归经】甘、辛,温。归肝、心、脾经。

【美容功效】补血活血,调经止痛,润肠通便。排脓生肌,祛黯增白,润泽肌肤。

【临床应用】粉刺,黧黑黯黵,扁瘊,皮肤瘙痒症,慢性瘾疹,慢性湿疮,蛇串疮,白癜风,手足皲裂,血虚萎黄,肌肤皱皱,瘢痕,油风,脱发,须发早白,牙齿松动,痈疽疮疡,跌扑损伤。

【用量用法】内服:5～15 g,煎汤,或浸酒、熬膏,酒制能加强活血的功效,或入丸、散。外用:研末敷涂。

【注意事项】本品挥发油穴位注射时,有较剧烈的疼痛,持续 1 小时左右,普遍有发热、恶寒、头痛、口干、恶心等全身反应,不经处理可自行缓解。有报道称当归注射液可能引起过敏反应。

3. 赤芍

【来源】毛茛科多年生草本植物芍药[*Paeonia lactiflora* Pall.]或川赤芍[*Paeonia veitchii* Lynch]的干燥根。

【性味归经】酸、苦,微寒。归肝、脾经。

【美容功效】清热凉血,祛瘀止痛,清肝泻火。

【临床应用】痈肿疮疡,粉刺,酒渣鼻,面黵,扁瘊,湿疮,白疕,皮肤瘙痒症,目赤肿痛,跌打损伤,瘀滞肿痛。

【用量用法】内服:10～15 g,煎汤,或入丸散。

【注意事项】反藜芦。

4. 白芍

【来源】毛茛科多年生草本植物芍药[*Paeonia lactiflora* Pall.]的干燥根。

【性味归经】苦、酸,微寒。归肝、脾经。

【美容功效】柔肝缓急止痛,平肝、养血敛阴。

【临床应用】血虚萎黄,黧黑斑,瘾疹,白疕,慢性湿疮,玫瑰糠疹,痈肿疮疡。

【用量用法】内服:5～10 g,大剂量 15～30 g,煎汤,或入丸、散。

【注意事项】反藜芦。

5. 牡丹皮

【来源】毛茛科落叶小灌木牡丹[*Paeonia suffruticosa* Andr.]的干燥根皮。

【性味归经】苦、辛,微寒。归心、肝、肾经。

【美容功效】清热凉血,活血散瘀。增白悦色。

【临床应用】粉刺,酒渣鼻,面黑黯黵,瘾疹,湿疮,面游风,接触性皮炎,牛皮癣,皮肤瘙痒,瓜藤缠,痈肿疮毒。

【用量用法】内服:6～12 g,煎汤,或入丸、散。

【注意事项】孕妇及月经过多者慎用。

6. 川芎

【来源】伞形科多年生草本植物川芎[*Ligusticum chuanxiong* Hort.]的干燥根茎。

【性味归经】辛,温。归肝、胆、心包经。

【美容功效】活血行气,祛风止痛。驻颜增白,香口香体除臭。

【临床应用】疮痈肿痛,粉刺,皵疱,黧黑斑,白癜风,口臭齿痛,皮肤粗糙。

【用量用法】内服:3~10 g,煎汤,研末吞服每次 1~1.5 g,或入丸、散;外用:研末撒或调敷。

【注意事项】本品辛温升散,凡阴虚火旺、上盛下虚及气虚之人均应慎用或忌服。

7. 红花

【来源】菊科一年生草本植物红花[*Carthamus tinctorius* L.]的干燥花。

【性味归经】辛,温。归心、肝经。

【美容功效】活血通经,祛瘀止痛。

【临床应用】黧黑斑,粉刺,酒渣鼻,扁瘊,牛皮癣,湿疮,疮疡肿痛,斑疹色暗。

【用量用法】内服:3~10 g,煎汤,入散剂或浸酒,鲜者捣汁;外用:研末撒。

【注意事项】孕妇慎用。

8. 紫草

【来源】紫草科多年生草本植物新疆紫草[*Arnebia euchroma*(Royle)Johnst]、紫草[*Lithospermum erythrothizon* Sieb. et Zucc.]或内蒙紫草[*Arnebia guttata* Bunge]的干燥根。

【性味归经】苦,寒。归心、肝经。

【美容功效】凉血活血,清热解毒。

【临床应用】血热毒盛,斑疹紫黑,疮疡,扁瘊,白疕,粉刺,黧黑斑,玫瑰糠疹,湿疮,热疮,面游风,唇风,水火烫伤。

【用量用法】内服:3~10 g,煎汤,或作散剂;外用:油浸用,或熬膏。

【注意事项】本品滑肠,脾虚便溏者忌服。

9. 白及

【来源】兰科多年生草本植物白及[*Bletilla striata*(Thunb.)Reichb. f.]的干燥块茎。

【性味归经】苦、甘、涩,微寒。归肺、胃、肝经。

【美容功效】收敛止血,消肿生肌。滑肌泽面,除皵去䵟。

【临床应用】疮疡肿毒,烫火伤,皮肤皵裂,面生䵟黵。咯血、吐血,外伤出血。

【用量用法】内服:3~10 g,煎汤,研末服每次 1.5~3 g,或入丸、散;外用:研末撒或调涂,鲜品捣敷。

【注意事项】本品反乌头,不宜同用。外感咳血,肺痈初起及肺胃有实热者忌服。

(六)补益药

凡具补充人体气血阴阳之不足,增强机体抗病能力,消除虚弱证候的药物,称为补益药,亦称补虚药或补养药。补益药一般用于虚证,根据其作用的不同分为补气药、补阳药、补血药、补阴药。气虚用补气药,阳虚用补阳药,血虚用补血药,阴虚用补阴药。但是由于人体的气、血、阴、阳是相互依存的,所以四者之虚常互相影响。又气属阳,血属阴,故补气药和补阳药,补血药和补阴药往往相须为用。此外,因气血互生,阴阳互补,故补气和补血,补阴和补阳也往往相兼而用,但要注意孰轻孰重,如阴虚为主要以补阴为主,补阳为辅;阳虚为主要以补阳为主,补阴为辅。

补益药于中医美容临床运用较多,尤多用于美容保健,如驻颜、防皱、润面、明目、乌发、生发等。补益药,尤其是补血、补阴药,多滋腻碍胃,易影响脾胃消化,故在服用时宜适当配伍健脾益胃的药物,以免发生消化吸收障碍,影响疗效。

1. 人参

【来源】五加科多年生草本植物人参[*Panax ginseng* C. A. Mey.]的干燥根。

【性味归经】甘、微苦,温。归心、脾、肺经。

【美容功效】大补元气,补脾益肺,生津止渴,安神益智。驻颜润肤,生发乌发。

【临床应用】虚羸消瘦,面容憔悴,荣华颓落,须发早白,头发脱落,毛发干枯。

【用量用法】内服:5～10 g,宜文火另煎,将参汁兑入其他药汤内饮服,或研末吞服,每次1～2 g,日服2～3次,如挽救虚脱,当大量(15～30 g)煎汁分数次灌服;或入丸、散。

【注意事项】实证、热证忌服。反藜芦,畏五灵脂,恶皂荚。

2. 黄芪

【来源】豆科多年生草本植物蒙古黄芪[*Astragalus membranaceus*(Fisch.)Bge. var. *mongholicus*(Bge.)Hsiao]或膜荚黄芪[*Astragalus membranaceus*(Fisch.)Bge.]的干燥根。

【性味归经】甘,微温。归脾、肺经。

【美容功效】补气升阳,固表止汗,利水消肿,托毒排脓,敛疮生肌。

【临床应用】黧黑斑,粉刺,扁瘊,白疕,白癜风,油风,皮肤瘙痒,痈疽不溃或溃久不敛,肥胖症。

【用量用法】内服:10～15 g,大剂量可用30～60 g,或入丸、散或熬膏。补气升阳宜炙用,余多生用。

【注意事项】本品补气升阳,易于助火,故凡表实邪盛,气滞湿阻,食积内停,阴虚阳亢,痈疽初起或溃后热毒尚盛等证,均不宜用。

3. 白术

【来源】菊科多年生草本植物白术[*Atractylodes macrocephala* Koidz.]的干燥根茎。

【性味归经】甘、苦,温。归脾、胃经。

【美容功效】益气健脾,燥湿利水,止汗,安胎。驻颜去黑干。

【临床应用】面色萎黄,黧黑皯黯,湿疮,面游风,疱疹样皮炎等。

【用量用法】内服:3～15 g,熬膏或入丸散。燥湿、利水、止汗宜生用,补气健脾宜炒用。

4. 甘草

【来源】豆科多年生草本植物甘草[*Glycyrrhiza uralensis* Fisch.]、胀果甘草[*Glycyrrhiza inflata* Bat.]或光果甘草[*Glycyrrhiza glabra* L. D]的干燥根及茎。

【性味归经】甘,平。归心、脾、肺经。

【美容功效】补脾益气,清热解毒,祛痰止咳,缓急止痛,调和诸药。

【临床应用】痈肿疮毒。脾胃虚弱,倦怠乏力,心悸气短,咳嗽痰多,脘腹或四肢挛急作痛;缓解药物毒性。

【用量用法】内服:2～10 g,或入丸、散;外用:研末掺或煎水洗。清火解毒宜生用,补中缓急宜炙用。

【注意事项】本品助湿壅气令人中满,故湿盛而胸腹胀满及呕吐者忌服。反大戟、芫花、海藻。久服大剂量甘草,易引起水肿。

5. 鹿茸

【来源】 鹿科动物梅花鹿[*Cervus nippon* Temminck]或马鹿[*Cervus elaphus* Linnaeus]的雄鹿尚未骨化而带茸毛的幼角。

【性味归经】甘、咸,温。归肝、肾经。

【美容功效】补肾阳,益精血,强筋骨,调冲任,托疮毒,延年驻颜。

【临床应用】早衰,阳痿滑精,宫冷不孕,畏寒,腰脊冷痛,筋骨痿软,崩漏带下,疮疡久溃不敛。

【用量用法】内服:研细末 1～3 g,1 日 3 次分服,或入丸、散,也可酒浸。

【注意事项】宜从小量开始服用,缓慢增加,不宜骤用大量,以免升阳动风,或伤阴动血。凡阴虚阳亢血分有热,胃火炽盛或肺有痰热以及外感热病者均应忌用。

6. 菟丝子

【来源】旋花科一年生寄生性蔓草植物菟丝子[*Cuscuta chinensis* Lam.]或大菟丝子[*C. japonica* Chisy.]的干燥成熟种子。

【性味归经】甘,温。归肝、肾、脾经。

【美容功效】补肾固精,养肝明目,驻颜增白,润肤悦色。

【临床应用】面容憔悴,皮肤不荣,黧黑斑,粉刺,白癜风,蛇串疮,油风。

【用量用法】内服:10～15 g,煎汤,或入丸、散;外用:炒研调敷。

7. 附子

【来源】毛茛科多年生草本植物乌头[*Aconitum carmichaeli* Debx.]的子根的加工品。

【性味归经】辛,甘,大热,有毒。归心、肾、脾经。

【美容功效】回阳救逆,散寒止痛。泽发生发。

【临床应用】痈疽疮肿,鼻面皶疮,头风白屑,脱发,颜面枯槁。

【用量用法】内服:3～15 g,煎汤,或入丸、散,入汤剂应先煎 30～60 分钟以减弱其毒性;外用:研末调敷。

【注意事项】孕妇忌用。反贝母、白蔹、半夏、瓜蒌、白及。

8. 麦冬

【来源】百合科多年生草本植物麦冬[*Ophiopogon japonicus*(Thunb.)Ker-Gawl.]的干燥块根。

【性味归经】甘、微苦,寒。归心、肺、胃经。

【美容功效】养阴生津,清心除烦,润肺益胃;润肠通便;驻颜润肤,明目。

【临床应用】肺燥干咳,虚劳咳嗽;津伤口渴;心烦失眠;肠燥便秘。皮肤干燥,粉刺,出血性皮肤病,两目昏暗。

【用量用法】内服:10～15 g,煎汤,或入丸、散。清养肺胃之阴多去心用,滋阴清心大多连心用。

9. 山茱萸

【来源】山茱萸科落叶小乔木山茱萸[*Cornus officinalis* Sieb. et Zucc.]的干燥成熟果肉。

【性味归经】酸、涩,微温。归肝、肾经。

【美容功效】补益肝肾,涩精固脱。祛黯悦色。

【临床应用】面色不华,黧黑斑,口眼㖞斜。肝肾亏虚,头晕目眩,腰膝酸软,阳痿遗精,遗尿尿频,妇女崩漏,月经过多,虚汗不止,内热消渴。

【用量用法】内服:5～10 g,大剂量可用 30 g,煎汤,或入丸、散。

【注意事项】本品性补收涩,凡素有湿热小便不利者应慎用。

10. 地黄

【来源】玄参科多年生草本植物地黄[*Rehmannia glutinosa* Libosch.]的新鲜或干燥块茎。再经加工蒸晒而成熟地黄。

【性味归经】鲜地黄甘、苦,寒;归心、肝、肾经。生地黄甘,寒;归心、肝、肾经。熟地黄甘,温;归肝、肾经。

【美容功效】鲜地黄清热凉血生津。生地黄凉血滋阴,驻颜润肤,乌须黑发,坚固牙齿。熟地黄补血滋阴,益精添髓。

【临床应用】黧黑斑,油风,发蛀脱发,白癜风,白疕,酒渣鼻,湿疮,皮肤瘙痒症。鲜地黄用于热病伤阴,烦渴,咽喉肿痛,斑疹,吐血,衄血。生地黄用于热病烦渴,吐血,衄血,斑疹,内热消渴。皮肤皱皱,须发早白。熟地黄用于血虚萎黄,眩晕心悸,月经不调,潮热盗汗,遗精阳痿,不育不孕,腰膝酸软,耳鸣耳聋,皮肤皱皱,须发早白。

【用量用法】内服:煎汤,鲜地黄 12～30 g;生地黄 9～15 g。

【注意事项】本品性寒而滞,脾虚湿滞,腹满便溏者忌用。

11. 何首乌

【来源】蓼科多年生草本植物何首乌[*Polygonum multiflorum* Thunb.]的干燥块根。

【性味归经】苦、甘、涩,微温,归肝、肾、经。

【美容功效】补肝肾,益精血,乌须发,强筋骨,驻颜悦色;祛风解毒,润肠通便。

【临床应用】精血亏虚,头晕眼花,腰膝酸软,肢体麻木,须发早白,脱发,面色萎黄,失眠;疮痈瘰疬,风疹瘙痒,疣,肠燥便秘;高脂血症。

【用量用法】内服:10～30 g,煎汤,或熬膏,或浸酒,或入丸、散;外用:煎水洗,研末撒或调涂。补益精血用制首乌;解毒、润肠宜用生首乌。

(七)化痰药

凡具祛痰或消痰作用的药物称化痰药。

化痰药的临床运用,要注意痰证的寒热性质,对于寒痰、湿痰,宜选用药性温燥的化痰药以温化之;对于热痰,则宜选用药性寒凉的化痰药以清化之。痰证往往与气滞、湿停、血瘀等病机相关,故临床须与行气、祛湿、活血等药相伍为用。

由于瘿瘤瘰疬、痰核、阴疽流注及一些结节、囊肿性病证,在病机上均与痰密切相关,故可选用具有软坚散结功效的化痰药治疗。

1. 杏仁

【来源】蔷薇科落叶乔木植物杏[*Prunus armeniaca* L.]或山杏[*Prunus armeniaca* L. var. ansu Maxim.]、西伯利亚杏[*Prunus sibirica* L.]、东北杏[*Prunus mandshurica* (Maxim.)Koehne]的干燥成熟种子。

【性味归经】苦,温,有小毒。归肺、大肠经。

【美容功效】止咳平喘,润肠通便。润肤防裂,除䵟增白,祛风除皱。

【临床应用】咳嗽气喘,胸满痰多,血虚津亏,肠燥便秘。手足皲裂,粉刺,瘢痕,黧黑䵟黯。

【用量用法】内服:3~10 g,煎汤,或入丸、散;外用:捣敷。

【注意事项】有小毒,勿过量,婴儿慎用,阴虚咳嗽及大便溏泄者忌服。

2. 半夏

【来源】天南星科多年生草本植物半夏[*Pinellia ternata* (Thunb.)Breit.]的干燥块茎。

【性味归经】辛,温;有毒。归脾、胃、肺经。

【美容功效】燥湿化痰,降逆止呕,消痞散结,驻颜增白。

【临床应用】痰多咳喘,呕吐反胃,胸脘痞闷,瘿肿痰核。面色萎黄、面黑。

【用量用法】内服:3~9 g,煎汤,或入丸、散。外用:酌量,磨汁涂或研末以酒调敷患处。内服用制半夏,外治用生半夏。

【注意事项】不宜与乌头类同用。

3. 皂荚

【来源】豆科落叶乔木植物皂荚树[*Gleditsia sinensis* Lam.]的干燥成熟果实。

【性味归经】辛、咸,温;有小毒。归肺、大肠经。

【美容功效】去垢洁肤,洁齿,杀虫止痒,祛顽痰,散结消肿,通便。

【临床应用】疮肿未溃,风癣疥癫,黧黑䵟黯,粉刺,酒渣鼻。口眼㖞斜,大便燥结,顽痰阻塞,胸闷咳喘,咯痰不爽。

【用量用法】内服:1~1.5 g,研粉吞服,少入汤剂;外用:煎汤洗,捣烂或烧焦存性研末敷,或吹鼻取嚏,或制成栓剂纳入肛门,或熬膏涂。

【注意事项】本品药性猛烈,当中病即止,内服剂量过大可引起呕吐及腹泻。孕妇,气虚阴亏及有咯血倾向者忌用。

4. 海藻

【来源】马尾藻科植物羊栖菜[*Sargassum fusiforme* (Harv.)Setch.]或海蒿子[*Sargassum pallidum* (Turn.)C. Ag.]的干燥藻体。

【性味归经】咸,寒。归肝、胃、肾经。

【美容功效】消痰软坚,利水消肿。降脂减肥。

【临床应用】瘿瘤,瘰疬,粉刺,单纯型肥胖症。

【用量用法】内服:6～12 g,煎汤,或入丸、散。外用:适量,研末敷或捣敷。

【注意事项】不宜与甘草同用。脾胃虚寒者禁用。

(八)收涩药

凡以收敛固涩为主要作用的药物,称为收涩药。

本类药物大多性味酸涩,具有敛汗、止泻、固精、缩尿、止带、止血、止咳等作用,适用于久病体虚、正气不固所致的自汗、盗汗、久泻、遗精、遗尿、尿频、久咳虚喘、崩带不止等滑脱不禁的证候及疮疡痈肿和一些水湿性皮肤病。由于酸味药多含有鞣质,能与铁等金属元素形成不溶性化合物,加强着色功效,故古代常将此类药配伍于染须发方剂中。此外,含有果酸等成分的酸涩药,外用对皮肤有轻微的剥脱作用,故临床可将之与其他药配伍制成面膜,治疗色素性皮肤病,改善皮肤粗糙。

1. 五味子

【来源】木兰科多年生落叶木质藤本植物五味子[*Schisandra chinensis*（Turcz.）Baill.]或华中五味子[*Schisandra sphenanthera* Rehd. et Wils.]的干燥成熟果实。

【性味归经】酸、甘,温。归肺、心、肾经。

【美容功效】收敛固涩,益气生津,补肾宁心。延衰驻颜。

【临床应用】久咳虚喘,梦遗滑精,遗尿,久泻,自汗盗汗,津伤口渴,心悸失眠。疮疡溃烂,粉刺,黧黑斑。

【用量用法】内服:2～6 g,煎汤,用时捣碎;研末,每次 1～3 g;或熬膏;或入丸、散。外用:酌量,研末掺,或煎水洗。

【注意事项】本品酸收,凡表邪未解,内有实热,咳嗽初起,麻疹初发者均不宜用。

2. 乌梅

【来源】蔷薇科落叶乔木植物梅[*Prunus mume*（Sieb.）Sieb. et Zuss]的干燥未成熟果实。

【性味归经】酸、涩,平。归肝、肺、大肠经。

【美容功效】敛肺,涩肠,生津,安蛔;止血,消疮毒;消斑去痣。

【临床应用】胬肉外突,鸡眼,黑痣,疣,雀斑,牛皮癣,白癜风,发蛀脱发。肺虚久咳,久泻久痢;虚热消渴;蛔厥腹痛呕吐。

【用量用法】内服:3～10 g,煎汤,或熬膏服,或入丸、散;外用:捣烂或炒炭研末外敷。止泻止血宜炒炭用。

【注意事项】表邪未解或内有实热积滞者忌服;多食损齿。

■ 单元实训与讨论

1. 实训：完成对代表性美容中药的外形识别、性味分析和用药宜忌的认识。

2. 讨论：以熟地、生地为例，结合中药性能特点，讨论它们的美容功效及适应证有何不同。

■ 学习总结与反馈

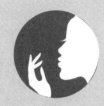# 单元七　方剂美容
（附：代表性美容方剂）

学习要点

方剂的组方原则、运用变化、分类及常用美容方剂。

学习难点

代表性美容方剂的组成、功效主治及方解。

学习内容

方剂是在辨证的基础上确定治法以后，根据病情需要选择适当的药物，按照组方原则妥善配伍，并酌定用量，规定剂型，说明服法的一种处方。

一、药物配伍及禁忌

（一）配伍

方剂大多是由2味以上的药物组成的复方，这就存在着一个药物配伍的问题。药物通过配伍，有的药物能相互促进，增强效能，提高疗效；有的药物则互相抑制，或降低某些不良反应，或减低疗效，或发生副作用，甚至毒性反应等等。前人在长期的医疗实践中积累了许多药物配伍的经验，《神农本草经》所记载的药物"七情"（单行、相须、相使、相畏、相恶、相反、相杀），除单行是指单味药外，其余都是总结了药物之间的配伍关系。根据以上关系，临床组方选药配伍时，要利用相须、相使、相畏、相杀的关系，避免相恶、相反的关系。现简介如下：

配伍	内容
相须	即性能功效相类似的药物配伍应用，可产生协同作用，增强疗效
相使	即一种药物为主，配伍其他药来提高主药的疗效。两者性能、功效不一定相同
相畏	即一种药物的毒性或副作用能被另一种药物减轻或消除
相杀	即一种药物能减轻或消除另一种药物的毒性或副作用
相恶	即两种药物合用，能互相抑制而致原有功效降低甚至丧失
相反	即两种药物合用，能产生毒性反应或副作用

（二）禁忌

有配伍禁忌的药，前人总结概括为"十八反"和"十九畏"。此处的"畏"，与上述的"相畏"涵义不同，而有"相恶"的含义，临床应避免一起使用。

十八反	十九畏
甘草反甘遂、大戟、海藻、芫花， 乌头反贝母、瓜蒌、半夏、白薇、白及， 藜芦反人参、沙参、丹参、玄参、细辛、芍药	硫黄畏朴硝，水银畏砒霜 狼毒畏密陀僧，巴豆畏牵牛 丁香畏郁金，牙硝畏三棱 川乌、草乌畏犀角 官桂畏石脂，人参畏五灵脂

二、方剂的组成原则和加减变化

（一）组方原则

药物组成方剂要遵循一定的原则，使各药能协调地合成一个整体，更好地发挥疗效。这种组方原则，前人总结为"君、臣、佐、使"。每张方剂中，君药是必不可少的，且用量较大。臣、佐、使药则不一定都具备，而且一药也不一定只任一职，故有的方剂只有君、臣二类药，或在一首方剂中某味药臣、使或佐、使兼任。总之，每一方剂的具体药味多少，以及君、臣、佐、使是否齐备，并不一概而论，主要取决于病情治疗的需要以及所选药味的功用。如历代的很多中药化妆品配方，则只要按其方药作用归类，分清主次即可，不必拘泥于此。

组方	作用
君药	君药：针对主病或主证起主要治疗作用的药物，是方剂组成中不可缺少的主药
臣药	一是辅助君药加强治疗主病或主证的药物；二是针对兼病或兼证起主要治疗作用的药物
佐药	一是佐助药，即配合君、臣药以加强治疗作用，或直接治疗次要症状的药物；二是佐制药，即用以消除或减弱君、臣药的毒性，或能制约君、臣药峻烈之性的药物；三是反佐药，即病重邪甚，可能拒药时，配用与君药性味相反而又能在治疗中起相成作用的药物
使药	一是引经药，即能引方中诸药到达病所的药物；二是调和药，即具有调和方中诸药作用的药物

（二）加减变化

每一张方剂，都有各自的组成、配比及适应范围。但在应用时，必须随着病证的变化和发展，结合个体及时节的不同，对药味和剂量进行适当的加减变化，以适应病情当前的实际需要，才能收到预期的疗效。临床方剂的加减一般有以下两种情况。

（1）药味的增减：是指对组成方剂的药物进行加减。一般而言，是指一张方剂主证、主药不变，仅兼症有变化时，对辅药进行加减，以适应新的病情的需要。但有时虽然方剂的主药未变，因主要药物的配伍发生变化，也会影响主药的性能以致改变整个方剂的功能主治。通常情况下，当原方中的辅药和要替换的辅药与主药是属于相类性配伍或相使性配伍，不会使主药性能发生质的改变，对辅药进行加减就属于正常的药味增减变化；若辅药与主药是属于相制性配伍，能使主药性能发生很大变化而影响到方剂的功能与主治时，对辅药进行的加减变化就是属于重新立法组方的问题了。因此，在对方剂药味进行加减时，应注意药味之间的配伍类型与配伍变化。

（2）药量的增减：药量的增减有两种含义。一是指方剂中药物剂量绝对量的增减；二是指改变方剂中药物组成的比例。这两种变化都会影响方剂的功效与主治。

以上两种加减变化法可以分别运用,也可以合并运用。

三、剂型

药物配伍组成方剂,还必须根据病情需要选择一种合适的剂型,以更好地发挥疗效。现将美容临床常用的剂型和用法简介如下:

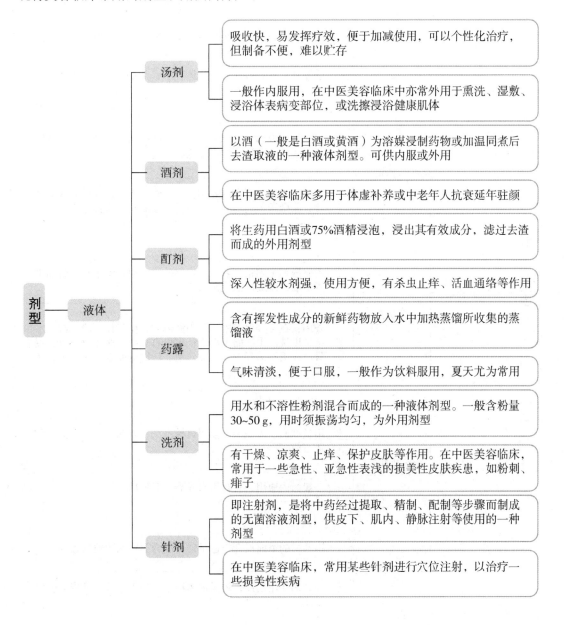

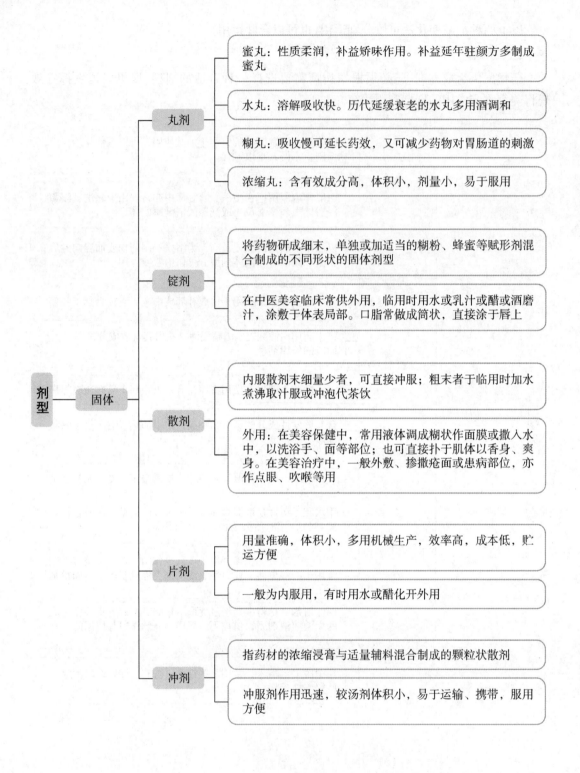

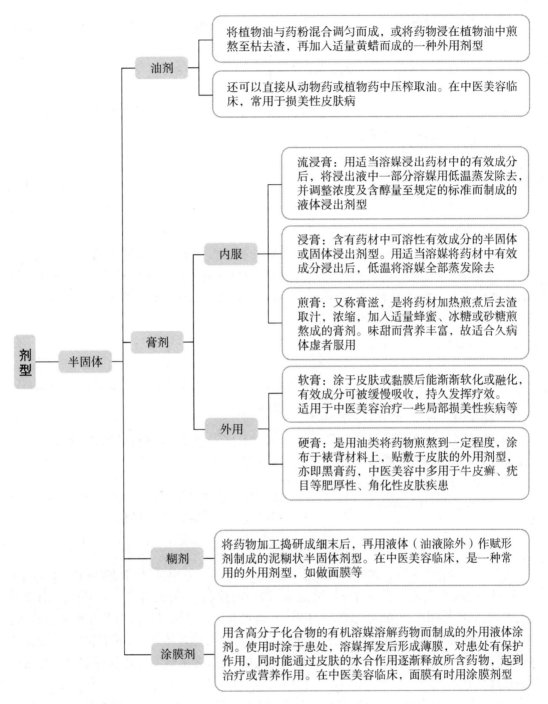

油剂
- 将植物油与药粉混合调匀而成，或将药物浸在植物油中煎熬至枯去渣，再加入适量黄蜡而成的一种外用剂型
- 还可以直接从动物药或植物药中压榨取油。在中医美容临床，常用于损美性皮肤病

膏剂

内服
- 流浸膏：用适当溶媒浸出药材中的有效成分后，将浸出液中一部分溶媒用低温蒸发除去，并调整浓度及含醇量至规定的标准而制成的液体浸出剂型
- 浸膏：含有药材中可溶性有效成分的半固体或固体浸出剂型。用适当溶媒将药材中有效成分浸出后，低温将溶媒全部蒸发除去
- 煎膏：又称膏滋，是将药材加热煎煮后去渣取汁，浓缩，加入适量蜂蜜、冰糖或砂糖煎熬成的膏剂。味甜而营养丰富，故适合久病体虚者服用

外用
- 软膏：涂于皮肤或黏膜后能渐渐软化或融化，有效成分可被缓慢吸收，持久发挥疗效。适用于中医美容治疗一些局部损美性疾病等
- 硬膏：是用油类将药物煎熬到一定程度，涂布于裱背材料上，贴敷于皮肤的外用剂型，亦即黑膏药，中医美容中多用于牛皮癣、疣目等肥厚性、角化性皮肤疾患

剂型 — 半固体

糊剂
- 将药物加工捣研成细末后，再用液体（油液除外）作赋形剂制成的泥糊状半固体剂型。在中医美容临床，是一种常用的外用剂型，如做面膜等

涂膜剂
- 用含高分子化合物的有机溶媒溶解药物而制成的外用液体涂剂。使用时涂于患处，溶媒挥发后形成薄膜，对患处有保护作用，同时能通过皮肤的水合作用逐渐释放所含药物，起到治疗或营养作用。在中医美容临床，面膜有时用涂膜剂型

四、常用美容方剂

美容方剂成千上万,本节只介绍一些具代表性的方剂,学者可从中举一反三,学习并力求掌握组方技能。常用美容方剂根据其功效分为治风、清热、祛湿、理气、理血、补益、其他等 7 类。

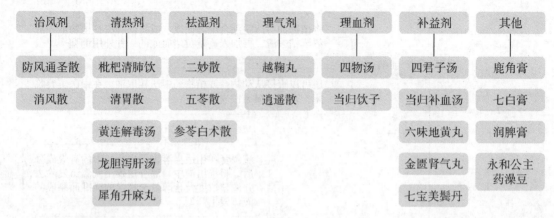

治风剂	清热剂	祛湿剂	理气剂	理血剂	补益剂	其他
防风通圣散	枇杷清肺饮	二妙散	越鞠丸	四物汤	四君子汤	鹿角膏
消风散	清胃散	五苓散	逍遥散	当归饮子	当归补血汤	七白膏
	黄连解毒汤	参苓白术散			六味地黄丸	润脾膏
	龙胆泻肝汤				金匮肾气丸	永和公主药澡豆
	犀角升麻丸				七宝美髯丹	

（一）治风剂

治风类方剂以祛风药为主，治疗风邪所致的损美性疾病。以疏散外风为主的美容方剂，多用具轻宣辛散之性的药物，如防风、荆芥等；以平息内风为主的美容方剂，多用具凉血、养血作用的药物，如生地、丹皮等；由于"血行风自灭"，故往往亦用活血药，如当归、川芎等。在治风类方剂中，本节仅介绍疏散外风之剂。

1. 防风通圣散（《宣明论方》）

【组成】 防风、荆芥、连翘、麻黄、薄荷、川芎、当归、炒白芍、白术、黑山栀、大黄（酒蒸）、芒硝各 15 g，石膏、黄芩、桔梗各 30 g，甘草 60 g，滑石 90 g

【用法】为末，每服 6 g，加生姜 3 片，水适量煎服

【功效】解表通里，清热利湿，疏风止痒，渗泻减肥

【主治】摄领疮（牛皮癣）、湿疮（湿疹）等一切瘙痒性皮肤病属风热壅盛、表里俱实者以及肥胖症属于实证者

【方解】本方汗下清利四法具备，上、中、下三焦并治。方中防风、荆芥、麻黄、薄荷疏风解表，使风邪从汗而解。大黄、芒硝泄热通便，滑石清热利水，使里热从二便而解。桔梗、石膏、连翘、黄芩、黑山栀清肺胃之热，上下分消，表里并治。当归、川芎、白芍养血和血祛风；白术健脾燥湿；甘草和中缓急，并能调和诸药。如此配伍，则汗不伤表，下不伤里，从而达到解表通里，疏风清热，渗湿止痒之目的，则由于风热壅盛、表里俱实所致的一切损美性疾病均可得以治疗。

【按语】本方原来用于治疗外感风邪，内蕴实热之证。方中大黄、芒硝不仅能泻下邪热，而且能荡涤谷气，减少痰浊膏脂的化生，从而可防止肥胖。因此，本方现在也作为减肥药使用，尤其适用于里实热结便秘者。

2. 消风散(《外科正宗》)

【组成】当归、生地、防风、蝉蜕、知母、苦参、胡麻、荆芥、苍术、牛蒡子、石膏各3 g,甘草、木通各1.5 g

【用法】水二盅,煎八分,食远服

【功效】疏风养血,清热除湿

【主治】风热或风湿之邪侵淫血脉之风疹、湿疮

【方解】风湿或风热之邪侵袭人体,侵淫血脉,郁于肌肤腠理之间,或漆毒外侵而发为皮疹色红肿胀,瘙痒无度,或抓破后津水流溢,或见水肿。风热壅盛客于肌腠,治宜疏风为主,辅以清热除湿。方中以防风、荆芥、牛蒡子、蝉蜕疏风透表为君。石膏、知母清热泻火,苍术散风除湿,苦参清热燥湿,木通渗利湿热,俱为臣药。由于风邪侵淫血脉,损伤阴血,故配伍当归、生地、胡麻以养血活血,滋阴润燥,并寓有"治风先治血,血行风自灭"之意,是为佐药。生甘草清热解毒,调和诸药,为使药。诸药合用,共奏疏风养血、清热除湿之功。

【按语】疏风、养血、清热、祛湿是治疗瘙痒性皮肤病的四个主要法则,本方为治疗该类皮肤病的有效方,临床可用于面游风、漆疮、白疕、牛皮癣、湿疮、粉花疮等瘙痒性皮肤疾患。若初起热盛,可加金银花、连翘之类以清热解毒;若血分热甚者,可减少风药,酌加赤芍、紫草之类以凉血解毒;若湿热盛者,可加地肤子、车前子之类以清热利湿;若皮肤溃破流水,可酌用药外敷。

(二)清热剂

清热类方剂以清热药为主,治疗火热之邪导致的损美性疾病。火热之邪有内热、外热、实热、虚热之分,治疗均以寒凉之品清泄,实热治以苦寒泄热,虚热则以甘凉、咸寒之品以养阴清热。

1. 枇杷清肺饮(《医宗金鉴》)

【组成】人参1 g,枇杷叶(刷去毛,蜜炙)6 g,桑白皮6 g,黄连3 g,黄柏3 g,生甘草1 g

【用法】水煎,食远服

【功效】清泄肺热

【主治】肺热所致的粉刺,症见面鼻起碎疙瘩,色赤肿痛,破出白粉汁,日久结成形如黍米白屑

【方解】本方证因肺热所致,故方中以枇杷叶为君。枇杷叶苦寒,入肺经,具有清泄肺热之功,为治疗肺热粉刺的重要药物,《食疗本草》载其治:"肺风疮,胸、面上疮"。桑白皮清泄肺热;黄连苦寒,清热泻火,二药配伍,以增强君药清肺泄热之功,共为臣药。黄柏清热燥湿,泻火解毒,以助君臣泻火之力;人参防止苦寒药物使用过多伤及脾胃,共为佐药;生甘草清热解毒,并可调和诸药为使药。诸药配伍,共奏清泄肺热之功。

2. 清胃散(《兰室秘藏》)

【组成】黄连3 g,当归身6 g,生地黄12 g,牡丹皮9 g,升麻6 g

【用法】上药为粗末,水煎,候冷服

【功效】清胃凉血

【主治】胃有积热之牙宣出血、口气热臭

【方解】胃火炽盛,胃热循阳明经脉上攻则牙痛,或牙宣出血,或牙龈溃烂,口气热臭。方中用黄连苦寒清泻胃中实火,为君药。生地、丹皮凉血清热,共为臣药。佐以当归养血活血,消肿止痛;升麻散火解毒,并为阳明经引药。诸药配伍,共奏清胃凉血之功。

3. 黄连解毒汤(《外台秘要》)

【组成】黄连9 g,黄芩、黄柏各6 g,栀子9 g

【用法】上四味切,水煎,分二次服

【功效】泻火解毒

【主治】三焦热毒壅盛之证及外科疮肿疔毒

【方解】热毒壅盛三焦,非大苦大寒之品不能泻其火解其毒。本方用黄连为主药,泻心火兼泻中焦之火,黄芩清上焦之火,黄柏泻下焦之火,栀子通泻三焦之火,导火下行。诸药合用,共奏清热泻火解毒之功。

【按语】本方为清热解毒之代表方剂,临床应用较广泛。加大黄、茵陈蒿等,可治疗黄疸;加入蒲公英、紫花地丁等,可治疗疔疮走黄;加生地、丹皮、赤芍等,可治疗吐衄及发斑;加车前子、木通等,可治疗尿频、尿急、尿痛。

本方集连、芩、柏、栀大苦大寒之品为一方,不宜久服,恐伤脾胃,且苦寒之品易化燥伤阴,如出现热伤阴液,舌质光绛者,不宜使用。

4. 龙胆泻肝汤(《医方集解》)

【组成】龙胆草6 g,黄芩9 g,栀子9 g,泽泻12 g,木通9 g,车前子9 g,当归3 g,生地黄9 g,柴胡6 g,生甘草6 g

【用法】水煎,食远热服

【功效】泻肝胆实火,清下焦湿热

【主治】肝胆实火上炎之口苦、目赤、胁痛、耳肿、耳聋,或肝经湿热下注之小便淋浊、阴痒阴肿、妇女带下

【方解】肝胆相表里,肝经有湿热,常累及胆火上炎,故除表现头痛、胁痛、目赤、小便淋浊、妇女带下、阴痒阴肿等肝经湿热症状外,尚见有口苦、耳肿、耳聋等胆经症状,故需肝胆同治。方中龙胆草能泻肝胆实火,清下焦湿热,为君药。配栀子泻肝火,黄芩清胆热,泽泻、木通、车前子渗利湿热,为臣。热易伤阴,故配生地黄、当归滋阴养血,致邪去而不致伤正,为佐药。柴胡疏泄肝胆并引诸药入肝胆经,生甘草解毒且调和诸药,为使药。诸药配

伍,共奏泻肝胆、清湿热之功。

【按语】本方临床应用十分广泛。内、外、皮、妇、眼科及耳鼻喉科凡见肝胆实火或湿热病证均可选用。本方药物多为苦寒之品,故不宜多服、久服。

5. 犀角升麻丸(《医宗金鉴》)

【组成】犀角 45 g,升麻、羌活、防风、生地黄各 30 g,白附子、白芷、川芎、红花、黄芩各 15 g,生甘草 8 g

【用法】上药为细末,蒸饼为小丸,每服 6 g,临卧用清茶送下

【功效】凉血活血,祛风散火,消斑增白

【主治】雀斑、粉刺、黯䵟属火郁孙络,风邪外搏证者

【方解】血热内蕴之人,复感风邪,血热与风邪相搏,阻于孙络,肌肤失于荣养则生雀斑、粉刺、黯䵟。方中犀角咸寒,专清血分之毒热;升麻辛苦性凉,升散透邪,祛风解毒,共为君药。生地黄清热凉血,养阴生津以增强犀角之功;黄芩清热燥湿,泻火解毒以增强升麻清热解毒之功,共为臣药。羌活、防风、白芷、白附子均可祛散在表之风邪;川芎、红花活血化瘀,以防瘀血的形成,共为佐药。生甘草清热解毒,调和诸药。诸药配伍,共奏凉血活血,祛风散火之功。

(三)祛湿剂

祛湿剂以祛湿药为主,治疗湿邪导致的损美性疾病,如各种滋水性皮肤病,颜色晦暗垢浊之皮肤病,水肿性损美疾病等。本类方剂常用淡渗利湿药、苦味燥湿药、健脾渗湿药、清热燥湿药、温化寒痰药。

1. 二妙散(《丹溪心法》)

【组成】炒黄柏、炒苍术(米泔浸炒)各等分

【用法】上二味为末,水煎入姜汁调服

【功效】清热燥湿

【主治】湿热下注之筋骨疼痛,脚膝无力,或足膝红肿,或湿热带下,或下部湿疮

【方解】本方所治皆为湿热下注之证。湿热注于筋骨,则筋骨疼痛,着于下肢,则见足膝灼热,红肿疼痛;若下注带脉、前阴,则带下浑浊味臭,或下部湿疮。故治宜清热燥湿。方中黄柏苦寒,清热燥湿,且偏入下焦;苍术苦温,善能燥湿;二药相伍,合成清热燥湿之效,使热祛湿除,诸症自愈。

【按语】本方在临床运用中常根据具体病证适当加味,如治湿热带下,可酌加芡实、樗根白皮、赤茯苓等;下部湿疮,可加龙胆草、薏苡仁、赤小豆等。

2. 五苓散(《伤寒论》)

【组成】 猪苓 9 g,泽泻 15 g,白术 9 g,茯苓 9 g,桂枝 6 g

【用法】 捣为散,以白饮和服方寸匕,日三服,多饮暖水,汗出愈,如法将息

【功效】 利水渗湿,温阳化气

【主治】 膀胱气化不利之蓄水证。小便不利,头痛微热,烦渴欲饮,甚则水入即吐;或脐下动悸,吐涎沫而头目眩晕;或短气而咳;或水肿、泄泻。舌苔白,脉浮或浮数

【方解】 本方主治水湿内盛,膀胱气化不利所致之证。方中重用泽泻为君,以其甘淡,直达肾与膀胱,利水渗湿。臣以茯苓、猪苓之淡渗,增强其利水渗湿之力。佐以白术、茯苓健脾以运化水湿,桂枝温阳化气以助利水,解表散邪以祛表邪。诸药相伍,甘淡渗利为主,佐以温阳化气,使水湿之邪从小便而去。

本方为利水化气之剂。临床应用以小便不利,舌苔白,脉浮或缓为辨证要点。若水肿兼有表证者,可与越婢汤合用;水湿壅盛者,可与五皮散合用;泄泻偏于热者,须去桂枝,可加车前子、木通以利水清热。

3. 参苓白术散(《太平惠民和剂局方》)

【组成】 莲子肉 500 g,薏苡仁 500 g,缩砂仁 500 g,桔梗 500 g,白扁豆 750 g,白茯苓 1000 g,人参 1000 g,炒甘草 1000 g,白术 1000 g,山药 1000 g

【用法】 上为细末。每服 6 g,枣汤调下

【功效】 益气健脾,渗湿止泻

【主治】 脾虚湿盛证。饮食不化,胸脘痞闷,肠鸣泄泻,四肢乏力,形体消瘦,面色萎黄,舌淡苔白腻,脉虚缓

【方解】 本方证是由脾虚湿盛所致。脾胃虚弱,纳运乏力,故饮食不化;水谷不化,清浊不分,故见肠鸣泄泻;湿滞中焦,气机被阻,而见胸脘痞闷;脾失健运,则气血生化不足;肢体肌肤失于濡养,故四肢无力、形体消瘦、面色萎黄;舌淡,苔白腻,脉虚缓皆为脾虚湿盛之象。治宜补益脾胃,兼以渗湿止泻。方中人参、白术、茯苓益气健脾渗湿为君。配伍山药、莲子肉助君药以健脾益气,兼能止泻;并用白扁豆、薏苡仁助白术、茯苓以健脾渗湿,均为臣药。更用砂仁醒脾和胃,行气化滞,是为佐药。桔梗宣肺利气,通调水道,又能载药上行,培土生金;炒甘草健脾和中,调和诸药,共为佐使。综观全方,补中气,渗湿浊,行气滞,使脾气健运,湿邪得去,则诸症自除。

本方药性平和,温而不燥,是治疗脾虚湿盛泄泻的常用方。临床应用以泄泻、舌苔白腻、脉虚缓为辨证要点。

（四）理气剂

理气剂以理气药为主,用于治疗气机失常导致的损美性疾病。气机失常往往与肝失疏泄有关,这是损美性疾病的重要病机之一。肝失疏泄则气郁,气郁又可导致血、痰、食、湿之郁。故理气类方剂往往用疏肝行气之药以促气行减。

1. 越鞠丸(《丹溪心法》)

【组成】苍术、香附、川芎、神曲、栀子各等分

【用法】为末,水丸如绿豆大,每服 6～9 g,温开水送服

【功效】行气解郁

【主治】气、血、痰、火、湿、食郁结

【方解】情志不遂,肝气郁滞,忧思恼怒,导致气机不畅,以致六郁发生。方中香附行气解郁,专治气结之病,以治气郁为君药。苍术燥湿健脾以治湿郁,川芎活血行气以治血郁,神曲消食和中以治食郁,栀子清热除烦以治火郁,均为臣药。痰郁的生成与气、火、食有关,诸郁得解,痰郁亦可消除,故方中不另用化痰药,此为治病求本之意。诸药配伍,共奏行气解郁之功。

本方临证运用时,可根据六郁的偏重,灵活调整药量或加减药味,使之更切合病情。气郁偏重,酌加木香、枳壳、厚朴;血郁偏重,酌加桃仁、红花、丹参;湿郁偏重,酌加茯苓、泽泻;食郁偏重,酌加麦芽、山楂;痰郁偏重,酌加瓜蒌、胆南星;火郁偏重,酌加黄芩、黄连、夏枯草。

2. 逍遥散(《太平惠民和剂局方》)

【组成】柴胡、当归、白芍、白术、茯苓各 30 g,炙甘草 15 g

【用法】上药为粗末,每服 6～9 g,水一大盏,烧生姜一块切破,薄荷少许,同煎,去滓,不拘时候服。或水煎服,或作丸剂服。用量按原方比例酌情增减

【功效】疏肝解郁,健脾养血

【主治】肝郁血虚之证

【方解】本方证患者平素情志不遂,或气郁,或暴怒,导致肝气郁结,肝失条达,可致两胁胀痛,头痛目眩,口燥咽干,神疲食少,或妇女月经不调,乳房作胀;或面生黑斑。本方为调和肝脾的名方。方中柴胡疏肝解郁;当归、白芍养血柔肝,故合而养肝体,和肝用,共为方中君药。白术、茯苓、甘草健脾和中,防肝火横逆之犯,保障运化有权,气血有源,是为臣药。生姜烧过,温胃和中之力益专,增强臣药之功;薄荷少许,助柴胡散肝郁所生之热,共为佐药。使以柴胡,引药入肝经。诸药配伍,共奏疏肝解郁,健脾养血之功。

本方是疏肝解郁的代表方剂,临床应用十分广泛,凡属肝郁气滞、肝脾不和见症者,均可用本方加减进行治疗,大多可获得满意效果。

（五）理血剂

理血类方剂常以补血、活血等理血药为主，治疗血虚、血瘀所致的损美性疾病或美容缺陷。血液是濡养全身各脏腑组织、器官的主要物质，因此不论血虚或血瘀，均会导致人体各部失养，从而发生一系列损美性疾病或美容缺陷，如脱发、皱纹、皮肤干枯失泽、萎黄、粗糙等。由于血虚生风往往导致一些瘙痒性皮肤病，故常用补血类方剂以滋阴息风，润燥止痒。

1. 四物汤（《太平惠民和剂局方》）

【组成】熟地黄 12 g，白芍 12 g，当归 10 g，川芎 8 g

【用法】为粗末，每服三钱，水一盏半，煎至八分，去渣热服。（现代用法：作汤剂，水煎服，一剂煎 3 次，早、中晚空腹时服）

【功效】补血，活血，调经

【主治】血虚证及妇女月经不调等病证

【方解】血虚证常表现为头晕，心悸，乏力，面色苍白，唇舌淡白及心烦失眠，皮肤干燥，头发枯黄，脉细无力，治当补血。本方用于补血，重用滋阴补血的熟地黄为君药。白芍、当归补血养血为臣药。辅佐以少量的川芎理血中之气，使熟地黄、白芍补血而不壅滞。全方尽属血分药，但组方合理，补血而不滞血，行血而不破血，补中有散，散中有收，构成治血要剂。

四物汤既能补血活血，又能调经止痛，是治疗月经不调的基础方剂，可根据不同的病因、病机进行加减使用。血虚兼有瘀血者可重用川芎、当归，将芍药改为赤芍，加桃仁、红花（名曰"桃红四物汤"）；血虚兼有寒者，加肉桂、炮姜，既补血又温里散寒；血虚有热者，熟地黄改用生地黄，加黄芩、丹皮等，增加清热凉血的效能；欲行血则加重川芎、当归用量；欲止血则减少川芎用量，加阿胶、艾叶炭（名曰"胶艾四物汤"）。本方与四君子汤合用，称为"八珍汤"，可气血双补，治气血两虚证。八珍汤加黄芪、肉桂，名曰"十全大补汤"，主治气血虚弱重证。

2. 当归饮子（《医宗金鉴》）

【组成】当归、生地黄、白芍（酒炒）、川芎、何首乌、荆芥、防风、白蒺藜各 3 g，黄芪、生甘草各 1.5 g

【用法】水二盅，煎八分，食远服，日 2 次

【功效】养血润肤，祛风止痒

【主治】血虚风燥致皮肤瘙痒证

【方解】本方主治之病证为血虚风燥所致，故应以养血润肤，祛风止痒为其治疗大法。方中以当归为君药，养血润肤。川芎辛温香燥为血中之气药，故有行气活血之功，体现了"治风先治血，血行风自灭"之意，白芍、何首乌可增强君药养血润肤的作用。阴血不足，阴虚内热，配生地黄清热养阴凉血，共为臣药。血为气母，血虚之后，气无所依附，可导致气亦不足，气虚则护卫不固，腠理不密，易致风、湿、热等病邪乘虚侵袭肌肤发生多种皮肤疾患，故以黄芪益气固表，肌表坚固，则可防止复发，又以荆芥、防风疏风解表而止痒，白蒺藜疏风

止痒,与养血药配伍,止痒效果益佳,四药共为佐。使药生甘草,调和诸药。诸药配伍,共奏养血润肤、祛风止痒之功,使阴血充足,风邪祛除,肌肤得养,则诸证自除。

本方可用于慢性湿疮、白疕等肥厚性瘙痒性皮肤病,对于老年慢性瘙痒性皮肤病效果尤著。

(六) 补益剂

补益类方剂以益气养血、补养阴阳的补益药为主,治疗气虚、血虚、阳虚、阴虚导致的损美性疾病或美容缺陷。由于人体的气血阴阳不仅在生理上相互依存,互生互化,而且在病理上相互影响,故往往在一首补益方剂里可见到气血同补,或阴阳同补的情况。

1. 四君子汤(《大平惠民和剂局方》)

【组成】人参 10 g,白术、茯苓各 9 g,炙甘草 6 g

【用法】为细末,每服 2 钱,水一盏,煎至七分。通口服,不拘时,入盐少许,白汤点亦可

【功效】益气健脾

【主治】脾虚气弱证

【方解】脾虚不能运化,则腹胀食少,大便溏泻,脾虚食少,日久则营养不足,无以养其四肢百骸,则面色苍白、四肢无力、语音低微等,表现出一派气虚证候。由此可知,脾虚与气虚关系十分密切,常互为因果,故补气法常与健脾法配合应用。本方用人参健脾养胃补气为君,白术健脾渗湿相伍为臣。佐以茯苓助白术健脾渗湿。使以炙甘草甘温助人参补气并能和中。四药合用,益气健脾而具平和之性,可久服而无伤正之忧。

本方是补气健脾的基础方。后世许多补气、健脾方剂,大多由四君子汤发展而来,如四君子汤加陈皮名曰"异功散",治脾胃虚弱兼气滞者;加陈皮、半夏,名"六君子汤",治疗脾胃虚弱兼有痰湿者;六君子汤加木香、砂仁,名"香砂六君子汤",治脾胃虚弱而兼见痰湿、气滞者。

2. 当归补血汤(《内外伤辨惑论》)

【用法】以水二盏,煎至一盏,去滓,空腹时温服

【功效】补气生血

【组成】黄芪 30 g,当归 6 g

【主治】血虚阳浮发热证。肌热面赤,烦渴欲饮,脉洪大而虚,重按无力。亦治妇人经期、产后血虚发热头痛;或疮疡溃后,久不愈合者

【方解】本方证为劳倦内伤,血虚气弱,阳气浮越所致。血虚气弱,阴不维阳,故肌热面赤、烦渴引饮,此种烦渴,常时烦时止,渴喜热饮;脉洪大而虚、重按无力,是血虚气弱,阳气浮越之象,是血虚发热的辨证关键。治宜补气生血,使气旺血生,虚热自止。方中重用黄

芪,其用量五倍于当归,其义有二:本方证为阴血亏虚,以致阳气欲浮越散亡,此时,恐一时滋阴补血固里不及,阳气外亡,故重用黄芪补气而专固肌表,即"有形之血不能速生,无形之气所当急固"之理,此其一;有形之血生于无形之气,故用黄芪大补脾肺之气,以资化源,使气旺血生,此其二。配以少量当归养血和营,则浮阳秘敛,阳生阴长,气旺血生,而虚热自退。至于妇人经期、产后血虚发热头痛,取其益气养血而退热。疮疡溃后,久不愈合,用本方补气养血,扶正托毒,有利于生肌收口。

本方为补气生血之基础方,也是体现李东垣"甘温除热"治法的代表方。临床应用时除肌热、口渴喜热饮、面赤外,以脉大而虚,重按无力为辨证要点。若疮疡久溃不愈,气血两虚而又余毒未尽者,可加银花、甘草以清热解毒。

3. 六味地黄丸(《小儿药证直诀》)

【组成】熟地 240 g,山药 120 g,山茱萸 120 g,泽泻 90 g,茯苓 90 g,牡丹皮 90 g

【用法】炼蜜为丸,每丸 6～9 g,日服 2～3 次,温开水或淡盐汤送下。也可作汤剂水煎服,用量按原方比例酌定

【功效】滋补肝肾,祛斑增白

【主治】肝肾阴虚

【方解】本方重用熟地甘温滋肾填精为君药。山药甘平补益脾阴而固精,山茱萸酸温养肝肾而涩精,二药为臣,合君药以滋肾阴,养肝血,益脾阴,而涩精止遗。肾阴亏虚常导致虚火上炎而肾浊不降,故配泽泻甘寒以泻肾浊,茯苓甘淡平渗利脾湿,丹皮辛苦凉清泄肝火,合为佐使药。诸药配伍而具三补三泻之功。

本方为肾、肝、脾三阴并补之剂而以补肾阴为主,是滋补肾阴的代表方剂。现代临床常用本方治疗多种病证,鼾黑斑、雀斑、脱发、白发、消瘦等损美性疾病和美容缺陷属肝肾阴虚者,均可用本方加减治疗。

4. 金匮肾气丸(《金匮要略》)

【组成】干地黄 244 g,山药 120 g,山茱萸 120 g,泽泻 90 g,茯苓 90 g,牡丹皮 90 g,桂枝 30 g,附子 30 g

【用法】混合研细,炼蜜和丸,每丸重 15 g,早、晚各服 1 丸,开水送下。或根据原方用量比例酌情增减,水煎服

【功效】温补肾阳

【主治】肾阳虚证

【方解】肾阳虚证见腰脊冷痛,下半身不温,常有冷感,少腹拘急,阳痿早泄,小便清长,或小便少而水肿。肾中之阳乃真阳之火,火衰不能温暖下焦,则腰脊冷痛,少腹拘急,下半身不温;肾阳虚衰则阳痿早泄;阳虚不能化气行水,则小便不利,不能固摄水液,则小便清长。法当温补肾阳。本方中重用干地黄滋阴填精为君药。山茱萸肉酸温,补益肝肾,固涩精气;山药甘平,健脾补虚,益精固肾,与地黄相合,三阴并补,重在填补真阴,以为生化肾气

之物质基础。桂枝甘温,温肾助阳;附子辛热,益火补阳,二者相须为用,温肾补火,以为蒸化肾精的动力,共为臣药。更佐泽泻宣泄肾浊,茯苓淡渗脾湿,合而以除邪水;牡丹皮凉肝泻热,监制桂、附之峻,使补阳而不动相火,与君臣药相辅相成,则滋阴填精而不恋湿留邪,温肾补阳而无助火耗阴之弊。全方阴阳并补,补中有泻,以泻助补,滋阴而不寒,温阳而不燥,肾气旺盛,可温化蒸腾,则寒水潜消,诸症自然平复如初。

本方是温补肾阳的基础方剂。临床凡肾阳虚之病证均可用之加减。

5. 七宝美髯丹(《医方集解》)

【组成】何首乌 1000 g,白茯苓 250 g,牛膝 250 g,当归 250 g,枸杞子 250 g,菟丝子 250 g,补骨脂黑芝麻拌炒 125 g

【用法】上药石臼捣为末,炼蜜为丸,如弹子大,每服 1 丸,日服 3 次,清晨温酒下,午时姜汤下,卧时盐汤下

【功效】补肝肾,益精血,乌须生发

【主治】须发早白,脱发,牙齿动摇,伴有腰膝酸软,梦遗滑精,肾虚不育等症

【方解】本方所主证候,为肾水亏损,精血不足所致。发为血之余,齿为骨之余,若肝肾亏虚,则无力上荣于须发、齿龈,故须发早白、脱发及牙齿动摇。治以补益肝肾。方中何首乌苦涩微温,补肝肾而益精血,乌须发,为方中君药。枸杞子味甘性平,滋肾益精,助何首乌以壮肾水;当归苦辛而温,养血调营,合何首乌而补肝血。牛膝补肝肾而壮筋骨,菟丝子益三阴而强卫气,补骨脂助命火而暖丹田,共为臣药。茯苓益心气,交心肾,下行而渗脾湿,是为佐药。全方肝肾两调,重在滋肾,阴阳并补,寓"阳中求阴"之意;补中有泻,滋中有行,以补为主,补而不滞,滋而不腻。

痹证日久或年老体衰而腰膝酸软疼痛、梦遗滑精等证属肝肾不足精血两亏者,亦可应用本方治疗。

（七）其他

该类方剂以外用的美容化妆品方为主,针对不同的美容目的和美化部位,选用补益药、祛风药、活血药、芳香药等具不同功效的药物进行组方。

1. 鹿角膏(《太平圣惠方》)

【组成】鹿角霜 30 g,牛乳 1000 ml,酥 90 g,天门冬 45 g,川芎 30 g,细辛 30 g,白附子 30 g,白术 30 g,白芷 30 g,白蔹 30 g,杏仁(研成膏)30 g

【用法】上药捣碎筛为细末,入杏仁膏研匀,再合牛乳及酥于银锅内,以文火熬成膏。每夜涂面,翌日晨用浆水洗净

【功效】驻颜防皱,美白泽面

【主治】皮肤糙黑及黧黑斑等证

【方解】本方原为一首美容保健用面脂配方。方中鹿角霜为君药,有补肝肾、益精血、活血散瘀润肤之效。天门冬、牛乳、酥为臣药,滋阴润肤,以助君药补益肌肤,驻颜防皱泽面。

川芎、细辛、白芷、白附子辛温行气祛风,可防治黧黑斑;白术健脾益气,主面光悦,善治脾虚所致之面色萎黄;杏仁富含油脂具润泽皮肤之效,因诸药可助君药防治损美性皮肤病变以保持皮肤的健美,故为佐药。白蔹含丰富的黏液质可调和诸药为方中使药。本方驻颜防皱,美白泽面,既可作日常保养面部皮肤之用,又可治疗一些损美性皮肤疾患。

本方为古代之面脂,要求夜用,翌晨须用浆水洗去,是为进一步加强白嫩光泽皮肤之效。其所用浆水为一种特制的液体,方法是将小米(粟米)蒸熟后投冷水中,浸五六日,生白沫,则其水味酸,色混白如浆,以有一种微酸似酒的香味为宜。

2. 七白膏(《太平圣惠方》)

【组成】白芷 30 g,白蔹 30 g,白术 30 g,白附子生用 9 g,白茯苓 9 g,白及 15 g,细辛 9 g

【用法】上述药捣罗为末,以鸡子白合为锭子,每锭如小指大,阴干。每夜洗净面后,用浆水于瓷器中磨汁涂之

【功效】光滑、润泽、美白皮肤

【主治】黧黑斑,面色晦暗,皮肤干燥起皱

【方解】方中白术为君,补脾益胃,滋养后天,使气血生化有源,善治脾胃气弱、肌肤失养导致的面色晦暗或黧黑斑,且芳香辟秽,为古方增白之要药。白茯苓助白术健脾益气,为臣。白芷祛风燥湿防酐,且助白术芳香辟秽,辛香行气;细辛亦祛风防酐;白及补肺益皮毛,合白蔹敛疮生肌,此二药相须而行为敛疮生肌之要药,可防治疮疡等皮肤疾患。上四药佐助君臣,防各种皮肤疾患诱发或加重面色黧黑,故为佐药。白附子引药上行,鸡子白黏合诸药为赋形剂且具滋养作用,共为使药。

本方因有白芷、白蔹、白术、白附子、白茯苓、白及、鸡子白,故称七白膏。因其多为白色之粉末,故能对面部瑕疵起遮掩作用。本方用于日常美容保健,可美白滋养,嫩面防皱。

3. 润脾膏(《备急千金要方》)

【组成】生地黄汁 6000 ml,生麦门冬、生天门冬、玉竹各 150 g,细辛、甘草、白术、川芎各 75 g,黄芪 140 g,升麻 140 g,猪膏 1800 g

【用法】将药切碎,以醋浸一宿,用纱布包好,加水与生地黄汁、猪膏同煎,待水已尽,猪脂沸,去渣即得,用时细细含膏于口唇,可下咽

【功效】滋阴清热,生津润燥,润唇防裂

【主治】脾热所致口唇焦枯不润之证

【方解】脾开窍于口,其华在唇。脾经有热,火热之邪伤津耗液,故口唇焦枯不润。本方以滋阴清热、生津润燥为法,故重用生地黄汁为君药,既可清热凉营以治脾热,又可滋阴生津以补阴液不足。生天门冬、生麦门冬、玉竹滋阴润燥,益胃生津,合用猪膏(即猪脂肪)补虚润燥,治皲防裂,以增强滋阴清热、生津润燥之效而共为臣药。黄芪、白术补气健脾,促脾之升清,又配升麻散火解毒,使上炎之火得散,共为佐药。甘草调和诸药为使。诸药合用,

滋阴清热,生津润燥,可使脾热得清,清阳得升,唇口得润,诸症得除。

4. 永和公主药澡豆(《太平圣惠方》)

【组成】白芷、白蔹、白及、白附子、白茯苓、白术各 90 g,桃仁 240 g,杏仁 240 g,沉香 30 g,鹿角胶 90 g,麝香 15 g,大豆面 5000 ml,糯米 2000 ml,皂荚 5 铤,白蜜 60 g,酒半碗

【用法】糯米和胶煮作粥,薄摊晒干,和药捣罗为散,将豆面、酒及火上熔消的白蜜和入,拌匀,晒干。洗手、身、面用

【功效】祛风润燥,洁身润肤

【主治】皮肤粗糙不润之证

【方解】风邪侵袭人体肌肤,可出现手、身、面皮肤瘙痒,丘疹或脱屑,以致皮肤粗糙不平,应以祛风润燥、洁身润肤为其治疗大法。本方中以祛风防燥的白芷、白附子与活血润肤的桃仁、杏仁合用共为君药,以散风活血,滋润皮肤。配伍白蔹清热解毒散结,防疱疮;白及消肿生肌,治手足皲裂,共为臣药。糯米补中益气,调和并黏合诸药;鹿角胶外用滋养光泽皮肤;麝香、沉香调和气味而香身;桃仁行血散瘀润肤;大豆面清洁滑润营养皮肤;皂荚祛风杀虫,祛垢润肤;酒辛散活血,共为佐药。白蜜为使药,濡泽润燥,滋养皮肤,调和诸药。诸药合用,祛风润燥,洁身润肤,可使手、身、面细嫩光滑。本方亦可用于正常皮肤的保健美容,以洁肤并防止皮肤干燥多皱。

单元实训与讨论

1. 实训:完成方剂汤药煎制过程的实训,调研美容协定方在药店和医院中的应用情况。
2. 讨论:请简述方剂组成变化的依据和形式,结合代表性美容方剂进行讨论。

学习总结与反馈

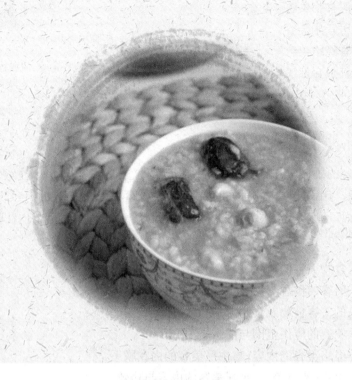

模块四

中医其他美容术

模块内容

单元八　中医食物美容

单元九　中医音乐美容

单元十　芳香经络美容

单元十一　其他自然美容

学习时间

12 课时。

学习内容

中医食物美容的概念与内容,适用范围;中医音乐美容的内容与功效,注意事项;芳香经络美容的起源、原理,与中医相关美容术的内在联系,注意事项;蜂疗美容的内容,适用范围;药浴美容的原理与功效,足疗美容的原理、发展与内容,足疗美容与中医美容的内在联系等。

学习目标

1. 掌握中医食物美容的概念、内容与应用范围。

2. 掌握音乐美容的概念与内容。

3. 了解常见的美容食物及食膳方的功效。

4. 了解音乐美容的应用范围与注意事项。

5. 熟悉芳香经络美容的内容,与中医美容的内在联系。

6. 了解蜂疗美容、药浴美容、足疗美容的内容与功效。

课程思政目标

在了解中医其他美容术的基础上,引导学生认识到中医传统哲学理论:朴素的辩证唯物主义对各种美容术的重要价值和指导意义,通过学习到源远流长、博大精深、丰富多彩的中医美容术后,对传统文化价值有清晰认知,坚定文化自信;通过对食物美容、音乐美容、芳香美容及多种自然美容疗法等的介绍,引发学生对中医药流传千百年来,在劳动实践中不断完善优化、服务人民的认同,巩固专业思想,树立专业信心;引导学生能以兼并包容、发展创新的角度,去积极探索与实践中医美容理论指导下的各类自然疗法、项目技术。

学习方式

由教师引导学生学习中医其他美容术的学习内容,在教师的指导下,学生通过自主学习和面授教学、实训练习等,达到学习目标。

学习情境

多媒体教室或专业实训室,有网络环境。

学习准备

首次课程设置学习小组,每组 4~6 人,便于集中授课和分组讨论。

学习效果评价表

对完成中医其他美容术应具备的职业素养、知识技能学习效果及课程思政目标实现效果的综合评价。

课程过程性评价表

姓名：＿＿＿＿＿＿　班级：＿＿＿＿＿＿　课程：＿＿＿＿＿＿　任务：＿＿＿＿＿＿＿＿

评价指标	评价内容	学生自评 20%	小组互评 20%	教师评价 60%	合计	备注
职业素养 40分	1. 遵守学习与劳动纪律,不旷课迟到早退(5分),违规一次扣0.5分,扣完为止。					
	2. 遵守实习实训的规章制度(5分),违规一次扣0.5分,扣完为止。					
	3. 团队合作精神(10分) (1) 团队成员相互信任、互帮互助,协作配合,具有集体荣誉感(10分) (2) 在老师的帮助下能与团队协作(5分) (3) 不能与团队合作(0分)					
	4. 沟通能力(5分) (1) 能很好地与人沟通交流、语言表达准确、思路清晰(5分) (2) 在老师的指导下能较好的沟通(3分) (3) 沟通交流的主动性和效果都不佳(1分)					
	5. 认真、细致和严谨的工作态度(5分) (1) 积极主动地获取知识、认真严谨(5分) (2) 学习的积极性不太高,被动学习(2分)					
	6. 能够认真根据对应的项目任务和问题,所有设计过程步骤规范合理。无一违反得5分,违反一项扣1分,扣完为止					
	7. 具有创新以及反思意识(5分) (1) 学习活动中具有创新意识,能积极反思可以改进的地方,总结经验教训(5分) (2) 学习活动中创新意识不足,反思不积极,经验教训总结不够到位(3分) (3) 完成任务后不主动总结经验(0分)					
知识技能 60分	任务:完成项目或任务的设计方案(60分) 1. 完成项目或任务的设计方案制订(15分) 2. 完成项目或任务设计方案的实施(20分) 3. 填写项目或任务完整、合理(5分) 4. 能理论联系实际,解决问题(10分) 5. 资料收集、整理、分析真实有效(5分) 6. 组织与分工合理性(5分)					
附加分数 0~10分	在项目的设计与实施中,能够将知识与技能与本专业或本课程相关的技能竞赛、职业资格证书或"1＋X"证书、创新创业大赛、"互联网＋"大赛、挑战杯大赛等活动结合,或在专利申报、论文撰写与发表、技术开发与应用方面有关联、有发展、有推动、有成果的个人与团队成员,视具体情况加分,最高不超过10分					
总分						
评语						

注:可在具体填写时,根据课程与项目内容进行调整与修改栏目与内容。

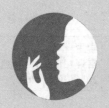 # 单元八　中医食物美容

学习要点

中医食物美容的概念、内容,中医传统的食性理论。

学习难点

食物美容的原理及应用。

学习内容

一、中医饮食营养学

食膳美容术是指以中医传统的食性理论及现代营养学理论为指导,运用食物或可药食两用的中药,合理调配膳食,通过日常饮膳达到健美身形、延衰驻颜的中医学特有的美容术。

运用食物美容健身在我国有着悠久的历史。早在周代,人们就已经懂得了用食物调配来保养身体,《周礼·天官》中"食医"的记载便是明证。在历代浩如烟海的古医籍中,有关养颜健身、延缓衰老以及防治损美性疾病的食物和药膳方剂记载很多,如猪皮、黄豆可以防皱,薏苡仁能细腻皮肤,荷叶、黄瓜能利水减肥,海藻薏米粥治疗痤疮,桑葚酒防治白发等等。这些宝贵的文献资料为食膳美容积累了丰富的经验。与药物美容术相比,食膳美容术借助传统的烹调方法,变良药苦口为美味可口,使人们在享受美味的同时,美化了形体和容貌,因而一直受到人们的青睐。

(一)中医饮食营养学的认识——药食同源的食性理论

中医学认为,食物之所以能够起到美容作用,是由于其与药物一样具有四气、五味、归经等性能,食物的性能也称之为"食性""食气""食味"等。食物的性能和药物性能一致,包括气(性)、味、升降浮沉、补泻等内容,简称为"食性理论"。

食物的五性

性质	频率	功效举例	食物举例
寒性	较少	清热泻火	西瓜、苦瓜
热性	较多	温经助阳	韭、蒜、辣椒
温性	较多	通络散寒	姜、葱、羊肉
凉性	较少	滋阴清热	萝卜、梨子
平性	最多	—	牛肉、鹌鹑肉、粳米、黄豆、玉米

食物的七味

七味	作用	食物举例
苦	泻热坚阴、燥湿降逆	苦瓜、青果、枸杞苗
辛	发散、调理气血	萝卜、洋葱、生姜、胡椒
咸	补肾填精、软坚泻下	海带、紫菜
酸、涩	坚阴固精、濡筋柔肝	菠萝、乌梅
甘、淡	滋补健脾	山药、薏仁、冬瓜

食物的归经

归经	作用	食物举例
归心经的食物	养心安神	百合、龙眼肉、莲子、小麦
归肺经的食物	养阴润肺	梨、甘蔗、荸荠、枇杷、白果、罗汉果
归脾经的食物	益气健脾	粳米、小米、大豆、大枣、猪肉、莲藕
归肝经的食物	疏肝养血	马齿苋、芹菜、枸杞子、黑芝麻、茴香
归肾经的食物	滋补健脾	山药、薏仁、冬瓜
归胃经的食物	健脾养胃	粳米、小米、糯米、土豆、萝卜、牛肉
归膀胱经的食物	行气利湿	刀豆、玉米、冬瓜、肉桂、茴香
归小肠经的食物	利水通淋	食盐、赤小豆、冬瓜、苋菜
归大肠经的食物	清热利湿	马齿苋、茄子、苦瓜、苦菜、荞麦、木耳

　　食物的归经是指食物对脏腑经络的选择作用,即某种食物主要对人体某经或某几经产生明显的作用,而对其他经或脏腑作用较小或几乎没有作用。

食物的升降浮沉

食物性味	食物举例	升降沉浮
食性温热,食味辛甘淡	姜、蒜、花椒	升浮
食性寒凉,食味酸苦咸	杏仁、梅子、莲子、冬瓜	沉降

　　食物性能的补与泻是泛指食物的补虚与泻实两方面作用。补性食物一般分别具有补气、助阳、滋阴、养血、生津、填精等功效;泻性食物一般分别具有解表、开窍、辟秽、清热、泻火、燥湿、利尿、祛痰、祛风湿、泻下、解毒、行气、散风、活血化瘀、凉血等功效。

　　正因为食物与药物具有相同的性能,因此针对不同的情况,恰当地运用食物的四气、五味、归经等,可以调整脏腑功能,补充气血津液,协调阴阳平衡,维持健康状态,面部肌肤自然会红润有光泽,面色、眼神也会充满生气,从而达到自然美的效应。

(二)现代营养学的认识——营养素是人体健美的保证

　　从现代营养学理论来看,各种营养素在保证机体正常生理功能中都有着重要作用,同时对于保持机体健美也有重要意义。主要营养成分有碳水化合物、蛋白质、脂肪、各类维生素、水、微量元素等。

二、食膳美容的原则

饮食是供给机体营养的源泉,人们必须依靠饮食源源不断地补充各种营养物质,以维持生长、发育,完成各种生理功能。《素问·经脉别论》云"食气入胃,散精于肝,淫气于筋;食气入胃,浊气归心,淫气于脉",明确指出了食物进入人体后,通过脾胃的消化吸收起到滋养脏腑、经脉等作用。形体的健美,皮肤、颜面、毛发的润泽均离不开食物中精微物质的滋养。如果不讲究食膳调养的原则则达不到应有的美容效果。因此运用食膳进行美容应遵循以下几个原则。

(一)均衡摄食

如前所述,食物的性味各有不同,对脏腑的作用也不同。《素问·至真要大论》指出"五味入胃,各归所喜,故酸先入肝,苦先入心,甘先入脾,辛先入肺,咸先入肾。"因而在选择食物时应注意全面均衡,调和五味,才能使脏腑的营养充分而全面,所谓"五谷为养,五果为助,五菜为充,气味合而服之,以补精益气"正是指此而言。从现代营养学角度来看,没有一种食物含有人体所必需的全部营养素,也没有一种营养素可以替代其他营养素,因此只有全面均衡地摄取日常饮食,才能满足人体对各种营养素的需求。若一味满足口腹之乐,则可能造成饮食偏颇,五味失衡,导致机体阴阳失调而影响人体之美。

五味失衡	病理影响
多食咸	则脉凝而变色
多食苦	则皮槁而毛拔
多食辛	则筋急而爪枯
多食酸	则肉胝而唇揭
多食甘	则骨痛而发落

(引自:《素问·五脏生成》)

(二)酸碱适宜

食物进入人体后可影响血液的酸碱性,一般来说使血液倾向酸性的食物称为酸性食物,使血液倾向碱性的食物称为碱性食物。现代医学认为健康的血液、淋巴液等应呈弱碱性。碱性食物可维持体液的这种弱碱性环境,促进血液循环,防止皮肤粗糙和老化。故在合理全面摄食的基础上,适当多摄取碱性食物对人的健美是有益的。一般来说,肉类、米、面食品属酸性食物,水果、蔬菜、豆类、坚果、牛奶等属碱性食物。在选择食物进行美容时,应在保证营养的基础上对食物的酸碱性予以调节,以防止酸性食物对皮肤健美的不利影响。

(三)饮食有节

饮食有节是指饮食要有一定的节制,做到定时定量。如果饥饱失常,则不利于健康。过饥则摄食不足,气血生化乏源,以致气血不足,人体抵抗力下降,皮肤也因此失去了气血的濡养而干燥无华;反之,贪食过饱,不但容易引起肥胖,还会加重脾胃的负担,不利于脾胃对食物的正常消化、吸收,以致食物阻滞,蕴生湿热积滞,容易引发各种湿疹、疮疖等皮肤病。

（四）辨证用膳

辨证论治是中医学的基本特点,作为中医学的重要组成部分,中医美容学同样受这一思想的指导。辨证论治的思想在食膳美容术中的直接体现便是辨证用膳。辨证用膳具体来说可从三个方面去理解:一是因人用膳。中医很注意根据不同的体质、年龄及皮肤的特点来选择相宜的食物。如油性皮肤的人要尽量少吃面食;干性皮肤的人要多吃含脂肪、维生素 A 的食物;皮肤色素较深,或皮肤特别干燥的人除了合理调配、因时调节外,还可适当选择一些有利于皮肤白皙、除皱润肤的食物如西红柿、橙子、柠檬、酸枣、山楂、柑橘等富含维生素 C 的食物;皮肤皱纹明显的人可多吃些鸡皮、鱼翅、鲑鱼头、鸡软骨等富含硫酸软骨素的食物。二是因时用膳。随着季节调节饮食对皮肤的健康也很重要。一般夏天天气炎热、食欲降低,宜少吃脂肪,多吃清淡食物;秋天气候干燥,皮肤容易燥裂,宜多吃油类食物以润其燥。三是因病用膳。在皮肤、形体患有某种疾病时,对一些影响疾病向愈的食物不宜多吃,主要是一些辛辣香燥之品,如辣椒、胡椒等,肥肉、油炸之品以及刺激性的烟、酒、浓茶、咖啡和一些海腥发物如鸡头、猪头、鲤鱼、虾等应尽量少吃,同时根据疾病病证性质选用相应食物或药膳,以使饮食更合理、更科学。

三、常用美容食物

果品类	核桃仁、大枣、柠檬、香蕉、猕猴桃
蔬菜类	黄瓜、冬瓜、海带、胡萝卜、豆腐
肉、蛋、乳类	猪肤、鸡子白、鸡子黄、牛奶、猪肉
谷物类	芝麻、绿豆、豌豆、粟米、薏苡仁
其他类	蜂蜜、食盐、茶叶、醋

1. 核桃仁

【来源】核桃的种仁。

【性味】甘,温。

【归经】肾、肺、大肠经。

【美容功效】补肾益精,驻颜悦色,润肤黑发。温肺定喘,润肠通便。

【临床应用】皮炎、酒渣鼻、发白、皮肤皱纹等。

2. 大枣

【来源】鼠李科植物枣的干燥成熟果实。

【性味】甘,温(平)。

【归经】心、脾、胃经。

【美容功效】补中益气,养血安神,调营卫,和药性,驻颜。

【临床应用】脾胃虚弱,气血不足所致的面色萎黄,食少便溏,心悸失眠等。

3. 柠檬

【来源】芸香科植物黎檬或洋柠檬的果实。

【性味】酸,平。

【美容功效】生津止渴,增白退斑,香口除臭。

【临床应用】色斑,口臭。

4. 香蕉

【来源】为芭蕉科植物甘蕉的果实。

【性味】甘,寒。

【归经】脾、胃、大肠经。

【美容功效】清热解毒,润肠通便,润肤祛皱,消疣。

【临床应用】面部皱纹,病毒疣。

5. 猕猴桃

【来源】为猕猴桃科植物猕猴桃的果实。

【性味】甘、酸,寒。

【归经】肾、胃、大肠经。

【美容功效】清热止渴,养颜乌发。

【临床应用】面色无华,白发。

二、蔬菜类

1. 黄瓜

【来源】葫芦科植物黄瓜的果实。

【性味】甘,凉。

【归经】肺、脾、胃经。

【美容功效】清热、解毒、利水、消斑。

【临床应用】白癜风、面部黑斑及热病的口渴、小便短赤等病症。

2. 冬瓜

【来源】葫芦科植物冬瓜的果实,古代称为白瓜。

【性味】甘、淡,寒。

【归经】肺、大小肠、膀胱经。

【美容功效】解毒消肿,清热化痰,生津,利尿。

【临床应用】痈肿、酒毒、酒渣鼻,以及水肿、暑热烦闷、消渴等病症。

3. 海带

【来源】海带科(昆布科)植物昆布及翅藻科植物黑昆布、裙带菜的叶状体。

【性味】咸,寒。

【归经】肝、胃、肾经。

【美容功效】消痰软坚,利水消肿,祛脂减肥。

【临床应用】肥胖症、瘿瘤、瘰疬等。

4. 胡萝卜

【来源】伞形科植物胡萝卜的根。

【性味】甘,平。

【归经】脾、肺经。

【美容功效】健胃补脾，润肤美容。

【临床应用】皮肤干燥、老化。

5. 豆腐

【来源】为豆科植物大豆的加工制成品。

【性味】甘，寒。

【归经】脾、胃、大肠经。

【美容功效】生津润燥，清热解毒，洁肤白面，减肥细身。

【临床应用】皮肤暗淡，肥胖症。

三、肉、蛋、乳类

1. 猪肤

【来源】猪科动物猪的皮肤。

【性味】甘，凉。

【归经】肾经。

【美容功效】清热养阴，润肤抗皱纹，利咽止血，除烦止痛。

【临床应用】皱纹，咽痛，吐血等。

2. 鸡子白

【来源】为雉科动物家鸡的蛋白。

【性味】甘，凉。

【归经】肺脾经。

【美容功效】润肺利咽，清热解毒，润肤白面，除皱疗斑。

【临床应用】热毒所致咽痛、失音，或烧烫伤以及皱纹、黑斑、黑痣、粉刺等损美病症。

3. 鸡子黄

【来源】为雉科动物家鸡的蛋黄。

【性味】甘，平。

【归经】心肾经。

【美容功效】滋阴润燥，养血息风，润肤除皱。

【临床应用】皮肤湿疹、热疮、烧烫伤及皱纹增多、皮肤干燥等。

4. 牛奶

【来源】牛科动物奶牛的乳汁。

【性味】甘，平、微寒。

【归经】心、肺、胃经。

【美容功效】补虚损，益肺胃，养血润肤，生津润燥，解毒。

【临床应用】虚弱劳损，消渴，血虚便秘。皮肤干燥、黯黑有斑等。

5. 猪肉

【来源】为猪科动物猪的肉。

【性味】甘、咸,平。

【归经】脾、胃、肾经。

【美容功效】滋阴润燥。

【临床应用】皮肤粗糙。

四、谷物类

1. 芝麻

【来源】胡麻科植物芝麻的黑色种子。

【性味】甘,平。

【归经】肝、脾、肾经。

【美容功效】补肝肾,益精血,润肠燥,润肤乌发。

【临床应用】白发脱落,肌肤干燥,肠燥便秘等病症。

2. 绿豆

【来源】豆科植物绿豆的种子。

【性味】甘,寒。

【归经】心、肝、胃经。

【美容功效】清热、消暑,利水,解毒,明目退翳,美颜养肤。

【临床应用】风疹丹毒,暑热烦渴,口舌生疮,水肿尿少,药物及食物中毒,粉刺、疮疡、面色黧黑等病症。

3. 豌豆

【来源】豆科植物豌豆的种子。

【性味】甘,平。

【归经】脾、胃经。

【美容功效】益气和中,利湿解毒,泽面退斑。

【临床应用】皮肤不泽,色斑。

4. 粟米

【来源】禾本科植物粟的种仁。

【性味】甘,温。

【归经】肾、脾、胃经。

【美容功效】补脾健胃,泽面祛皱。

【临床应用】皱纹,皮肤不荣。

5. 薏苡仁

【来源】禾本科植物薏苡的种仁。

【性味】甘、淡,凉。

【归经】脾、胃、肺经。

【美容功效】清热解毒,健脾利湿,润肤白面。

【临床应用】扁平疣,皮肤粗糙暗黑。

五、其他类

1. 蜂蜜

【来源】蜜蜂科动物中华蜜蜂或意大利蜜蜂所酿的蜜糖。

【性味】甘,平。

【归经】脾、胃、肺、大肠经。

【美容功效】调补脾胃,缓急止痛,润肺止咳,润肠通便,润肤生肌,解毒。

【临床应用】风疹瘙痒,水火烫伤,疮疡疖肿,手足皲裂,面部黑斑等。

2. 食盐

【来源】海水或盐井、盐池、盐泉中的盐水经煎晒而成的结晶。

【性味】咸,寒。

【归经】胃、肾、大肠、小肠经。

【美容功效】涌吐清火,凉血解毒,固齿白牙,荣养须发。

【临床应用】酒渣鼻,齿黄黑,发脱落。

3. 茶叶

【来源】山茶科植物茶的芽叶。

【性味】苦、甘,凉。

【归经】心、肺、胃经。

【美容功效】清热利水,清暑止渴,悦神延寿,减肥轻身。

【临床应用】早衰,肥胖。

4. 醋

【来源】以米、麦、高粱或酒、酒糟等酿成的含有乙酸的液体。

【性味】酸、苦,温。

【归经】肝、胃经。

【美容功效】活血散瘀,消肿软坚,除斑消痣。

【临床应用】面部红斑,粉刺,腋臭。

四、常用美容食膳方

1. 隋宫增白方

【组成】橘皮 30 g,冬瓜仁 50 g,桃花 40 g。

【制法】上药共研为细末,过筛贮瓶备用。

【服法】每日三次,每次 1 g,饭后用酒送服。

【功效】燥湿化痰,活血化瘀,祛斑增白。

【主治】面褐,黄斑。

【按语】此为隋炀帝后宫养容方。《医心方》称服用 30 天即可见效。方中橘皮理气调中,燥湿化痰;冬瓜仁润肺化痰,润泽肌肤;桃花活血祛斑。对痰湿内蕴、气滞血瘀引起的面褐、黄斑较为合适。

2. 养颜豆腐鱼

【组成】鲫鱼 500 g,豆腐 2 块,萝卜适量。

【制法】先将鱼在煮沸的清水中略烫,再用葱、姜、料酒烹锅,加入胡椒粉、清汤、精盐,将鱼下勺,加入萝卜丝、豆腐块,慢火炖,待汤去 1/3 时,加香菜、味精出勺。

【服法】佐餐食用。

【功效】补五脏,益气血,泽肤容颜。

【主治】黄褐斑、面色晦暗等症。

【按语】豆腐、鲫鱼均为美容佳品,与理气开胃的萝卜合而同用,既能增进食欲,又能活血利水、养颜祛斑,实为家庭常用的美容佳肴。

3. 蜂蜜润肤汤

【组成】蜂蜜 12 g。

【服法】开水送服,每日早晚各 1 次。

【功效】滋补润肤。

【主治】面唇肌肤粗糙或干而无泽者。

【按语】蜂蜜不仅为滋补佳品,而且是不可多得的养颜美容食品,长期食用,可补气养血,改善皮肤的新陈代谢,使皮肤细腻而富有弹性,且可消斑除皱。蜂蜜除内服外,还可外用,与其他材料合用制成面膜。

4. 山药软炸兔

【组成】兔肉 250 g,山药 40 g,生姜 15 g,葱 15 g,料酒 5 g,精盐 2 g,酱油 10 g,白糖 3 g,化猪油 600 g(实耗 75 g),鸡蛋 2 个,湿豆粉 50 g。

【制法】山药切片烘干研成细末,生姜洗净切片,葱洗净切成长段,兔肉洗净片去筋膜,切成 2 厘米见方的块;兔肉放入碗内,加入料酒、精盐、酱油、白糖、姜片、葱、味精拌匀,腌 20 分钟,鸡蛋去黄留清,加入山药粉和湿豆粉搅匀,调成蛋清糊倒入兔肉内和匀,使糊均匀地附在兔肉上;净锅置火上烧热,放入猪油,烧至八成热时,将兔肉逐个放入油锅内略炸一下捞出。待第一次炸完后再同时下锅内,反复用漏勺翻炸,炸成金黄色浮出时,捞出装盘即成。

【服法】佐餐食用。

【功效】补益脾胃,滋补肺肾。

【主治】面色萎黄不泽,皱纹增多。

【按语】经常食用能使皮肤有弹性,形体丰满而不肥胖。

5. 慈禧太后驻颜方

【组成】珍珠。

【制法】挑个大、色泽晶莹的珍珠洗净,用布包好,加豆腐与水,共煮约 2 小时,取出洗净,捣碎,加水少许,缓缓研成极细粉,干燥即成。

【服法】每次 1~2 g,开水送服,10 天 1 次。

【功效】泽肤,祛斑,留驻青春。

【主治】面斑,面皱,皮肤粗糙。

【按语】珍珠粉为历代后妃常用美容品,慈禧太后尤为喜欢。珍珠除面斑,令人润泽好颜色。现代药理表明:珍珠含碳酸钙和亮氨酸、丙氨酸、蛋氨酸等 20 多种氨基酸,对皮肤有良好的营养作用。对火热郁滞所致的面斑、皮肤粗糙等均有较好效果,可使肌肤柔润光滑。

6. 金水煎

【组成】枸杞子(不拘多少)。

【制法】上药用白酒浸之,冬六日,夏三日,于砂盆研极细,然后以纱布袋绞取汁,与前浸酒一同慢火熬成膏,干净瓷器内封贮,重汤煮之。

【服法】每服一匙,入酥油少许,温酒调下。

【功效】久肥发白变黑,返老还童。

【主治】发白。

【按语】枸杞子味甘性平,入肝、肾经,能养阴补血,益精明目,滋肾补肝。《药性论》谓其"能补益精诸不足,易颜色",《本草汇言》则云"殊不知枸杞子能使气可充,血可补,阳可生,阴可长,火可降,风湿可去,有十全之妙焉"。

7. 茯苓茶

【组成】茯苓粉 10 g,牛乳 200 ml,糖适量。

【制法】将茯苓粉用凉开水化开,再将煮沸的牛奶冲入。

【服法】每日 1 次,早晨空腹食用。

【功效】健脾宁心,滋补强身,延缓衰老。

【主治】失眠,烦躁,体衰,面色不华,色素沉着,老年斑。

【按语】方中茯苓健脾益气,宁心安神,主治虚烦失眠多梦;牛乳滋补强身,具有防老抗衰之功,故常服上方可祛斑养颜,令青春永驻。

8. 枸杞茶

【组成】枸杞嫩叶、茎。

【制法】春夏季选取枸杞嫩叶、茎,用开水稍烫,捞出后滤干水分切细,晒干。入锅炒成黄褐色,装进容器备用。

【服法】每服 6 g,开水冲作茶喝。

【功效】补虚益精,抗衰泽面,祛风明目。

【主治】体弱虚衰,面色少华,目干涩。

【按语】本方选用枸杞的嫩叶和茎炒熟后服食,是取其滋补肝肾、养肝明目、防衰老作用。常服本方,定能泽润面容,祛皱嫩肤,获得奇效。

9. 美颜茶

【组成】青果、龙眼肉各 5 g,枸杞子 6 g,冰糖适量。

【制法】将前三味洗净,放入杯中,加冰糖,用沸水冲泡。

【服法】每日一剂,代茶频饮。

【功效】养血,滋阴,美颜。

【主治】体虚或阴虚所致的肌肤枯瘦,无光泽。

【按语】本方龙眼肉健脾补虚,滋养阴血,能强体魄,延年益寿,安神健脑;青果能疏肝理气,消积解毒,防止龙眼肉、枸杞滋腻太过;枸杞能滋阴养血,补肝肾,令精力充沛。诸药合用,共奏养颜美容之效,是养颜补虚良方。常服本方可使气血充沛,容颜红润,精神饱满。

10. 红颜酒

【组成】核桃仁、小红枣各 60 g,甜杏仁、酥油各 30 g,白蜜 80 g,白酒 1500 g。

【制法】先将核桃仁、红枣捣碎,杏仁泡去皮尖,煮 4～5 沸,晒干并捣碎,后以蜜、酥油溶开入酒中,随后将三味药入酒内,浸 7 天后开取。

【服法】每日早晚空腹饮用,每服 10～20 ml。

【功效】滋补肺肾,补益脾胃,滑润肌肤,悦泽容颜。

【主治】面色憔悴,未老先衰,皮肤粗糙等症。

【按语】本方出自《万病回春》。李时珍在《本草纲目》中记载:"核桃补气养血、润燥化痰,益命门、利三焦、温肺润肠、治虚寒咳嗽、腰脚重痛。"小红枣补脾胃,滋养阴血。杏仁富含油脂,能润泽皮肤。医圣孙思邈认为,服杏仁"方百日,肥白易容,人不识"。可见其养颜润肤之功。酥油、白蜜润养肌肤以除皱纹,配合上药使颜面更加娇美细嫩。

注意阴虚火旺、容易上火者忌服。

11. 熙春酒

【组成】枸杞子、龙眼肉、女贞子、生地黄、仙灵脾、绿豆各 100 g,猪油 400 g,白酒 5000 g。

【制法】将上药研碎,装入布袋中,用线扎紧口,再将酒倒入瓷坛内,将猪油置锅中炼成油,趁热倒入酒中搅匀,再放入药袋,严封,置阴凉干燥处,隔日摇动数下,经 21 天后开封,取出药袋即成。

【服法】每日 2～3 次,每次饭前饮服 10～20 ml。

【功效】培养心肾,壮腰膝,养容颜。

【主治】体衰,头目眩晕,筋骨酸痛,肌肤粗糙,毛发枯萎,心悸不安等症。

【按语】龙眼肉滋阴补血,滋润肌肤,能防衰美颜,女贞子、枸杞子、生地黄滋养肝肾,填精补髓,仙灵脾补肾强筋骨。诸药合用,培补心肾,强筋骨,泽颜面,养毛发。久服疗效更佳。

12. 银耳樱桃粥

【组成】水发银耳 50 g,罐头樱桃 30 g,桂花糖、冰糖各适量,粳米 50 g。

【制法】先将粳米煮粥,粥熟后,入冰糖溶化,加入水发银耳煮 10 分钟,再入樱桃、桂花糖煮沸后即成。

【服法】可作点心或随意服用,不拘时。

【功效】补气养血,嫩皮肤,美容颜。

【主治】适用于气血虚之颜面苍老、皮肤粗糙干皱。

【按语】银耳又称雪耳、白木耳。其性味甘、平,入肺、胃经,含蛋白质、脂肪、粗纤维、磷、铁、钙、镁、钠、维生素 B_1、糖类等。银耳能滋阴养血润燥,美容嫩肤洁肤;《本草纲目》记载:"粳米味甘性平,主益气,和胃气,长肌肉,健壮筋骨,通血脉,调和五脏",故本品是以补益气血而达到美容之效,久服青春永驻。

13. 黑芝麻粥

【组成】黑芝麻 30 g,粳米 100 g。

【制法】先将黑芝麻炒熟研碎,再与粳米同煮而成。

【服法】可作早晚餐或随意服食。

【功效】补肝肾,润五脏,乌须发。

【主治】身体虚弱,头发早白,大便干燥,头晕耳鸣等症。

【按语】黑芝麻味甘,性平,入肺、脾、肝、肾经,中医认为其能"补五脏,益气力……久服轻身不老"。与粳米共煮为粥,共奏益气和胃、滋养肝肾、乌须发、强筋骨之效,久服可轻身延年。

14. 菊花粥

【组成】黄菊花 5 朵,糯米 10 g,白糖适量。

【制法】菊花洗净,淘净糯米,入锅加水煮成粥,加白糖即可服食。

【服法】可作点心,不拘时服。

【功效】养肝血,益颜色,除烦热,利五脏。

【主治】适用于肝血不足引起的面色无华,枯槁苍老,指甲苍白,枯干不润,甚至指甲剥离,烦热易怒,口干口苦,失眠等。

【按语】菊花味甘,性平,无毒。能除胸中烦热,安肠胃,利五脏,调四肢,还可治头痛目眩;长服利气血,轻身延年益寿。糯米滋养脾胃,温中止泻,益气养血。二物并用,能养肝血而泽颜色,清虚热除烦渴。

15. 莲花糯米粥

【组成】莲花 5 朵,糯米 100 g,冰糖适量。

【制法】糯米加水煮成粥,调入莲花、冰糖,稍煮即成。

【服法】每日早晚空腹食用。

【功效】驻颜美容,益气养心。

【主治】心血不足所致的面色苍白,心慌心悸,失眠多梦,少气懒言,口唇无华等。

【按语】莲花味苦甘,性温无毒。《本草纲目》记载:"主镇心安神,养颜轻身。"莲花是历代美容佳品,糯米益气养血,温中健脾,二药并用,使气血得以补养,心脉充盈,面容红润娇丽,久之则轻身延年。

16. 龙眼肉粥

【组成】龙眼肉 100 g,粳米 100 g。

【制法】上二味一同煮粥即可。

【服法】不拘时服食。

【功效】补心养血,生津润燥,荣养肌肤。

【主治】适用于气血不足引起的心悸、失眠、健忘,皮肤粗糙、面色不华,口唇苍白,毛发枯槁,贫血等症。

【按语】龙眼肉味甘,性平,无毒。主治五脏邪气,食欲不振,思虑过度伤及心脾,能补体虚,开胃健脾,强体魄。粳米益脾胃,补气血。二物合用,能补气血之不足,五脏调和,使面容红润,皮肤细嫩,毛发乌黑亮丽。

17. 桂圆莲子粥

【组成】桂圆 30 g,莲子 30 g,红枣 10 枚,糯米 60 g,白糖适量。

【制法】先将莲子去皮去心,大枣去核,再与桂圆煮粥,食时加入白糖即可。

【服法】每晚温热服食。

【功效】补养心脾,荣养肌肤,健脑益智。

【主治】适用于心脾两虚之面色萎黄,早衰,智力减退,健忘等症。

【按语】桂圆即龙眼肉,能滋养脾胃,使脾气健运,还能滋养心血,充血脉,荣颜面;莲子补五脏不足,安神益智;红枣、糯米补气养血。诸药并用达到健脑增智、营养肌肉颜面之目的。常服能保持颜面红润。

18. 核桃仁粥

【组成】核桃仁 50 g,大米 60 g。

【制法】将大米和核桃仁洗净,同放锅内煮粥即成。

【服法】作早晚餐服食。

【功效】补肾益精,健脑延年。

【主治】适用于肾虚腰痛,健忘失眠,面色晦暗,早生白发或毛发灰黄,皮肤干枯粗糙,小便余沥不净等。

【按语】核桃仁味甘,性平、温。《本草纲目》记载核桃仁"使人健壮,润肌,黑须发……通润血脉,骨肉细腻"。大米补益脾胃,助核桃仁补益肾精,祛病延年。本品善治一切肾精不足之证,用于健脑益智美容,效果显著。

19. 小米人参粥

【组成】人参 5～10 g,山药 50 g,大枣 10 g,瘦猪肉 50 g,小米 50 g。

【制法】将瘦猪肉切片,与山药、大枣及小米共煮,粥熟,另煎人参水兑入。

【服法】空腹服食。

【功效】益气养血,驻颜养容,滋脾养胃。

【主治】脾虚血弱,元气不足所致的面黄肌瘦,神疲乏力,自汗腹泻,口唇苍白等症。

【按语】人参味甘、苦,性温,入脾、肺经。其补益强壮作用显著,对五脏气血虚损均有补益功效,能抗疲劳、抗高温、抗病原、抗衰。山药滋脾助运化,使脾胃之气健运。大枣补益脾气,滋阴养血。瘦猪肉为血肉有情之品,能补中益气。故本方能补气益血,恢复元气,使形体充满活力与生机。

20. 海参粥

【组成】海参适量,粳米或糯米 100 g。

【制法】先将发好的海参切成小块,与米同煮粥。

【服法】晨起早餐服食。

【功效】益肾补精,养血润燥。

【主治】适用于精血亏损、体质虚弱引起的面色晦暗,色素沉着,形体消瘦,潮热盗汗,肾虚尿频,性功能减退等。

【按语】海参味甘、微咸,性温,入心、肾、脾、肺、肝经,其成分含蛋白质、脂肪、碳水化合物、钙、磷、铁、碘,善补肾填精,滋阴润燥,尤以精血虚者更优。故常用海参粥,能使精血不虚,肾精不亏,面容得以荣养。

21. 梅花粥

【组成】白梅花 3～5 g,粳米 50～100 g。

【制法】先煎煮粳米为粥,待粥将熟时,加入白梅花,同煮 2～3 沸即可。

【服法】空腹温服。

【功效】疏肝理气,健脾开胃。

【主治】适用于肝气不舒,肝胃气痛,颜面黄褐斑,面色青黑,胸闷嗳气,食欲减退等症。

【按语】白梅花味酸、涩,无毒。能柔肝疏肝理气,善治肝气不舒,胸胁胀闷诸症;此外,梅花还能消散面部瘀斑,使颜容清秀,粳米补脾调中,和胃降逆。故二者合用,肝、脾、胃三脏同治。

22. 枸杞炖牛肉

【组成】牛腿肉 250 g,怀山药 10 g,枸杞子 20 g,桂圆肉 6 g,料酒、精盐、味精、葱段、姜片、生油各适量。

【制法】将山药、枸杞、桂圆肉洗净,放入盅内。将牛肉放入沸水锅中氽约 3 分钟捞起,洗后切成直径约 4 cm 的肉片,铁锅烧热,下花生油,倒入牛肉片爆炒,烹料酒,炒匀后放进盅内,姜、葱放在上面。白开水、盐、料酒共倒入盅内,隔水蒸 2 小时,至牛肉软烂取出,去掉姜、葱,加入味精即成。

【服法】佐餐食用。

【功效】补肾益精,益气养血,补肝明目。

【主治】适用于肝肾不足,气血虚弱所致的视物模糊,色素沉着,面色黧黑,腰膝酸软等患者食用。健康人食用能抗衰、强筋、明目。

【按语】牛肉味甘,性温,入脾、胃、肝经。功能补益脾胃,补益精血,强筋健骨;怀山药健脾化湿,助脾运化;枸杞子滋阴养血,补肝明目,荣养颜面;桂圆肉补益肝肾,养血填精,加强补精血之作用。本品味道鲜美,补而不腻,常服有抗衰祛病,轻身益寿之作用。

23. 鱼肚炖双鸽

【组成】水发鱼肚 500 g,白鸽 2 只,火腿 50 g,瘦猪肉 50 g,料酒、味精、葱、姜、熟猪油、高汤各适量。

【制法】白鸽宰杀后,用热水烫透,去毛,开背取出内脏,洗净后下开水锅氽熟,捞出洗净。猪肉、火腿各切成块,猪瘦肉下开水锅氽一下捞出,洗净待用。白鸽、猪肉、火腿同时放入炖盅内,加入精盐、味精、白糖、料酒、葱、姜、高汤,加盖上笼蒸约半小时取出,拣去葱、姜,取出鸽子待用。鱼肚切成 5 cm 长、2 cm 宽的块,先下锅用冷水滚烧 5 分钟倒出,后起锅煸葱、姜,烹入料酒,加入开水,将鱼肚下锅再滚煨 3 分钟后,将鱼肚捞出,沥干水分,放入炖盅内,鸽子放在鱼肚上面即成。

【服法】佐餐食用。

【功效】滋补气血,补肝肾,养精血。

【主治】肝肾不足,气血两虚,头昏眼花,体倦乏力,腰膝酸软,面色不华,须发早白,黄褐斑等症。

【按语】鱼肚是滋补佳品,具有滋养气血、益肾补髓的作用,常服延年抗衰。白鸽调精益气,补肝肾,补而不燥,亦是平补佳肴。本品制作讲究,色、香、味俱佳,是肝肾不足、气血双虚的滋补菜肴。

24. 冬菇全鸡

【组成】肥壮子鸡1只(约1500 g),冬菇丝60 g,笋丝60 g,火腿丝15 g,红酱油60 g,黄酒9 g,白汤120 g,白糖2 g,食盐1.5 g,味精1.5 g,葱丝、姜丝各适量。

【制法】将子鸡宰杀,去毛后,用刀在背脊自尾端剖到肩,剖开脊梁骨(不剖开肚),除去内脏洗净;然后在剖开处扳一下,扩大开口,用刀根在脊梁骨上每一寸斩一刀,使脊梁骨逐节脱开。将鸡投入八成热的水中翻氽一下,再用冷水洗净,使鸡肉白净、清爽。将冬菇丝、笋丝、姜丝、葱丝、火腿丝从鸡背剖开处塞入,加入黄酒、红酱油、白糖、味精、食盐、白汤,扣放在合适的汤碗中,扣紧。笼水烧滚,把扣碗放在笼屉中,盖严笼帽,用武火蒸半小时,蒸至鸡肉熟透时出笼。把鸡肚内的葱、姜丝、冬菇、火腿丝、调料汁倒在砂锅中;将鸡翅、颈切下来,斩成段填在盆中底部,然后将鸡身先用刀切下来,斩成段,填在盆中底部。再将鸡身用刀剖为两片(沿背脊剖开处斩开),斩成一指条(手指的长宽),鸡腿也一剖两片,斩成一指条,按原斩开刀路排在盆中,排成半立体鸡形。将盛有调料等汁的炒锅放在武火上,滚至卤汁浓,离炉火,用漏勺把各种丝捞出,沥去汁,分别排在鸡的四周,使它呈红、白、黑、黄色,且排得鲜艳、美观,然后把锅内卤汁浇在鸡肉上面即成。

【服法】佐餐食用。

【功效】气血双补,强壮身体。

【主治】气血不足,身体虚弱,面色苍白,面容枯槁少华者。亦可供健康人食用。

【按语】鸡属雉科动物,以黄色、黑色羽毛的鸡补益作用佳。鸡肉味甘、性温,能治五脏虚损,肢体乏力,并能填精补髓,助阳行水。因此,鸡肉是气血双补、补肾填髓之滋补佳品,配上诸多调料,更是香美无比。

25. 芪杞炖乳鸽

【组成】黄芪30 g,枸杞子30 g,乳鸽1只。

【制法】将乳鸽(未换毛的幼鸽)浸入水中淹死,去毛和内脏,洗净,放入炖盅内,加水适量,再加入黄芪和枸杞子。将盛鸽和药的盅放入锅内,隔水炖熟即成。

【服法】每3天炖服一次,食时可加食盐、味精少许。

【功效】补中益气,滋阴润燥。

【主治】中气虚弱,体倦乏力,表虚自汗,面容憔悴,面色萎黄,慢性疖疮,疮溃后久不愈合等症。

【按语】乳鸽肉味咸,性平,入肝、肾经,能滋阴补肾,益气补中,祛风解毒;黄芪补中益气,固表止汗,生肌排毒,善治肌肤表面疮毒疖肿;枸杞滋阴润燥养血,能使面部红润光泽。本品补而不燥,气阴双调,是虚弱之躯的食疗佳肴。

26. 黄芪汽锅鸡

【组成】黄芪片 20 g,子母鸡 1 只,葱、姜、食盐、料酒、味精、花椒水各适量。

【制法】将子母鸡宰杀后,去毛和内脏,剁成一寸见方的块,放入沸水锅烫 3 分钟捞出,洗净血沫,装入汽锅内,加入葱、生姜、食盐、味精、绍酒、花椒水等。将黄芪片洗净,放入汽锅内,盖上盖,上笼蒸 3 小时取出,拣出葱、生姜、黄芪即成。

【服法】佐餐食用。

【功效】补中益气。

【主治】脾胃虚,气血不足之面色无华,脾虚泄泻,食欲不振,少气懒言,内伤劳倦等症。

【按语】黄芪味甘,性温,入脾、肺经。它能补气养血,健脾胃,升提阳气,善治内伤劳倦诸症。鸡肉补气养血、滋阴润燥。本品常服补气生血,使全身肌肤得以充养,颜面自然光艳红润。

27. 首乌肝片

【组成】猪肝 250 g,何首乌 10 g,水发木耳 75 g,青菜 50 g,酱油 25 g,料酒 10 g,味精 1 g,水淀粉 15 g,葱 5 g,姜 5 g,清汤适量。

【制法】首乌切片,按水煮提取法,提取何首乌浓缩液 100 ml。将猪肝切成柳叶片,葱切丝,姜切片,水发木耳摘干净,青菜洗净切成段,用开水焯一下。用木耳、青菜、葱丝、姜片、酱油、料酒、味精、盐、醋、水淀粉、何首乌提取汁和适量的汤,兑成芡汁。锅内放植物油,旺火上烧至七八成熟,先把猪肝在热水中焯一下,控净水分,下油锅内一过,熟透后倒漏勺里,锅底留油,用旺火,把猪肝倒回炒锅,随即把芡汁烹入,搅拌均匀,淋入少许明油即成。

【服法】佐餐食用。

【功效】补血乌发,养肝明目。

【主治】肝肾亏虚所致的须发早白,早衰,老年斑,夜盲症,视物昏花以及面色萎黄、浮肿,贫血等症。

【按语】猪肝味甘苦,性温,富含维生素 A,能补肝明目,补益气血,善治肝血不足之眼疾;何首乌补肝肾,乌须发,还有抗衰老作用。此外,二者合用能治面色萎黄、贫血诸疾。本品是色、香、味俱佳的食疗美容菜肴。

28. 玫瑰糕

【组成】玫瑰酱 100 g(或干玫瑰花 25 g),大米粉、糯米粉各 250 g,白糖 100 g。

【制法】将大米粉与糯米粉拌匀,糖用水溶开,调入玫瑰酱(或干玫瑰花揉碎拌入)。糖水徐徐拌入粉内,两手迅速搅拌,使粉均匀受潮,并泛出半透明色,成糕粉。糕粉湿度为手捏一把成团,放开一揉则散开。糕粉筛后放入糕模内,用武火蒸 12~15 分钟。

【服法】当点心吃,每日一次。

【功效】理气,活血,解郁。

【主治】肝气郁结,情志不舒,胸中郁闷,雀斑、黄褐斑等。

【按语】玫瑰花疏肝理气,益肝胆,活血化瘀,食之芳香甘美,令人神爽。大米及糯米粉滋阴补益中气,故本品能消瘀积,洁颜面,久服令人精神爽快,益智延年。

29. 杏仁豆腐

【组成】甜杏仁 90 g，洋粉 6 g，大米 15 g，菠萝罐头 1/4 罐，白糖 240 g。

【制法】杏仁用开水略泡片刻，剥去外衣，用刀剁碎，再用开水泡上，加大米，共磨成细浆，过滤去渣。用冷水洗净洋粉，加入 60 g 水蒸化。锅洗净，加入 650 g 清水、180 g 糖，烧开后，倒入盆内，晾冷后，放入冰箱。把蒸化的洋粉、杏仁浆倒入干净的锅内，加入 60 g 糖，煮熟后，分别盛入 10 个碗内，放在凉爽的地方，菠萝切成小片备用。服用时把晾好的杏仁豆腐用小刀切成块，每碗放入 3～5 块菠萝，灌入冻凉的糖水即成。

【服法】夏季每日早晚作点心食用。

【功效】清热祛暑，润肺美容。

【主治】口干舌燥，心烦不安，颜面粉刺，大便秘结等症。

【按语】方中甜杏仁味甘、苦，性温，能治上焦风燥，润心肺，润肠通便，还能治疖肿，清热解毒。故本品能清肺润燥美容，是理想的祛暑热甜点。

30. 枣泥山药糕

【组成】枣泥 250 g，核桃仁 50 g，怀山药 50 g，面粉 500 g，熟猪油 120 g。

【制法】将核桃仁压碎，混入枣泥中拌匀成馅；取面粉半量加怀山药粉 50 g 混匀，加入猪油 100 g 拌匀即成干油酥；将余半量面粉加入余量猪油和适量水合成油面团，压成薄饼。将干油酥也压成薄饼摊于其上，做成卷状；切成大小适宜的剂子，压成圆皮，放入枣泥包成小包，然后用手轻轻按压成大小适宜的圆饼，入油锅炸至干油酥面呈黄色即成。

【服法】当点心食用。

【功效】补脾胃，益肾气。

【主治】脾虚食少，面色萎黄，肾虚须发早白，老年斑，腰膝酸软等。

【按语】红枣健脾滋阴养血，核桃仁滋养肝肾，填精补髓，乌须发，泽颜面，怀山药健脾益气，助运化水湿，补益强壮，延年益寿，三味合用，能治脾肾虚弱诸症，是理想的抗衰养颜佳肴。

31. 鸡蛋饼

【组成】面粉 120 g，鸡蛋清 120 g，白羊肉 120 g，豆豉汁适量。

【制法】将羊肉剁成肉酱，制成肉羹。用鸡蛋清和面，做成面条或饼，放入锅中用水并加豆豉汁煮熟。吃时可放味精调味，与羊肉羹同吃。

【服法】每日作早点一碗。

【功效】美颜抗皱。

【主治】适用于面部皱纹及鱼尾纹增多、皮肤干皱粗糙等症。

【按语】羊肉温中补虚，温肾助阳，温通血脉；鸡蛋清味甘性凉，制羊肉的温燥之性，可滋阴润燥，补益阴血，健脾生肌。二味合用能使气血直达皮肤肌表，滋润皮肤腠理，使皮肤光洁润滑，富于弹性，达到抗皱养颜的目的。

32. 海松子什锦饭

【组成】海松子 10 g，嫩鸡肉 40 g，瘦猪肉 40 g，鸡蛋 1 个，胡萝卜 20 g，青豌豆 20 g，大米 100 g，糖、酒、酱油各适量。

【制法】海松子去碎壳,取肉,炒焦。鸡肉、猪肉、胡萝卜切片。锅底油烧热,下鸡肉、猪肉、胡萝卜、青豌豆,速炒片刻,然后注入少量汤,再调入酱油、糖、酒等煮开,放入炒好的鸡蛋和炒焦的海松子,稍煮一会儿备用。米加水煮成饭,将海松子汤倒在饭上,即可食用。

【服法】当饭吃。

【功效】美容颜,润肌肤,防衰老。

【主治】适用于面色黯淡无华,神疲乏力,皮肤干燥粗糙等症。

【按语】海松子滋润五脏。益气养血,通调血脉,使五脏六腑之气血皆上注于面部;鸡肉、猪肉能滋阴、益气、润燥,加强海松子美颜荣面的作用。故本品是理想的美容饭食。

33. 香炸山药圆

【组成】鲜山药 700 g,黑芝麻 50 g,糯米粉 250 g,鸡蛋 2 个,干豆粉 30 g,白糖 300 g,菜油 1000 g。

【制法】将鸡蛋打散,加干豆粉调成稀蛋糊。山药洗净,上笼旺火蒸熟后剥去皮,凉后捣泥,放于碗内,加白糖、糯米粉拌匀,做成一个直径 3 cm 大的圆子,沾上蛋糊,滚上淘净的芝麻,待锅中菜油烧至八成热时下入圆子,炸至浮出,捞出沥油,装盘。

【服法】随意服食。

【功效】补脾胃,益肝肾,乌须发。

【主治】脾虚食少,面色萎黄或肝肾精血不足之眩晕耳鸣,须发早白,腰膝酸软等症。

【按语】鲜山药补脾胃,补肾益精,是强身健体,延年益寿之品。黑芝麻补肝肾,益精血,乌发养发,久服能补脑延年。故两药配伍,相得益彰。常服本品能返老还童,葆春乌发。

34. 山药芝麻糊

【组成】怀山药 15 g,黑芝麻、冰糖各 20 g,玫瑰糖 6 g,鲜牛奶 200 g,粳米 60 g。

【制法】将粳米洗净,用清水浸泡 1 小时,捞出沥干;怀山药切成小颗粒,黑芝麻炒香。将上三味放入盆中,加水和鲜牛奶拌匀,磨碎后滤出细茸待用。锅中加入清水、冰糖,溶化过滤,烧开后将粳米、怀山药、芝麻 3 味的浆汁慢慢倒入锅内,加入玫瑰糖,不断搅拌成糊,熟后起锅即成。

【服法】每日早晚餐食用。

【功效】滋阴补肾,益脾润肠。

【主治】肝肾不足之面色黧黑,须发早白,大便燥结,病后体虚。平时常服可健体强身,延年益寿。

【按语】黑芝麻为滋补强壮之品,可补肾精,润养肺脾,乌须黑发,怀山药健脾益气,滋脾阴,补后天脾胃之气。鲜牛奶滋阴润燥,润泽肌肤,合黑芝麻润肠通便,本品调养先后天之精,是健身防衰佳品。

35. 山药酥

【组成】山药 5000 g,黑芝麻 20 g,白糖 250 g。

【制法】将山药去皮,洗净,沥净水分,切成菱形角块,入热油中炸至内软外硬呈金黄色时捞出。将白糖倒入烧热的炒锅中,加入食油少许,水少许,炼成米黄色糖汁,然后下山药块,迅速翻炒,令其全部都包上糖浆,随即撒上黑芝麻,起锅装盘,待冷后即可食用。

【服法】当点心食用。

【功效】健脾养胃,益肾润肠。

【主治】肾虚久咳不止,面色晦黯,大便燥结,须发早白等症。

【按语】山药健脾养胃,滋补肾精,补而不燥,是补益气阴的上乘中药。黑芝麻滋阴润肺,增液润肠,乌须发,故二味合用,脾胃健运,气血得以充养,肾精充盛,发白得以治疗,常服能荣养颜面肌肤。

36. 龙眼百合羹

【组成】龙眼肉 100 g,百合 250 g,白糖适量。

【制法】将百合剥去老皮,掰下鳞片瓣,撕掉筋皮,在凉水中泡 20 分钟,捞出入开水锅内稍烫,再捞入凉水。将龙眼肉和百合放汤盅内,加入白糖注入适量清水,搅匀,上笼蒸 20 分钟,出笼即成。

【服法】作点心食用。

【功效】滋阴养血,健脾润肺,养颜泽面。

【主治】思虑过度,劳伤心脾,肺胃阴虚引起的面色萎黄,面容憔悴,皮肤干枯,虚烦失眠,健忘心慌,肺燥干咳,神志恍惚等症。

【按语】龙眼肉味甘性平,历来被认为是滋补佳品,它能滋阴润燥,养血安神,健脾益气开胃,久服轻身不老,养颜防衰。百合甘润滋肺,益胃生津,清心除烦降火。二味并用,肺胃心脾同治,除治疗上述症状外,还可起到强壮保健、延年益寿的作用。

37. 银杞明目汤

【组成】银耳 15 g,枸杞 15 g,鸡肝 100 g,茉莉花 24 朵,水淀粉、料酒、姜汁、食盐、味精各适量。

【制法】将鸡肝洗净,切成薄片,放入碗内,加水淀粉、料酒、姜汁、食盐拌匀待用。银耳洗净,撕成小片,用清水浸泡待用,茉莉花择去花蒂,洗净,放入盘中,枸杞洗净待用。将锅置火上,放入清汤,加入料酒、姜汁、食盐、味精,随即下入银耳、鸡肝、枸杞烧沸,撇去浮沫,待鸡肝刚熟,装入碗内,将茉莉花撒入碗内即成。

【服法】每日 2 次,佐餐食。

【功效】滋阴润燥,养肝明目。

【主治】阴虚所致的视物模糊,两眼昏花,面色憔悴。

【按语】鸡肝味甘、苦,性温,入肝、肾经,其功能是补肝养血明目,使气血能上注于双目。枸杞滋阴养血,补肝血,能养肝明目,治视物模糊、两目干涩等症。银耳滋阴润燥,清肺胃虚热,养颜润肤。故本品滋阴润燥,补肝明目,润肤美容,常服效果更佳。

38. 荷叶粥

【组成】鲜荷叶 1 张(重约 200 g),粳米 100 g,白糖适量。

【制法】米洗净,加水煮粥,临熟时将洗净的鲜荷叶覆盖在粥上,焖约 15 分钟,揭去荷叶,粥呈淡绿色,再煮沸片刻即可,服时酌加白糖。

【服法】可作早晚餐或点心食用。

【功效】生津止渴,降脂减肥。

【主治】肥胖。

【按语】本方荷叶清暑生津止渴,降脂减肥,粳米和胃,二者合用,对湿热之邪偏盛之肥胖症有较好效果。

39. 薏苡仁百合粥

【组成】薏苡仁 30 g,百合 6 g。

【制法】将薏苡仁、百合放入锅内,加入适量的水,煮沸后微火煮 1 小时左右,待薏苡仁、百合熟烂即可。

【服法】早晚空腹服用。

【功效】清热利湿,解毒去疣。

【主治】扁平疣,痤疮,雀斑。

【按语】本方薏苡仁甘淡凉,有健脾利湿、清热解毒生肌之功,现代研究认为薏苡仁有较好的抗病毒作用。百合甘苦微寒,能清热解毒。二者配合,对扁平疣、痤疮等损美性皮肤病有一定的辅助治疗作用。

单元实训与讨论

1. 实训:完成对常见美容食物的生活与药房调研,调研美容食膳方在医院、饭店与美容保健养生会所等的应用情况。

2. 讨论:围绕"药食同源",讨论中医食物美容与现代美容营养学的关系。

学习总结与反馈

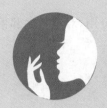

单元九　中医音乐美容

学习要点

音乐美容的概念与内容。

学习难点

音乐美容的应用范围与注意事项。

学习内容

一、中医音乐美容的理论基础

（一）古代的五音六律

中国古人把音乐按声音的高低分为五等，即"宫、商、角、徵、羽"。声音按照高低排列，由低到高，形成五声音阶，相当于现代的音调唱名：1.2.3.5.6。这就是我们通常所说的"五音"。后来加上变宫、变徵（4.和7.），就形成了和现代完全相同的七声音阶。明末之前，五音一直是中国音乐的基本音。

音高并不是固定不变的，它们随着调子的不同而转移，但是，每个音之间的距离却保持不变，如宫音与商音、商音与角音相距一个整音。当第一级音高确定了，其他各级的音高也就确定了。五音由宫开始。以宫音作为音阶的起点，并在乐曲中反复出现，是宫调式；以商为音阶起点，并反复在乐曲中出现商音的是商调式，以此类推。这样，五声音阶可以有五种不同主音的调式。音乐家们认为，不同调式的音乐具有不同的感染力，可以产生不同的音乐效果。

"律"，是测量声音高低所用的方法，是用来调节、规范声音的高低的。古代用竹管作为标准声音，后来竹管的数目和长度也有了一定的比例，于是形成了十二律。十二律中，奇数的六律为阳律，称"六律"；偶数的六律则为阴律，称为"六吕"。阳律有黄钟、太簇、姑洗、蕤宾、夷则、无射，阴吕有大吕、夹钟、中吕、林钟、南吕、应钟。

十二律的声高相当于定音器的作用，音高用律来确定。由于律是根据律管的一定长短来表示定音高的，所以古人常把律和历算、度、量、衡并称，这是因为它们都是测事物的度量单位。

（二）五音与五脏的关系

我们知道，音乐源于自然之声，清晨的鸟语，夏夜的虫鸣，泉水叮咚，山崩海啸，都构成各自独特的音响。音乐之声，自然之声都与人的心灵感受相融合。古人认为，五音分别与五脏相通，宫动脾，商动肺，角动肝，徵动心，羽动肾。试想一下，平时千变万化的声音竟能各入门径，分别投入心、肝、脾、肺、肾五脏，这颇为玄妙。

音乐是以声波形式传导，五脏则以组织细胞的形式存在，五音和五脏，显然是两个决然不同的概念,它们靠什么联系起来呢?

在古人眼中,五音和五脏之间抽象的物质特性显示着一种共同性,这个共同性就体现在二者同属的五行之性中。

人与自然万物同处于世界的五行结构之中。古人云:"天有五音,人有五脏;天有六律,人有六腑……此人与天地相应也。""内有五脏,以应五音。"这些话说明古人已观察到自然音乐(包括自然界的各种音响,如鸟语、虫鸣、风啸、雨声)以及人类文明诞生后所创造的音乐,对人体的脏腑、情感均有影响。

古人提出"五脏相音"的学说,这种相音的关系不是单一的,而是将自然、音乐和人结合在一起的大系统,体现着"同声相应,同气相求"的自然规律。

"五脏相音"的学说

五音	五脏相音	原理
宫	宫声入脾	宫音为五音之首,在五音之中最重要。 土为大地,万物之母,脾土为后天之本,生命活动的持续和气血津液的生化都有赖于脾胃运化水谷精微,而同为"土"的宫音,因为性质的相似,同气相求,可以与脾发生联系
商	商音入肺	金在音为商,在声为哭,西方在方位上属金。有趣的是音乐家们发现西北地区的商调式民歌的确多于其他地区。肺属金,与商音共有清肃的特性。 古人认为肺在志为悲,故有慷壮哀郁之声,同时,宣发肃降之中,又融健捷于内
角	角声入肝	肝属木,肝木的升发特性决定了它具有主疏泄的功能。疏泄功能正常则气机调畅,气血调和,经络通利,脏腑器官功能正常。 角音与肝同属木。角音为春之声,像春天新生的植物一样破土而出,朝气蓬勃,蒸蒸日上。这些解释都说明角象征阳气触动而生发,与肝的特性相统一
徵	徵声入心	心属火,在人体中如阳光一样。《内经》中说,火表现为徵音,在五声中属笑,心在五声中也为笑,欢快喜悦是心的特性,所以,喜,血液才能通利,血液充盈,神思敏捷。 徵为火性,古人认为徵调有欢快、跳跃的特点,故徵声入心
羽	羽声入肾	肾属水,先天之本,又是一身阴阳的根本,主生长发育,主藏精生殖。万物都要水的滋润,人们将水比作生命之源。水性寒冷凛冽,同时水为冬令,闭藏生气,储备营养。所以以肾为水脏,即从生理病理上说明肾与水的联系紧密,又说明了肾在人体中的重要地位。 羽音悠扬澄静,柔和透彻,同时有水的特性,故羽声入肾

古人把五音归属于五行,它内通于五脏,而与五志、五色、四季等相联系,具有随阴阳变化,五行运行的特性。五脏有病,常发生与之相应的音调,反过来,五音又会影响与之相应的脏腑功能活动。因此,五音疗法,是根据中医传统的五音理论,运用宫、商、角、徵、羽五种不同音调的音乐来调治疾病的方法。

五音	适应证型	曲目举例
宫	宫音浑厚沉浊,在五行属土,通于脾,具有敦厚、庄重的特点,可调节脾胃的升降功能,促进全身气机的稳定。适用于脾、胃及所属经络的疾病,如思伤脾所致的脾气虚、脾胃不和等	可选用《秋湖月夜》《鸟投林》《闲居吟》等曲目
商	商音清肃悠扬,在五行属金,通于肺,具有优美、高亢、悲切等特点,可调节肺的宣发肃降功能,促进人体气机的内收。适用于肺、大肠及所属经络的疾病,如忧伤所致的肺气虚,肺失宣降所致咳喘等	可选用《阳关三叠》《黄河大合唱》等曲目
角	角音和缓调达,在五行属木,通于肝具有柔和、舒畅的特点,可调节肝胆的疏泄功能,促进气机的升发、条畅。适用于肝、胆及所属经络的疾病,如肝气郁结、怒伤肝所致的肝阴虚等	可选用《草木青青》《绿叶迎风》《一粒下土万担收》等曲目
徵	徵音活泼嘹亮,在五行属火,通于心具有兴奋、活泼、欢快等特点,可助养心气,促进人体气机的上升。适用于心、小肠及所属经络的疾病,如喜伤心所致心气不足等	可选用《汉宫秋月》《喜相逢》《百鸟朝凤》等曲目
羽	羽音柔细尖利,在五行属水,通于肾具有奔放、哀怨等特点,可助养肾气,促进人体气机的下降。适用于肾、膀胱及所属经络的疾病,为恐伤肾所致肾气虚、肾不纳气引起的咳喘等	可选用《昭君怨》《塞上曲》等曲目

因此,五音治疗的关键是根据中医的辨证理论,在对具体情况全面分析的基础上,针对病证所在的脏腑、经络,以及根据五行之间的相生、相克关系,选择相应调式的音乐进行预防与治疗。

古人把五音各调所发出的精神效应进行归类:"宫音和平雄厚,庄重宽宏;商音慷壮哀郁,惨忧健捷;角音圆长通澈,廉直温恭;徵音婉愉流利,雅而柔顺;羽音高洁澄净,淡荡清邈"。音乐的内蕴是以人的情感为轴心的,对人的感染力极大,即使是原始时期的音乐信号,也带着激情的因素。音乐讯息给予我们欢乐、悲哀、宁静、急躁、爱恋、高尚、愤怒、宁静各种丰富多彩的感觉,心灵随着音波一起接受自然和人间的真、善、美。

无论欢、悲,都是机体生理和心理的综合表现,是神志对客观事物的一种反应,而五脏是情志的基础。《素问·阴阳应象大论》中说:"人有五脏化五气,以生喜怒悲忧恐。"所以,音乐又通过意识情感的作用,对五脏的生理病理产生影响。

五音	五行	精神效应	生理作用
宫	土	宫音和平雄厚,庄重宽宏	助脾健运,安神宁心,对食欲不振,情志异常有纠正的作用
商	金	商音慷壮哀郁,惨忧健捷	振奋人心,善治急躁,发泄悲观情绪
角	木	角音圆长通澈,廉直温恭	升发舒展,既能发散抑郁,又能平抑怒狂,由此对情志所致的各种脏腑失调作用明显
徵	火	徵音婉愉流利,雅而柔顺	通调血脉,抖擞精神
羽	水	羽音高洁澄净,淡荡清邈	发人遐想,启迪心灵,能促进生长发育

（三）音乐的养生作用

音乐与药物一样,同样能使人精气充盈,血脉畅通,从而达到扶助正气的目的。正气充沛,形体和面容就会健康而美丽。

中医非常重视精神因素,"神形相应"是"顾护正气"的重要方面,心神安宁,则五脏、四肢、百骸都在心神的统一下协调运转。音乐是心神的安定剂,人的情绪常常无意识地随着音乐的规律,和着音乐的节奏,随着旋律的波动,充满了美感、爱感,使头脑清晰,精神愉快。音乐赋予人主观感受上的随意性,可以凭借音调、节奏、旋律在广阔的想象天地自由驰骋,创造性思维也由此产生。

（四）音乐的抒情作用

不良的情绪会引起脏腑机能失常,阴阳失调,精血亏虚,气机失衡,是导致疾病、损毁容貌,甚至令人夭折的重要原因;愉快的情绪使人心情开朗,气血畅达,身心健康,驻颜美容,福寿俱增。中医认为音乐调摄不良情绪的作用表现在节制、疏泄、移情以及以情制情等方面。

1. 节制作用

节制、弱化不良情绪,是保持心理平衡的重要途径。古人说:"欲有情,情有节,圣人修节以止欲,故不过行其情也。"也就是说,情感必须有所节制。道德修养高深的人能在日常生活中注意节制,抑制不合理的生理和心理要求,不使情志过激。音乐对情感的节制作用,主要是它可以将人内心深处的喜怒哀乐流露于声音,使心灵的负担减轻,缓和情感的自然烈性,清除其中的粗野和放荡不羁,促使人们在优美的旋律中向"安和"的态度转化。《论音》中说:"虽怨以怒,而不忘忠厚,虽哀于思,而不忘于扶持。"说明了音乐对保持心理平衡的重要作用。

2. 疏泄作用

疏泄作用是把积聚、抑郁在心中的不良情绪宣达发泄出去,以尽快恢复心理平衡。好的音乐作品可以宣泄消极的情感。心情悲哀抑郁时,听一首忧伤的乐曲,看起来好像在悲哀的心情上又加上一层忧伤,而实际上在整个听赏过程中,心中的不快随着乐曲得到宣泄,音乐成为情绪宣泄的一个出口,心情渐趋平静。

3. 移情作用

情志所致疾病,古人推崇自然疗法。"看书解闷,听曲消愁,有胜于服药者矣。"音乐美的感染力很大,激昂乐观的音乐使颓废消沉的情绪自然消除,表现大自然富丽宽广的音乐更让人舒畅情怀,人们在音乐中寄托情怀,怡养心神,超脱人世间的烦扰,思想境界变得更为高尚。

4. 以情制情

《素问》中说:"怒伤肝,悲制怒;喜伤心,恐胜喜。思伤脾,怒胜思;忧伤肺,喜胜忧;恐伤肾,思胜恐。"中医美容按不同的情绪将音乐归类,以情制情,对证施乐,收效颇为可观。

（五）音乐的教化作用

传统文化中,养身养性浑然一体,强调良好的道德情操是养身养性的重要前提。荀子在《乐论》中说:"故乐行而志清,礼修而行成,耳目聪明,血气和平,移风易俗,天下皆宁,美善相乐。"把音乐与礼一样看成是通向心身健康、人性善美的重要途径。音乐的教化作用使神志安定,气血调和,各种生理活动都可以按正常的规律进行,因而使人健康美丽。

1. 温文尔雅,修身养性

音乐艺术能陶冶人的情志。音乐对人的性情、品格的形成具有铸造作用,所谓"直而温,宽而粟,刚而无虐,简而无傲"。音乐不仅使人得到一般情感的满足,更能感化人心,有益于个人的道德修养,使人致善。

音乐"入人也深","化人也速",能深刻强烈地作用于人的意识,促使人们爱自然,爱家园,爱祖国,爱正义,爱自由,成为推动人类道德升华的内在动力。通过音乐之熏陶,秉持美的法则,使心灵、情感、个性乃至举止、行为、外表都统一在美的基调上。

2. 恬淡虚无,顺应自然

"恬淡虚无",是中医美容所提倡的一种保证精神安宁、身心健康的措施。"恬淡虚无"本是道家的思想,对人们的养生保健一直具有极大的指导意义。《黄帝内经》的真谛就是顺应自然,思想清静,使精力充沛,形神合一,气血调和而益寿延年。优美的乐曲特别是表现大自然的音乐,能融入人的心灵,这种心理状态对身体健康、美貌容颜极为有利。

3. 养神畅志,意趣高远

"养神畅志"关键在于心地光明磊落,静谧中和,驱逐烦恼,专心致志,神清气和,乐观愉快。精神乐观有益于养生,乐观的情绪能消除对健康有害的因素,令抗病能力增强保持开朗的精神状态、保持欢愉是美容保健的妙方。音乐令人畅志,积极的情感对人的生理、心理都有极好的影响;音乐中隐伏着哲理,能使人了解哲理的力量,从而树立起坚定的意志和信心。

二、用音乐塑造完美的人格、体质和容貌

常见的中医美容中,将人分为肥人、瘦人、肥瘦适中人三大类,以判别各自的气血状态,其中肥瘦适中型最为完美,肥人则气虚、阳虚、血虚。因此,在音乐疗法的运用上,偏于肥胖者宜振奋阳气,鼓动机体功能,消化痰湿。瘦人则应以阴柔乐曲为主,这些乐曲能减慢代谢,抑制功能过亢,减少消耗,从而达到增加体重的目的。肥瘦适中者,宜用节奏平缓的音乐以养身延年。

中医对于肥胖患者有很多治疗方法,在《灵枢·卫气失常》一篇中,有专门对肥胖证的分类方法,将肥胖人又分为膏型、脂型、肉型三类。从其描状况来看,膏型人"从腹垂腴",脂肪层较厚,病理是多气而热,类似于过食脂肪、营养过剩的肥胖证;脂型人"其身收小""虽脂不能大,"虽胖但整个人的体积却不显得太大,引起脂型肥胖的原因是"血清""气滑少",即气血虚弱而引起的虚胖;肉型肥胖则"上下容大",显得粗壮胖大、结实健壮,是一种健康的胖。音乐有辅助减肥的作用:膏型肥胖,可选听《二泉映月》之类,以宁心静神,养阴清热,健脾消食;脂型肥胖宜选听《花好月圆》之类,以帮助消化,促进吸收,以化生气血,消减肥胖;肉型肥胖,则宜多听《苗岭的早晨》之类,以舒展情志,颐养情操,使形体更加健美而不致臃肿。

三、美容音乐的意义

中医经典《黄帝内经》认为："恬淡虚无，真气从之"，人体的精气神就会滋养机体，不仅能美容，而且能健体、长寿。因此要求人们"内无思想之患，以恬愉为务，以自得为功"，这样才能"形体不敝，精神不散"，体健貌美，精力充沛。一般来说，保持容貌的要求是"精神内守，不妄作劳，饮食有节"等，医学理论则以"补益五脏，疏通经络，延缓衰老，清洁养护"为指导思想。同时，中医称美容为"驻颜""益容"。我们以这些理论作为依据，选择的美容音乐自然也就具有了一定的功效，可以体现出中国人独有的养生观和美容观。

单元实训与讨论

1. 实训：完成对五音代表乐曲的分类、选择收听，评价五音与五脏的对应关系。
2. 讨论：中医音乐美容如何在美容院场景中应用？应该注意什么？

学习总结与反馈

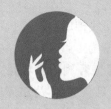 # 单元十　芳香经络美容

学习要点

芳香经络美容的内容、作用与应用。

学习难点

芳香经络美容与中医美容的内在联系。

学习内容

　　人类使用植物类药物(也称草药)来治疗疾病,无论东方还是西方都有着悠久的历史。早在公元前 4500 年,中国就已发现植物具有治疗疾病的功效,埃及人则发掘了芳香植物在肉体上和精神上的特质,希腊人更是除了将精油用在医疗方面,还用它来做镇静剂和兴奋剂,并把它用在沐浴和按摩中。

　　芳香疗法起源于古埃及,近代盛行于欧洲,是以萃取自植物中的精油来预防或治疗疾病,属于自然医学中植物药疗法的范畴。不同的芳香精油会使人产生不同的情绪及身体反应,也因为当时人处于身心愉悦放松的状态中,所有的不适自然降低。几个世纪以来,精油因为被普遍使用,故已成为自然疗法中不可或缺的组成,不仅能协助治疗各种疼痛,甚至有助于消除现代生活中所面临的压力和紧张。

　　属于自然疗法的芳香疗法在中国美容治疗与保健领域十分流行,芳香疗法与中医疗法也有着颇深的渊源:芳香疗法属于广义的中医美容范畴,它与中医疗法均具有十分悠久的历史,均具有治疗疾病、美容、养生的功效,在较为完整的理论指导下进行。

芳香疗法与中医疗法的比较

	芳香疗法	中医疗法
材料	精油	中药
组成	单方精油 复方精油 基底油	单味药 方剂 煎药的水
制法	需萃取	需炮制
器具	熏烟、芳香喷雾机等器具	针灸、刮痧板等
手法	独特的按摩手法	推拿、点穴等手法
服法	内服、吸纳、亲和等多种作用方式	药物内服、外敷、吸纳、推拿按摩、点穴针灸、刮痧等

　　两者的取材都是天然的植物,对人体伤害小,作用大,效果好。这些都决定了使用精油来舒缓精神压力与增进身体健康的芳香疗法,在美容上有着广泛的应用和广阔的前景。

一、精油

精油一般分为单方精油及复方精油。

	单方精油	复方精油
制作方法	一般是将植物的根、茎、花、叶、果通过蒸馏、压榨、溶剂萃取、脂吸等多种不同方法提炼而得天然精纯的活化物质，由碳、氢、氮等分子组成，属挥发性香精	将单方精油与温和的基础油（如甘油、荷荷芭油、杏仁油、橄榄油等）依固定比例调配
使用方法	一般植物精油在使用时，为避免高浓度刺激，不能直接用于皮肤，而是要使用基础油加以稀释	可直接使用于皮肤

精油品质的优劣与植物的品种、提炼技术有关，与产地、蒸馏次数等无关。

二、芳香疗法的作用

芳香疗法的应用十分广泛，来源于精油本身的特质。关于芳香疗法的治疗作用，现在尚未取得统一的结论，我们参阅了众多芳香疗法学界的资料，把芳香疗法的作用总结于下：

1. 从现代医学来看，植物精油能帮助新细胞成长，加快去除老细胞的方式来延迟老化的过程。

2. 抗菌、消肿及加速排除毒素。

3. 它们可以影响周边神经末梢，进而舒解压力和紧张。

4. 增进皮肤的弹性，帮助消除瘢痕。

5. 对调节生理、身心有着重要的价值。

植物精油对组织内容物的交互作用具有良好的效果，可以增进机体和神经的健康，提高人体免疫力，使心理和生理发挥更大的效能。

针对不同的系统，芳香疗法也有不同的作用。

系统	作用
皮肤系统	消炎、抗真菌、促进愈合、除臭、驱虫
骨骼系统	激励、排毒、抗风湿
呼吸系统	化痰、抗痉挛、防腐杀菌
消化系统	抗痉挛、健胃通气、利胆、强肝、增加食欲
内分泌系统	调经、营养子宫、杀菌、催乳、壮阳、缓解压力
神经系统	安抚、兴奋、营养神经、抗神经痛
淋巴系统	抗菌和过滤病毒、退热、排汗
泌尿系统	消炎、利尿
肌肉系统	抗痉挛、消肿、促进愈合
心血管系统	对血压的双向调节作用、激活淋巴，滋补收敛
生殖系统	抗痉挛，调经，滋补子宫，杀菌，催乳，壮阳，节欲

三、芳香疗法的应用

广义的芳香疗法也称为"五感疗法",就是将植物精油运用"香熏""按摩"和"沐浴"等方法,通过人体的嗅觉、味觉、触觉、视觉、听觉五大感觉功能,将植物精华成分经由皮肤和呼吸系统吸收,作用于人的脑垂体,调节身体内分泌,进而影响人的多个系统和脏器,在生理和心理上进行调整,使身心恢复协调,消除忧郁、焦虑、烦闷、愤怒等情绪和疲惫感,达到内外感官和精神肉体的一种良好状态。此外,精油分子微小,能穿透皮肤,经由淋巴与细胞间质传到身体其他部位,因此将精油涂抹于皮肤上,可以改善各种不良的肌肤状况,活化循环,强化细胞的活力,紧实肌肤抗老化,同时以能缓解身体疲惫,舒活筋骨,改善体质,最终达到美容的良好效果。

在具体使用上,芳香疗法借鉴中医的五行学说,形成"五行芳香疗法",搭配适当的精油加以应用,达到良好的效果,目前使用十分广泛。

芳香疗法的常见操作

芳香疗法	操作方法	生理作用
蒸熏法	香熏炉香熏法、加湿机香熏法、暖气机香熏法等;其主要操作是将精油数滴滴入熏香灯中,借由间接加热的方式使精油分子挥发于空气中,通过呼吸进入体内,刺激神经	调适心灵、调理体质
按摩法	常用于专业的美容沙龙、SPA 中,针对不同体质、不同身心需求,利用复方精油按摩脸部、头部、全身	消除疲劳、促进血液循环、加速淋巴排毒,达到美容健身的功效
香熏沐浴法	香熏蒸汽浴、香熏坐浴、香熏温水浸浴、足浴、手浴;将精油数滴滴入沐浴用水中,借由水温使精油分子挥发于浴室中,以呼吸及皮肤吸收的方式进入体内,刺激嗅觉	以此消除疲劳、促进血液循环
喷洒擦拭法	以精油制成香精、香水、古龙水等制品,直接微量擦拭或喷洒于身上	刺激嗅觉、遮掩体味
吸入法	居家吸入法、简单吸入法、旅行吸入法及自然吸入法等	
按敷法	冷敷或热敷法	
香熏漱口法	精油刮痧法	洗发护发

四、针对皮肤美容疾患的芳香疗法

在常见皮肤美容疾患上,芳香疗法具有一定的价值,我们简单介绍几种芳香疗法处方。

五行芳香疗法的应用搭配表

分项 \ 五行	木	火	土	金	水
阴阳状态	上升偏阳	极阳	下降偏阴	集结的阴	极阴
季节	春天	夏天	夏末	秋天	冬天

分项 ＼ 五行	木	火	土	金	水
时间	早上	中午	下午	晚上	深夜
颜色	绿色	红色	黄色	白色	蓝黑色
身体器官	肝脏、胆囊	心脏	脾脏、胰脏、胃	肺和大肠	肾脏、膀胱
身体组织	筋腱韧度	血管	肌肉	皮肤	骨骼
感觉器官	眼睛	舌头	嘴	鼻子	耳朵
身体表征	指甲	肤色	嘴唇	体毛	头发
器官的主要功能	内分泌系统	循环造血功能	消化吸收系统	呼吸排泄系统	泌尿生殖系统
声音	大叫	笑	歌唱	流泪	呻吟
情绪根源	愤怒	爱和喜悦	忧虑	悲伤	恐惧
适宜的单方精油选择	佛手柑、茶树、柠檬草、柠檬、葡萄柚、柑橘、薰衣草	洋甘菊、茉莉、月桂、培地草、香蜂香、薰衣草、玫瑰、黑胡椒	薄荷、柑橘、橙花、白豆蔻、茴香、马乔莲、胡荽、葡萄柚	天竺葵、乳香、鼠尾草、尤加利树、牛膝草、松木、麝香、没药、西洋耆草、香水树、马乔莲	迷迭香、茴香、雪松、丝柏、天竺葵、檀香木、生姜、杜松莓、藏茴香

单元实训与讨论

1. 实训：完成对不同精油的体验，针对不同的美容问题，进行选择和操作。

2. 讨论：芳香美容疗法是如何体现源于自然、基于经络？体现在哪里方面？

学习总结与反馈

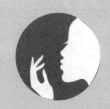 # 单元十一　其他自然美容

学习要点

蜂疗美容、药浴美容、足疗美容的内容与功效。

学习难点

自然美容与中医美容的内在联系。

学习内容

一、蜂疗美容

利用蜜蜂及其产品供人体医疗保健的方法称蜜蜂疗法，简称蜂疗。蜜蜂疗法用于美容乃是自然医学的一个组成部分，也属于中医药美容范畴。

《神农本草经》中多处强调了蜂产品的美容保健功效。西晋时期已能将混合的蜜蜡分开提炼，分别利用。蜂蜜很早就被用于防衰老和增白的美容剂，晋代女子直接用天然蜂蜜抹面。南梁陶弘景在《神农本草经集注》中指出"蜂子酒渍傅面令人悦白"。南北朝时的《木兰辞》中，就写有"当窗理云鬓，对镜帖花黄"，花黄指花粉。南宋张炎《山中云词》记"脂痕淡扫蜂黄，可怜独倚新妆"，也是以花粉作化妆品的情景。后魏贾思勰《齐民要术》中记载着用醋处理花粉，加工成面脂的方法："揉取花粉放入瓷碗中，取石榴二三个，以少量粟饭浆水最酸者搅拌，再和以花粉，制备美容面脂。"唐代甄权在《药性本草》中记载："以姜汁同蜜各一合，水和顿服，常服面如桃花。"蜜蜡"又主白发，镊去，消蜡孔中，即生黑者"，"久服蜂蜡轻身不老"。唐代孙思邈在《千金方》中记载着治少年发白的方法："拔白生黑治年少发白，拔去白发，以白蜜涂毛孔中，即生黑发，不生，取梧桐子捣汁涂上，秘生黑者。"还介绍治面上斑点的方法："取白蜜和茯苓末涂之，七日便瘥也。"明代李时珍在蜂蜡项下写到"久服蜂蜡，使人不老，轻身""以白茯苓蜜治疗面斑雀斑"。

蜜蜂疗法是一种传统中医疗法，也是一种历史悠久的自然疗法。中国蜜蜂资源丰富，自古以来，蜂疗在中国传统医学和民间医疗保健中占据重要地位，而与现代美容的结合既广泛又深远，体现在蜂疗美容保健技术的多个方面。各种蜂产品的联合使用，尤其内服与外用的有机结合，才是美容的根本原则。

各种蜂产品

分类	成分
蜂产品	蜂蜜、花粉和蜂胶
蜜蜂的分泌物	蜂针液、王浆和蜂蜡
利用蜜蜂与蜂群	蜂子、蜂体
蜂针	蜂针和蜂针液

（一）蜂产品——蜂蜜、花粉和蜂胶

1. 蜂蜜

蜜蜂采集花内蜜腺或茎叶蜜腺的分泌物，经过酿制而成的蜂蜜，历来是人类的珍贵食物。《神农本草经》将蜂蜜列为上品补益药，李时珍在《本草纲目》中推荐 20 种蜂蜜治病处方，大大称许蜂蜜的美容保健功效。

蜂蜜中含有 70% 以上的果糖和葡萄糖，还含有多种维生素、酶、有机酸、氨基酸、激素、常量元素和微量元素，常服蜂蜜有助于健康长寿。成熟蜂蜜具有抗菌作用，外用能治疗下肢慢性溃疡、皮肤创伤、口腔溃疡、小儿鹅口疮、冻伤、灼伤和一些皮肤病，许多护肤膏和美容剂也多用蜂蜜配方。蜂蜜也是药剂学中常用的矫味剂、赋形剂和黏合剂，"炼蜜为丸"是传统的中药剂型。

蜂蜜的美容功效如下：

（1）营养皮肤：蜂蜜的营养成分齐全而丰富，对皮肤具有营养滋补，改善代谢，增加细胞新生的作用。

（2）滋润皮肤：蜂蜜对皮肤有滋润作用，使皮肤保持柔软。

（3）吸湿：蜂蜜具有高度吸湿性，可吸收皮肤的分泌物，以保持皮肤洁净减少刺激和损害。

（4）抑菌：蜂蜜具有明显抑菌、杀菌、抗炎、防腐作用，可消除和防止皮肤感染，是一种皮肤杀菌剂。

（5）生肌：蜂蜜的防腐生肌功效能促进皮肤愈合，创伤修复。

（6）和百药：蜂蜜能和百药，利于与其他药物相和配伍，载药于皮肤，发挥多种作用。

2. 花粉

蜜蜂在采蜜的同时又为植物传授花粉。花粉一词的拉丁文"pollen"，有强大的、元气充沛的含义。中国古代就有食用花粉的习俗，《神农本草经》载香蒲花粉和柳花粉是保健药。《新修本草》介绍松花粉酒服健身疗病。现代研究表明：花粉的蛋白质和糖含量占 50% 以上，花粉所含脂质中多为不饱和脂肪酸如亚油酸、亚麻酸，含有多种维生素、常量元素和微量元素，且种类齐全、比例适当，富含多种生物活性物质如活化酶、黄酮化合物、激素、免疫蛋白和钙调蛋白等，增强了机体应激能力，起到健身、祛病和延缓衰老作用。蜂蜜、花蜜或外用含花粉成分的化妆品、保健品对皮肤美容有良好的效果，还有助于粉刺、雀斑、老年斑和皮肤小皱纹的消退。

花粉的美容功效如下：

（1）健美皮肤：花粉中营养丰富，如氨基酸、维生素和各种活性酶、激素等可直接为皮肤细胞所吸收，改善皮肤外观，活化皮肤细胞增加其生命活力，使皮肤健美，延长妇女青春期。

（2）延缓皮肤衰老：花粉改善皮肤营养状态，促进皮肤细胞新陈代谢，能延缓皮肤衰老进程，保持悦颜。

（3）消除皱纹：花粉防止皮肤干燥脱屑，增加老化了的皮肤的弹性，增加柔润，可使皱纹减少或消除。

（4）防治皮肤病：花粉具有预防和治疗某些皮肤病的作用，外用内服均具有美容和治疗作用。

（5）抗自由基：花粉中含有丰富的超氧化物歧化酶（SOD），使用花粉系列美容化妆品，可有效去除皮肤表面和内部的氧自由基，达到抗老化效果。

3. 蜂胶

蜜蜂从植物幼芽树干采集树脂加工而成的一种芳香性胶状固体物质称蜂胶。已知蜂胶具有广泛的生物学活性，是一种高效的天然药材。

蜂胶中可以分离出多种黄酮化合物、苯甲酸和肉桂酸衍生物，以及具有药理学和生物学活性的醇、酚、烯烃和萜类化合物，还分离出脂肪酸、甾类、氨基酸、维生素和多种化学元素。蜂胶除对多个系统有保健作用外，还具抗炎、促进创伤组织再生、美容健肤等效用。现代医学研究证明，蜂胶调制的多种外用药剂治疗带状疱疹、灼伤、冻疮皲裂、寻常痤疮、湿疹皮炎等皮肤疾患有效，极少数人对蜂胶产生接触性皮炎、荨麻疹等过敏反应，停药后过敏症状消失。

蜂胶的美容功效如下：

（1）抗菌消炎、抗病毒：蜂胶以其特有成分，具有抗菌、抗病毒、抗原虫的消炎功效，在美容化妆品中，发挥着独特作用。

（2）止痛、止痒：蜂胶止痛和止痒效果显著，对皮肤痛痒具有明显疗效。

（3）除臭：蜂胶具有除臭及去除异味的功效，用于香身。

（4）抗氧化：蜂胶具有抗氧化、抗自由基的作用。

（5）组织再生：蜂胶具有生肌去腐的功效，以促进细胞再生和组织修复。

（6）护肤：蜂胶能增强皮肤免疫水平，增加抵抗能力，保护皮肤，延缓老化。

（二）蜜蜂的分泌物——蜂针液、王浆和蜂蜡

1. 蜂针液

蜂针液（蜂毒）是蜜蜂螫器官酸腺和碱腺分泌的具有芳香气味的透明液体，螫刺时从贮液囊中经螫针排出。蜂螫治病在中国由来已久，《黄帝内经》中即有"病生于内其治毒药"的治疗原则，民间称为"以毒攻毒"。蜂肽是蜂蜜针液的主要成分，磷脂酶、透明质酸酶等酶类以及组胺、儿茶酚胺等生物胺类都是蜂蜜针液的活性成分。

除了针对性治疗外，蜂针液对血栓闭塞性脉管炎、结节性红斑和银屑病等有医疗功效。纯净蜂毒药剂可用于诊断性皮试和脱敏治疗。在美容上主要在医生的指导下，用于顽固性损美性皮肤疾患的治疗与保健。

2. 王浆

王浆又称蜂乳，是工蜂咽部腺体分泌的一种半透明乳浆。我国云南少数民族早就认识到王浆的宝贵价值，流传着"蜂宝治百病"的经验。王浆对衰老体虚、更年期综合征、神经症、失眠、厌食、贫血、高脂血症有良好疗效，鲜王浆外用可以滋润皮肤，治疗皮炎、脱发等症。

王浆的美容功效如下：

（1）增强细胞活力：王浆具有促进和增强表皮细胞的生命活力，改善其新陈代谢，防止和延缓细胞老化。

（2）改善弹力纤维功能状态：王浆能防止皮下弹力纤维变性和硬化，从而增加皮肤弹性，减少和推延皱纹的产生。

（3）滋补营养皮肤：王浆在营养皮肤的同时，又可滋补皮肤，使皮肤滋润，皮肤柔软，推迟或延缓皮肤老化。

（4）保护皮肤增强皮肤抵抗力：王浆能减少皮肤代谢产物的堆积，能增加皮肤对不良因子的抵抗能力，还具灭菌抗炎功能。

（5）预防、治疗多种损美性皮肤疾病：王浆在防治多种皮肤病中颇有效果，除美容外，对面部雀斑、黄褐斑、粉刺、脂溢性皮炎等有良好的效果，且很少出现过敏反应和其他毒副作用。王浆也是一种安全、高效、多功能的化妆品添加剂。

3. 蜂蜡

蜂蜡是工蜂腹部四对蜡腺所分泌的固体脂质，含脂类、游离酸类、游离醇类和烃类等，软脂酸蜂花酯含量最多。《神农本草经》列其为上品，载蜂蜡"味甘、微温、主下痢脓血、补中、续绝伤金疮、益气"。蜂蜜和蜂蜡属于常用传统中药材，历代医籍方书中用蜂蜡治病的配方有 15 种入选《中药大辞典》。利用加热熔化的蜂蜡作为温热介质将热能传至机体，达到治病目的。蜂蜡疗法历史悠久，《医学集成》载"蜡矾丸治诸般疮毒，初起即消，已成即溃"，《医林集要》用此拔热毒、止疼痛、敛疮口。现代调制多种药用和护肤软膏、硬膏、霜剂等多以蜂蜡做原料，它还被用于某些药片、丸剂的包衣和外壳，制作牙齿模型等。

蜂蜡的美容功效如下：

（1）耐温：蜂蜡对温度的耐受，不受自然界温度更大影响，使配制的化妆品保持应用状态，用在皮肤也能比较稳定地发挥作用。

（2）乳化互溶：蜂蜡在与碱作用后，容易乳化且乳化后形成的膏体也较稳定。蜂蜡可与油类互溶，并可使其他配料结合在一起，质量保持稳定，可长期存放。

（3）润肤护肤：蜂蜡作为营养性和收敛性物质用于皮肤美容，是高级天然佳品，是制作面膜的优选原料。

（4）消除皱纹：蜂蜡能营养皮肤，改善皮下组织状况，使其弹力纤维活化，抗御硬化，促进皮肤柔润，减少皱纹。

（5）生肌：蜂蜡具有止痛生肌作用，可治疗皮肤裂伤、脱发等疾病，还可用于医治冻、灼、烫伤等。另外，蜂蜡内服的美容养生作用历来受到重视，这是更根本的方法。在考虑到外用药物的同时，若能配合内服，其效果更会突出而稳固。

（三）利用蜜蜂与蜂群——蜂子、蜂体

蜂子又称蜂胎，泛指蜜蜂的幼虫和蛹。早在公元前 3 世纪，蜂子、蝉蛹就是帝王贵族的美容保健的珍贵食品。《神农本草经》将蜂子列为上品："味甘，平，主治头疯，除蛊毒，补虚羸伤中，久服令人光泽。好颜色不老。"陶弘景《神农本草经集注》："蜂子酒渍傅面令人悦白。"

蜂幼虫和蛹的组织中含有丰富的营养物质和蜕皮激素、包幼激素，蜂王幼虫所含氨基酸的种类与王浆类同。成年蜜蜂全虫可入药。中国民间流传着蜜蜂内服或外用治疗风湿病、妇科病、哮喘和支气管炎等验方。在顺势疗法（又称同类疗法）中，使用蜜蜂滴剂、丸药和软膏治病。1875—1885 年，法灵顿在哈尼曼医科大学报告提出：蜜蜂是一种珍贵的新药剂。一百多年来,所有顺势疗法的书籍都推荐使用蜜蜂来医治多种疾病。

(四) 蜂针疗法

蜂针疗法是利用蜜蜂尾部螫针运用针灸原理螫刺人体穴位,是一种自然疗法,在世界部分国家应用已经超过 1200 年之久,在中国、韩国和俄罗斯有临床上广泛的使用。民间蜂螫治病经验与针灸医术相结合发展而成的蜂针疗法,通常由操作者临时取出成年工蜂,运用工蜂螫针作针具,对人体经络穴位施行一定刺激手法以防治疾病,是一种复合型刺灸法。蜂针的机械刺激,作用于十四皮部和穴位,借以疏通经络,调和气血;针刺同时注入皮内适量蜂针液,具有经穴注射的药理作用;蜂针继发局部潮红充血,与温灸效应类同,达到温通经脉,扶阳散寒的目的。蜂针循经散刺法属轻刺激,经穴直刺法为中等刺激,活蜂螫刺法是强刺激,视个体反应辨证施治。以经络学说为理论基础的蜂针疗法提高了原始蜂螫法的疗效,使用活蜂蜂针,将蜂针液中挥发性成分注入人体,这是蜂针液药剂所无法代替的,而其在美容中的积极应用与探索也给蜂针疗法更大的发展空间。

蜂针疗法,兼有针、药、灸三种作用:

"针":指蜂的尾刺似针,能刺激人体的经络、皮部,以疏通经络,调和气血。

"药":指蜂针中的蜂针液输入人体,发挥了蜂针液的一系列药理功效。

"灸":是蜂针刺后,局部充血红肿,皮温升高,似有温灸效应,可起到温经通络、扶正祛邪的作用。

蜂针液味辛、苦,性平具有祛风通络、化瘀止痛、抗过敏、降血压的功效。实验研究表明,蜂针液含多种性胺、糖类、脂肪、氨基酸,以及卵磷脂、组胺、胆碱、甘油、磷酸、蚁酸、脂肪酸及磷、碳、硫、镁、铜、钙、钾等元素。很多场合提出蜂针液的使用广泛性可以和类固醇相比,但后者的副作用是蜂针液没有的。

古埃及、古印度、古罗马和中国都曾经以蜂针治疗风湿病,西方文艺复兴时期的文献也记载盖伦曾经用蜂针治疗风湿病的案例。19 世纪末开始有了关于蜂针疗法系统性的临床研究,1936 年中国也开展全国性大规模的研究。现今,蜂针疗法已经广泛贯通在自然医学的多个领域,成为自然医学的一个重要的分支,尤其在美容上,和其他蜂疗技术一样,被人们重视和深入研究。但需要注意的是,蜂针疗法不像其他蜂疗技术,无论在施针部位还是蜂针液的毒性上,都具有一定的危险性,故目前来看,其在美容保健中的应用性和可操作性不强,还处在积极探索的阶段。

二、足疗美容

足疗,广义上指足部按摩,即施用一定的、有规律、有力度的手法,作用于人体足部及膝关节以下部位相应的脏腑器官反射区及特定经穴,通过神经反射、疏经活血,以调节脏腑功能为目的的一种保健行为。狭义指足部诊疗按摩,对于机体一般疾病的临床诊断与治疗,具有辅助保健康复的作用。既属于中医推拿按摩的范畴,也属于自然疗法中的按摩疗法。

美容是人们对自身容貌与肌肤的一种追求。然而,美容不仅是外表装扮的美,还是机体内养健康与外养装扮美相统一的整体表现。可以说,内养指人体脏腑器官与七情(喜、怒、哀、乐、悲、恐、惊)或五志(怒、喜、思、悲、恐)之内环境相对稳定的一种状态,即五脏六腑功能健全,阴阳调和,情志正常,机体代谢健旺。外养,应指人们对自身肌肤与容貌的护理与装扮。

由此看来,足疗保健与美容具有深远的联系。

(一)足疗是调节脏腑功能的有效手段

足疗,现代医学称足反射疗法,即足反射区疗法。足反射区,指按一定规律排列在人体足部皮表上的与相应脏腑及其功能系统有特殊内在联系信道的神经末梢和内外感受器的结集区域。人体足部有密集的神经束和神经末梢,分布为90多个神经反射区。

现代医学所说的反射,指人的机体在中枢神经系统的参与下,对内外环境的变化作出有规律的适应性反应。反射活动的结构基础是反射弧,即感受器(感觉神经末梢)→传入神经(中间神经)→神经中枢(反射中枢,指中枢神经系统内对某一特定生理功能具有调节作用的神经元群)→传出神经(中间神经)→效应器(运动神经末梢)。神经末梢是周围神经纤维终止于其他组织或器官的终末部分,根据功能的不同,可分为感觉神经末梢和运动神经末梢两类。感觉神经末梢构成感受器,运动神经末梢构成效应器。感觉神经末梢分布于上皮组织、结缔组织和骨骼肌组织内,感受冷、热、痛的刺激和肌纤维伸缩、肌张力的变化;运动神经末梢终止于肌组织和腺体,可引起肌纤维的收缩和腺体的分泌。根据这一生理反射原理,足反射疗法通过一定的手法,在足部特定部位反射区进行反射按摩刺激,能够对相应脏腑的功能起到有效的调节作用。反射学是欧美的现代医学,足部反射疗法进入中国是在20世纪末。

然而,祖国传统医学对足部诊疗疾病的认识与临床实践,远远比西方早很长时间。2000多年前的《黄帝内经》就记载人体足部有38个穴位,认为足三阴经脉、足三阳经脉都是通过足部的循行通达止脏腑,并在《素问·厥论》中还指出:"阳气起于足五趾之表,阴气起于足五趾之里",又与手三阴经脉、手三阳经脉相互沟连,经脉气血流注全身,使机体脏腑得到良好的濡养。

人体五脏中,肾为先天之本。《灵枢·本神》说:"肾气虚则厥,实则胀,五脏不安。"脾,为后天之本,气血生化之源。故《景岳全书·血证》中说:"血者水谷之精微也,源源而来,生化于脾。"中医经络学认为,足少阴肾经,起于足心涌泉穴;足太阴脾经,起于足大趾内甲角的隐白穴。通过足部按摩,经常温煦肾、脾二经,是强肾健脾之根本。由此可见,人们把足比作"第二心脏"是有道理的。

(二)足部按摩对脏腑功能的调节作用

从足部的生理解剖来看,人体膝关节以下部位,同样分布有丰富的血管、神经、淋巴管的支脉、微管脉及经络脉网。对足部的整体按摩,不但使足部得到保健,增强足部的功能效应,更重要的是,能使整个机体都得到有效的调整,保持旺盛的生命活力。

1. 足部按摩促进血液循环

人体心脏的搏动,推动血液不间断地周身循环。在体循环中,动脉血流速快,将含氧量高、营养丰富的物质输送到机体各个部分;静脉血含有大量代谢物,流速慢,容易滞留在血管壁上,尤其足部较为明显。静脉血流不畅,毒素等代谢物质局部沉淀,同时血流压力增高,心脏负担加重,长期得不到改善,相应部位的微循环就会出现新的障碍,产生无菌性炎症,造成疾病,损伤机体健康。足部按摩,能改善血液循环,减轻心脏负担,使新陈代谢功能得到提高。

2. 神经反射调节机体相应功能

反射是对外界刺激的一种反应。临床证明,当机体组织器官长期得不到濡养或经常受到不良刺激而出现异常反应时,在足部相应的部位,就会出现皮表下的沙粒状物质,按压会有明显的疼痛感。对这些区域按摩时,手法的良性刺激所产生的信息,可通过神经传导,刺激机体组织的调节功能:刺激骨骼肌组织,相应的肌腱群就会有效收缩;刺激腺组织,相应的腺体就分泌腺液,使机体功能逐步消除异常反应,恢复正常的生理状态。

3. 疏通经络,行气化瘀

经络理论是中医学的理论基础,是传统医学的重要内容。中医认为,分布于人体的十二经脉、奇经八脉及十五络脉,内连脏腑,外连肢节,是沟通脏腑内外的气血运行和濡养阴阳的信道,经络不通,气血流注不畅,人体就会不舒服或局部产生痛感。这就是经络学所说的"通则不痛,痛则不通"的道理。足部按摩的循经点穴按摩手法,就可以起到疏通经络,使气血流畅的作用。

足部功能的生理状态,对于人体机能的正常发挥具有直接的影响。人们常说:树死根先枯,人老腿先老。足为人之根,养足如养人。正如近几年人们说的:春天养足,升阳固脱;夏天养足,暑湿可祛;秋天养足,肺润肠濡;冬天养足,丹田温灼。但是,说归说,人群中忽视足部保健的人也不在少数,就美容群体的女性来说,重视面部美容的多,忽视足部保健的也多。忽视足部保健大致有这几种:① 夏秋暑湿阴凉之时赤足;② 一年四季穿超高跟鞋;③ 长期不运动等。这些不适宜的习惯与爱好,都会对机体造成慢性损伤,对容貌的内养也形成潜在的不良影响。

4. 足部按摩保健的几种方式

足部按摩的传统方法很多,有循经按摩、配穴按摩,有药浴、药敷等。名目繁多、方法各异的足部诊疗、保健方式,都是通过在足部特定部位的不同施术,以期达到调节脏腑功能、改善机体生理状态、增强体质的目的,使人体的精、气、神能够旺盛持久。

三、药浴美容

药物沐浴方法在当今使用广泛,最常见的就是家庭和一些温泉中的药浴项目。尤其是富含微量元素的天然温泉水加入多种中药煎剂进行药浴,以达到养颜润肤保健的目的,往往取得良好的效果,既属于中医美容技术的中草药疗法,也属于自然疗法中的植物药疗法和水疗法。其施用方法如下。

1. 讲究因人而宜,注重辨证取方

中药药浴所取中药,遵循外治法则,以清代外治名医吴师机所述"泻其余补不足,外治之法耳"之则,针对不同浴者给予分类取方。浴者中根据中青年与老年人的皮肤特征不同,所取之方则异。无疾病者分为两类:老年人以调理阴阳为首,疏通经脉,使阴平阳秘,气血调畅而养生护肤;中青年以轻宣为重,宣泄郁里,使肌肤调畅,达到解乏爽身洁肤的功效。有疾病者亦分两类:对于老年人皮肤瘙痒者,多取祛风润肤方;年轻人油腻感强,驻有痤、疮、癣者,则清热解毒杀菌效佳。

2. 四法配四方汤,辨证取药

根据浴者具体情况,辨证给药。

人群	汤剂	药物组成
无皮肤疾病者、老年人	养生护肤汤	怀牛膝、川芎、桂皮、当归、鸡血藤、夏枯草、玫瑰花等
中青年	清宣爽肤汤	银花、菊花、丹参、丹皮、玫瑰花等
皮肤瘙痒者	止痒润肤汤	马齿苋、苦参、苦楝皮、白鲜皮、桃仁、当归等
痤、疮、癣者	清热杀虫爽肤汤	藿香、苦参、苦楝皮、桃树叶、白鲜皮

3. 治疗方法

将中药加水煎煮,20 分钟后将中药药汁、药渣一起倒入椭圆形木桶中,加入温泉水至桶2/3 处,待温度达到身体能适应的温度时将颈胸以下浸入温泉水中,病人坐位,头部靠在桶边,放松全身。冬季水温在治疗过程中偏低时及时加入温泉水调温,浸泡 20 分钟后用温泉水冲干净,擦干,穿衣。

温泉之效:一般的温泉的水常年都保持在 42～60℃,往往水质洁净透明,含有钙、镁、硫、锌等 30 多种矿物质和微量元素,有明显增强人体免疫功能的作用和治病强身的效能。

根据中医的外治理论,针对浴者的身体情况和皮肤的自身情况,辨证用药。在养生扶肤汤中,当归、鸡血藤、玫瑰花、川芎有活血化瘀、养血润肤作用,怀牛膝、桂皮有滋补肝肾,强身健体的功效,上方共享,对老年性皮肤瘙痒症、冬季瘙痒症以及鱼鳞病等表现出血虚、肝肾不足的患者有较好的疗效;轻宣爽肤汤用银花、菊花清热解毒,丹参、丹皮、玫瑰花养血活血,上方共享,可解除疲劳,使肌肤得到较好的保养;止痒润肤汤以马齿苋、苦参、苦楝皮、白鲜皮为主药,清热解毒、祛风止痒,桃仁、当归活血化瘀,调理肌肤,上方共享,对慢性湿疹、神经性皮炎、银屑病以及皮肤瘙痒症等有明显的止痒消疹功效;清热杀虫爽肤汤,组成中藿香、苦参、苦楝皮、桃树叶、白鲜皮等清热燥湿、祛风杀虫止痒,此方多用于患有癣疥的患者以及顽固性的皮肤瘙痒症。

现代药理研究表明,浸洗皮肤的药浴中的某些成分可经过皮肤、汗腺、毛囊吸收,渗透进入体内而产生治疗效果,而某些药物经过研究也有明显的促进透皮吸收的作用。

作用	药物
促进皮肤微循环	当归、鸡血藤、玫瑰花、丹参、丹皮、川芎、桃仁
抗细菌,抗真菌	马齿苋、苦参、苦楝皮、白鲜皮、藿香、桃树叶
杀灭疥虫、阴虱等	苦参、苦楝皮
提高免疫	怀牛膝、桂皮、当归

单元实训与讨论

1. 实训：完成对蜂疗、药浴、足疗等自然美容方法的美容保健养生会所的调研，了解其应用价值与效果。

2. 讨论：自然美容的方法种类繁多，效果评价积极，和中医美容有何内在联系？

学习总结与反馈

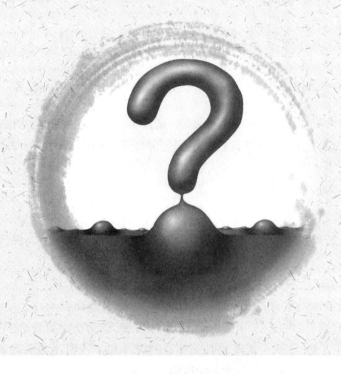

模块五

损美性皮肤问题防治

模块内容

单元十二　损美性皮肤问题

单元十三　损美性毛发问题

单元十四　损美性甲问题

学习时间

12课时。

学习内容　常见损美性皮肤问题如雀斑、黄褐斑、白癜风、痤疮、酒渣鼻、脂溢性皮炎、接触性皮炎、湿疹、斑秃、男性秃发、白发、甲癣等的概念、病因病理、临床表现、诊断与鉴别诊断、治疗、预防与调护等,尤其是中医美容对这些常见损美性皮肤相关问题的特色化病因分析、诊断、治疗、预防的处理。

学习目标

1. 掌握雀斑、黄褐斑、白癜风等色素障碍性皮肤问题的病因、临床表现、诊断,熟悉它们的预防与治疗手段,了解它们的鉴别诊断。

2. 掌握痤疮的病因、临床表现、诊断,预防与治疗手段。

3. 掌握斑秃、男性秃发、白发的病因、临床表现、诊断及预防与治疗手段。

4. 熟悉酒渣鼻、脂溢性皮炎、甲癣的病因、临床表现、诊断及预防与治疗手段。

5. 了解接触性皮炎、湿疹、甲沟炎、甲发育不良的病因、临床表现、诊断及预防与治疗手段。

6. 熟悉常见损美性皮肤相关问题的中医防护措施。

课程思政目标　在了解常见损美性皮肤问题的相关知识的基础上,引导学生从中医的整体观念、辨证论治的角度养成中医证候观与方法论,引导他们对中医药为代表的传统文化的认同感与自豪感,巩固专业思想,坚定专业信念,树立文化自信意识;通过中医对常见损美性皮肤问题的辨证与治疗的学习,引发学生对中医美容问题的处理中,在"理法方药"上严谨细致、尊重生命的态度,"望闻问切"中科学精准、实事求是的精神,以及良好治疗效果的高度认同;了解中医对损美性皮肤问题的防护措施,树立对数千年来劳动人民的智慧结晶——中医药宝库价值的清晰认知,认识到中医药对现代预防医学的巨大贡献,对现代健康生活方式的重要意义。

学习方式　由教师引导学生学习损美性皮肤问题防治的学习内容,在教师的指导下,学生通过自主学习和面授教学、实训练习等,达到学习目标。

学习情境

多媒体教室或专业实训室,有网络环境。

学习准备

首次课程设置学习小组,每组4～6人,便于集中授课和分组讨论。

学习效果评价表

对完成损美性皮肤问题防治应具备的职业素养、知识技能学习效果及课程思政目标实现效果的综合评价。

课程过程性评价表

姓名：_____ 班级：_____ 课程：_____ 任务：_____

评价指标	评价内容	学生自评20%	小组互评20%	教师评价60%	合计	备注
职业素养40分	1. 遵守学习与劳动纪律，不旷课迟到早退（5分），违规一次扣0.5分，扣完为止。					
	2. 遵守实习实训的规章制度（5分），违规一次扣0.5分，扣完为止。					
	3. 团队合作精神（10分） (1)团队成员相互信任、互帮互助、协作配合，具有集体荣誉感（10分） (2)在老师的帮助下能与团队协作（5分） (3)不能与团队合作（0分）					
	4. 沟通能力（5分） (1)能很好地与人沟通交流、语言表达准确、思路清晰（5分） (2)在老师的指导下能较好的沟通（3分） (3)沟通交流的主动性和效果都不佳（1分）					
	5. 认真、细致和严谨的工作态度（5分） (1)积极主动地获取知识、认真严谨（5分） (2)学习的积极性不太高，被动学习（2分）					
	6. 能够认真根据对应的项目任务和问题，所有设计过程步骤规范合理。无一违反得5分，违反一项扣1分，扣完为止					
	7. 具有创新以及反思意识（5分） (1)学习活动中具有创新意识，能积极反思可以改进的地方，总结经验教训（5分） (2)学习活动中创新意识不足，反思不积极，经验教训总结不够到位（3分） (3)完成任务后不主动总结经验（0分）					
知识技能60分	任务：完成项目或任务的设计方案（60分） 1. 完成项目或任务的设计方案制订（15分） 2. 完成项目或任务设计方案的实施（20分） 3. 填写项目或任务完整、合理（5分） 4. 能理论联系实际，解决问题（10分） 5. 资料收集、整理、分析真实有效（5分） 6. 组织与分工合理性（5分）					
附加分数0～10分	在项目的设计与实施中，能够将知识与技能与本专业或本课程相关的技能竞赛、职业资格证书或"1＋X"证书、创新创业大赛、"互联网＋"大赛、挑战杯大赛等活动结合，或在专利申报、论文撰写与发表、技术开发与应用方面有关联、有发展、有推动、有成果的个人与团队成员，视具体情况加分，最高不超过10分					
总分						
评语						

注：可在具体填写时，根据课程与项目内容进行调整与修改栏目与内容。

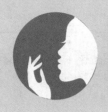

单元十二 损美性皮肤问题

学习要点

雀斑、黄褐斑、白癜风、痤疮的病因、临床表现、诊断,预防与治疗手段及日常养护常识。

学习难点

中医关于常见损美性皮肤问题辨证论治的理论与应用,防护措施。

学习内容

第一节 雀 斑

雀斑为好发于面部的一种黄褐色斑点,浅色皮肤者及女性多见,有遗传倾向,为常染色体显性遗传。

中医亦称为"雀斑",如《圣济总录·面体门》记载:"点如乌麻,斑如雀卵,稀则棋布,密则不可容针。"又如《疮疡经验全书》中有:"雀斑发于颜面,小如针尖,大如绿豆,数目多少不一,甚则延及满面。"论其病因,《外科正宗·雀斑》曰:"雀斑乃肾水不能荣华于上,火结滞而为斑。"《医宗金鉴·雀斑》则谓:"雀斑,此证生于面上,其色淡黄,碎点无数,由火郁于孙络之血分,风邪外搏,则为雀斑,⋯⋯亦有水亏火滞而生雀斑者。"

【病因病理】

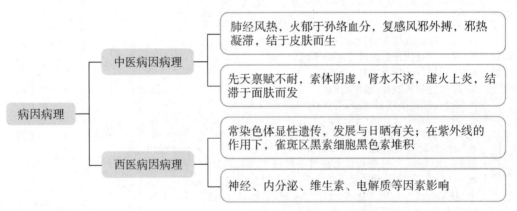

【临床表现】

本病常自4～5岁时出现皮疹,随年龄增长而逐渐加多,至青春期时达到高峰,到老年又逐渐减轻。损害为黄褐色或黄棕色斑点,圆形或椭圆形,数目多少不一,对称发生。多见于面部特别是鼻梁部及颧部、颊部等处,也常见于颈部、手背、前臂伸侧及肩部,个别可泛发至胸、背。无自觉症状。皮损受紫外线照晒后颜色加深,所以常在春夏季加重,秋冬季减轻。

【诊断与鉴别诊断】

一、诊断

雀斑主要根据病史、皮疹形态及病程诊断。为针尖至扁豆大小的黄褐色或暗褐色斑点,境界明显,多数密集或散在,以暴露部位为主,大多对称。夏季颜色加深,数目增多,冬季减轻。

二、鉴别诊断

雀斑样痣	发病较早,往往于1~2岁开始发生。分布多不对称,无一定好发部位。色较深,与季节无关
着色性干皮病	有家族史,父母多为近亲结婚,多发于幼儿面部,常伴有毛细血管扩张及皮肤萎缩,预后不良
交界痣	可发生于身体任何部位,数量少,颜色更深,稍高于皮面
黄褐斑	多见于中青年妇女,斑片面积大,呈蝴蝶状分布于鼻两侧

【治疗】

一、内治

(一)辨证论治

证型	证候	治法	方药	常用药物
肺经风热证	斑色淡褐、细疏,布于颜面,以鼻额为多,逐渐增多,遇风则剧,避光减轻,伴口唇干燥,大便秘结,舌质淡红,脉浮或浮数	疏风清热,活血祛斑	犀角升麻丸加减	升麻、羌活、防风、白附子、白芷、生地、川芎、红花、黄芩、甘草、水牛角粉等
肾阴亏虚证	斑色灰黑,疏密分布,多少不一,互不融合,日晒加重,伴形瘦神疲,口干喜饮,心烦不寐,舌质红,少苔,脉细数	滋阴降火,化瘀祛斑	知柏地黄丸加减	当归、赤芍、生地、山萸肉、山药、丹皮、泽泻、知母、黄柏、红花、黄芩、甘草等

(二)西医治疗

可内服维生素C治疗。

二、外治

1. 玉容膏　白附子、白芷、白丁香、山柰、硼砂各15 g,石膏、滑石各21 g,冰片10 g(后入),入药共研细末,早晚水调搽患处,以愈为度。

2. 市售四白磨斑散,功能祛风灭斑,主治面痣雀斑。

三、针灸与推拿

针灸治疗雀斑有效,如体针、耳针、火针等方法。

四、其他治疗

西医局部使用脱色、防晒剂,如10%白降汞(氧化氨基汞)软膏、5%二氧化钛霜等。还可采用破坏疗法,如液氮冷冻,30%～50%三氯乙酸点涂,CO_2激光等方法。对于面积大的,影响美观者,可用皮肤磨削术或激光等治疗。

【预防与调护】

1. 防晒遮阳,夏日尤需注意。

2. 多食新鲜果蔬。

3. 保持心情愉快,加强锻炼。

第二节　黄褐斑

黄褐斑亦称肝斑、妊娠斑,是一种常见发于面部的色素增生性皮肤病。其特点是面部对称性呈蝴蝶状黄褐色斑。好发于青年女性,多与月经不调、妊娠、口服避孕药有关。

中医文献称本病为"面尘""鼾黑斑""鼾黑",《外科证治全书》记载:"面尘(又名鼾黑斑,又名鼾黑)面色如尘垢,日久煤黑,形枯不泽,或起大小黑斑,与面肤相平。"

【病因病理】

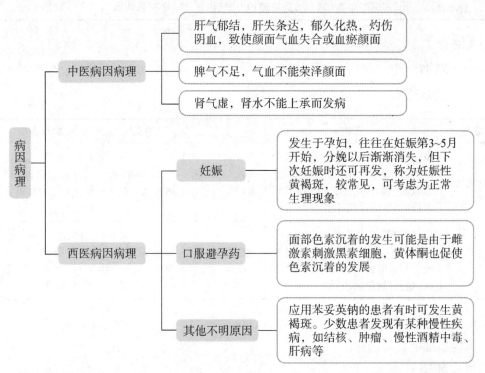

【临床表现】

淡褐色或淡黑色斑,形状不规则,对称分布于额、眉、颊、鼻、上唇等颜面皮肤。一般无自觉症状及全身不适。

【诊断与鉴别诊断】

一、诊断

为淡褐色至深褐色斑片,形态多不规则,典型者在面颊两侧呈蝶形分布。主要见于额、眉、颊、鼻及上唇,对称分布。常见于中青年女性,无自觉症状。春夏季加重,秋冬季减轻或消失。

二、鉴别诊断

雀斑	色素斑点较少,分布散在而不融合,多发于青少年女性,有家族史,夏季明显,冬季变淡或消失
艾迪生病	弥漫性青黑或红褐色斑片,除面部外还见于乳晕、外生殖器处,有全身症状如体重减轻、乏力、血压降低等
瑞尔氏黑变病	好发于前额、颧部和颈侧,色素斑上常有粉状鳞屑
盘状红斑狼疮	损害为红斑,有萎缩及鳞屑

【治疗】

一、内治

(一)辨证论治

证型	证候	治法	方药	常用药物
肝郁证	面色不华,斑色黄褐,性情急躁易怒,胸胁胀痛,月经不调或有痛经,苔薄白,脉弦	疏肝理气	逍遥散	柴胡、白芍、当归、白术、茯苓、炙草、生姜、薄荷等
脾虚证	面斑灰褐,疲乏纳呆,脘腹胀闷,四肢怠倦,经稀色淡,舌质淡,苔薄,脉濡细	健脾益气,养血祛斑	补中益气汤	黄芪、人参、炙甘草、归身、橘皮、升麻、柴胡、白术等
肾虚证	面斑色灰黑,腰膝酸软,头昏耳鸣,疲乏无力,舌质或红,脉沉细	滋阴补肾	六味地黄汤合二至丸	熟地、山萸肉、干山药、丹皮、白茯苓、泽泻、女贞子、旱莲草等
血瘀证	面部黧黑斑,经血带紫块,或痛经,舌色紫暗或有瘀点,脉细涩	理气活血,化瘀消斑	血府逐瘀汤	当归、生地黄、桃仁、红花、枳壳、赤芍、柴胡、甘草、桔梗、川芎、牛膝等

(二)西医治疗

口服维生素 C 每日 1～3 g,部分患者有效。对于由神经精神因素引起者对症处理。

二、外治

1. 玉容散　甘松、山奈、香茅各 15 g,白僵蚕、白及、白蔹、白附子、天花粉、豆粉各 20 g,防风、零陵香、藁本各 9 g,香白芷 30 g,共研细末,每日早晚蘸末擦。

2. 白附子、白芷、滑石各 250 g,共研细末,早晚洗面,擦患处。

3. 单味茯苓粉,每用 20 g,早晚洗面。

4. 茉莉花籽粉外擦,每日 1～2 次。

5. 柿叶祛斑霜外涂。

三、其他疗法

外用治疗	外用脱色剂,如 3％氢醌霜、20％壬二酸霜、1％～2％曲酸霜、复方维 A 酸霜等局部外涂,每日 1～2 次。超氧化合物歧化酶(SOD)是一种超氧阴离子清除剂,有一定脱色作用
倒膜治疗	有改善面部皮肤血液循环,使药物更有效地透入皮肤,促进脱色药物吸收,加速色素斑消退的作用。每周一次

【预防与调护】

1. 避免日晒。
2. 不滥用化妆品,面部外用药物应遵医嘱。
3. 宜食用富含维生素 C 的饮食。
4. 保持心情舒畅。

第三节　白癜风

白癜风是由于皮肤黑素细胞减少或缺失而引起的色素脱失性皮肤病。易诊断,难治疗。

与中医文献中记载的"白癜"或"白驳风"相类似。隋代巢元方所著《诸病源候论·白癜候》记载:"白癜者,面及颈项身体皮肉色变白,与肉色不同亦不痒痛,谓之白癜。"对病损特征认识与现代相同。又如《医宗金鉴·外科心法要诀》白驳风记载:"此症自面及颈项,肉色忽然变白,状类斑点,并不痒痛。若因循日久,甚至延及遍身"。

【病因病理】

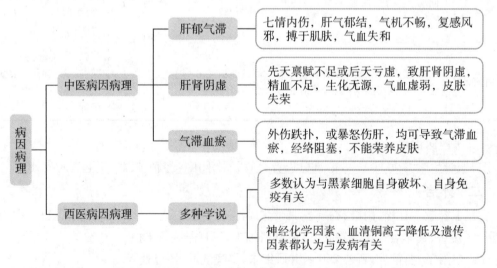

总之,肝肾亏虚,气机不调,风邪乘虚外侵,搏于肌肤是致病之因;而气血失和,瘀血阻塞是发病之理。气血不足,肌肤失养,故发白斑,气血瘀阻,故边缘颜色加深。

【临床表现】

本病为后天发生,可开始于任何年龄,有报告 3 天的新生儿初发此病,但最多见于青年人,有人统计患者中近一半在 20 岁以前发病。皮损处色素完全脱失,呈乳白色,毛发亦可变白。无自觉症状。

进展期：白斑向正常皮肤移行，有时机械性刺激如压力、摩擦，其他如烧伤、外伤后也可继发白癜风（同形反应）。

稳定期：皮损停止发展，成境界清楚的色素脱色斑，损害边缘的色素增加。在有的皮损中可出现散在的毛孔周围岛状色素区。

白斑大小、形态不一，可发于任何部位，但较常见于指背、腕、前臂、面、颈、生殖器及其周围。有人发现，白癜风好发于暴露及皱褶部位，即正常人色素较多的部位。白斑少见于掌跖及黏膜。通常患者视网膜、脉络膜及软脑膜的黑素细胞不受侵犯。病程慢性，可持续终身，但亦有自行缓解的。有的白斑可自行消失。有人发现，一些患者在夏季日晒之后白斑中心或边缘有色素再生，但到冬季色素又可消退。

白癜风可分为局限型及泛发型：

局限型	① 局限型：白斑限于一处，可有一片或数片，但非节段性排列；
	② 节段型：为一片或多片白斑沿皮神经的走向分布，呈节段状
泛发型	① 面肢型：白斑发生于面部及肢端，对称；
	② 寻常型：白斑散发全身各处，对称或不对称分布；
	③ 全身型：全身或几乎全身皮肤变白，甚至毛发亦成白色

【诊断与鉴别诊断】

一、诊断

白癜风主要根据病史、皮疹形态及病程诊断。损害为局部脱色斑，界线清楚，其内毛发可变白或正常，但无萎缩、硬化及脱屑等变化。病程缓慢，可持续终身。

二、鉴别诊断

花斑癣	损害发生于颈、躯干、上肢，为淡白色圆形或卵圆形斑，表面往往有细鳞屑，损害中容易找到真菌
单纯糠疹	多发于小儿面部，为圆形浅白色斑，皮损与周围正常皮肤间无清楚界线，皮损上常有细碎的鳞屑
贫血痣	摩擦局部，淡色斑本身不发红，而周围皮肤发红

【治疗】

一、内治

（一）辨证论治

证型	证候	治法	方药	常用药物
肝郁气滞证	皮损初起突发，或精神受到刺激后出现，斑色乳白，大小不等，形状不一。兼风邪者白斑可充血发红，瘙痒。可伴有烦躁失眠，胸胁闷胀，口干尿赤，舌淡红，脉弦细	调和气血，疏风通络	桃红饮合柴胡疏肝汤加减	柴胡、香附、郁金、当归、丹参、红花、白芍、白术、白蒺藜、补骨脂、炒荆芥、防风、枳壳、蝉衣、甘草等

证型	证候	治法	方药	常用药物
肝肾阴虚证	白斑较大,或连成不规则大片,境界清楚,边缘颜色加深,斑内毛发变白,病程长,不扩展,或有家族史,伴有腰膝酸软,头晕耳鸣,神疲乏力,舌质淡或红,少苔,脉细弱	补益肝肾,养血疏风	神应养真丹加减	当归、川芎、赤芍、白芍、熟地、沙苑子、女贞子、枸杞子、首乌、羌活、白蒺藜、补骨脂等
气滞血瘀证	白斑单发或泛发,边缘颜色加深,压之不褪,自觉干燥瘙痒,病程长,或有跌扑外伤史,伴胸胁满闷,善太息,妇女经行不畅,舌质暗,有瘀斑,脉弦涩	活血化瘀,疏风通络	白驳丸加减	紫草、当归、川芎、红花、桃仁、鸡血藤、丹参、首乌藤、浮萍、补骨脂、白薇、白蒺藜、白芷、苍术、陈皮、木香、甘草等

(二)西医治疗

内用治疗:对于皮损泛发超过体表面积50%～60%,并且仍在进行性发展,无皮质类固醇禁忌证者可考虑口服强的松(泼尼松),成人10 mg,每日2～3次。连服2～3个月,视皮损变化逐渐减量,每3～4周减5 mg,维持半年左右,如服药两个月无效,终止治疗。服药期间注意药物副作用。补骨脂素及其衍生物,如8-甲氧基补骨脂素(8-MOP),20～40 mg/d,服后1～2小时照射阳光或长波紫外线。铜制剂:0.5%硫酸铜溶液口服10滴,每日3次。

二、外治

1. 白蚀酊:乌梅、大黄、菟丝子、白蒺藜、桂枝、甘草各等份,用75%乙醇浸泡,1周后取汁外涂,每日2次。

2. 25%补骨脂酊外涂。

三、针灸与推拿

局部常规消毒,用梅花针叩打白斑区,由外慢慢向内,以白斑潮红或微有出血为宜,叩刺后可涂以上外用酊剂。其他如体针、耳针治疗也有效。

四、其他疗法

外用疗法	对于皮损面积小,主张外用药物为主。如皮质类固醇制剂、氮芥酒精、硫汞白癜风药水外搽
光化学疗法	原理为药物8-甲氧补骨脂素(中氧沙林)在光的作用下使还原型黑素氧化为黑素,使其扩散,另外由于皮肤产生炎症,破坏皮肤中巯基化合物,激活酪氨酸酶活性,促黑素形成
褪色方法	皮损面积超过70%～80%,用上述方法很难奏效,可采用脱色药物如氢醌霜外涂,使损害边缘变得模糊不清或将大面积白斑残留的色素除去
伪装剂	对皮损面积小的患者,可涂搽5%二羟基丙酮伪装剂,遮盖皮损,而不易被洗去
外科治疗	黑素细胞移植术,适用皮损面积小、无瘢痕体质患者

【预防与调护】

1. 避免滥用刺激性及成分不明的外涂药物,以防损伤皮肤。

2. 忌食刺激性食物,少食番茄等酸性水果,多食黑豆、黑米、黑芝麻、核桃及猪肝等食品。

3. 平时适当日晒,有助于本病恢复。

4. 注意精神愉快,坚持连续治疗,有助于治愈和防止复发。

第四节 痤 疮

痤疮是一种毛囊、皮脂腺的慢性炎症,好发于颜面、胸背部,可形成黑头粉刺、丘疹、脓疱、结节、囊肿等损害。好发于青年期男女,常伴有皮脂溢出,青春期过后,大多自然痊愈或减轻。

祖国医学早就有关于本病的记载,中医称为"粉刺""肺风粉刺""酒刺"。《诸病源候论》说:"面疮者,谓面上有风热气生疮,头如米大,亦如谷大,白色者是。"《医宗金鉴·外科心法要诀》云:"此证由肺经血热而成,每发于面鼻,起碎疙瘩,形如黍屑,色赤肿痛,破出白粉汁,日久皆成白屑,形如黍米白屑,宜内服枇杷清肺饮,外敷颠倒散。"

【病因病理】

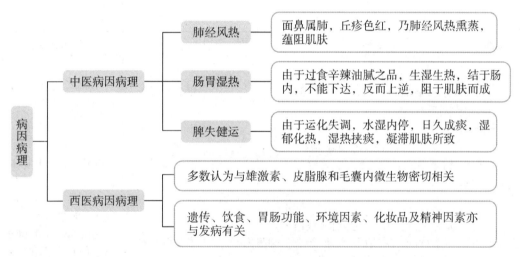

【临床表现】

初起损害为与毛囊一致的丘疹,用于挤压时可见乳色脂栓排出。有的丘疹由于毛囊开口脂栓的氧化变成黑色称为黑头粉刺。也有的丘疹顶端呈灰白色或白色,毛囊开口不明显,不易挤出脂栓称为白头粉刺。皮损在发展过程中可出现炎性丘疹及脓丘疹。少数病变可成为结节或囊肿,深居于皮下,可略高出于皮肤表面,红色或暗红色,大的囊肿表面有波动感。愈后留浅凹坑状瘢痕。结节、囊肿性损害一般仅见于男性。皮损好发于颜面部,尤其是前额、颊部、颏部,其次为胸背和肩胛间部。对称分布。常伴有面部脂溢,出油多。毛孔扩大,头发光泽油亮,头皮屑多。多见于青壮年,一般在二十三四岁后逐渐减轻,自愈。多数无自觉症状,但是由于影响美观患者心理上的负担往往较重。吃刺激性食物、脂肪多及甜食可加重皮损,部分女性患者皮疹可在月经前加重。

【诊断与鉴别诊断】

一、诊断

根据患者多为青年男女,好发于颜面及上胸背部,有黑头粉刺,对称分布,诊断不难。

二、鉴别诊断

酒渣鼻	多见于壮年,皮疹分布以鼻准、鼻翼为主,两颊、前额亦可发生,绝不累及其他部位。患部潮红、充血,常伴有毛细血管扩张,无黑头粉刺
职业性痤疮	常见于与焦油、机油、石油、石蜡等经常接触的工人,可出现痤疮样疹,损害较密集,可伴有毛囊角化。除面部外,尚可见于手背、前臂等接触矿物油的部位
颜面播散性粟粒狼疮	损害为棕黄色或暗红色半球状或略扁平的丘疹,对称分布于眼睑、鼻唇沟及颊部,在下眼睑往往融合成堤状

【治疗】

一、内治

(一)辨证论治

证型	证候	治法	方药	常用药物
肺经风热证	表现为颜面潮红,粉刺焮热、疼痛,或有脓疱,苔薄黄、舌红、脉细数等症状	疏风宣肺,清热解毒	枇杷清肺饮	人参、枇杷叶、甘草、黄连、桑白皮、黄柏等
肠胃湿热证	皮疹红肿疼痛,伴有便秘溲赤、纳呆腹胀,苔黄腻、脉滑数等症状	清肠化湿,通腑泻热	茵陈蒿汤	茵陈蒿、山栀、大黄等
脾失健运证	皮疹色红不鲜,反复发作,或结成囊肿,或伴有纳呆、便溏、神疲乏力,苔薄白、脉濡滑等症状	健脾化湿	参苓白术散	党参、茯苓、白术、山药、炙甘草、扁豆、莲子肉、薏苡仁、桔梗、砂仁等

(二)西医治疗

内服药以去脂、溶解角质、杀菌及消炎为原则,选用抗生素、维A酸、类固醇皮质激素,如四环素、美满霉素(米诺环类)、强力霉素(多面环类)、红霉素、异维A酸、泼尼松等。皮脂腺发育受激素支配,因此具有拮抗雄激素作用的药物对痤疮具有治疗作用。对于女性患者,每于月经前痤疮明显加重的,可选用性激素类药物治疗,如已烯雌酚、复方炔诺酮、西咪替丁等。对于囊肿结节为主的,也可选用氨苯砜及锌制剂。

二、外治

颠倒散洗剂或痤疮洗剂外搽,每日3～5次。

三、其他疗法

西医外用治疗的目的为消炎、杀菌、去脂。

抗生素类	常用制剂有 1% 水氯酊（氯霉素＋水杨酸）、2% 红霉素软膏、1% 洁霉素（林可霉素）溶液等
硫黄水杨酸类	常用制剂有 3%～8% 硫黄、1%～2% 水杨酸制成洗剂或霜
维 A 酸类	有角质剥脱的作用，如 0.05%～0.1% 维 A 酸霜、凝胶
过氧化苯甲酰	杀菌、角质剥脱和溶解作用，抑制皮脂分泌，减少游离脂肪酸。如 2.5%～10% 过氧化苯甲酰洗剂、凝胶和霜
皮损内注射	有严重的结节和囊肿损害。如去炎松（曲安奈德）混悬液 0.05～1 ml 用盐水稀释注入皮损内，每周 1 次，可连续 3～4 次
物理疗法	用特制的粉刺挤压器将粉刺内容物挤出

【预防与调护】

1. 经常用温水、硫黄皂洗涤颜面。
2. 禁止用手挤压、触摸面部。
3. 不食或少食油腻及辛辣食物。
4. 多吃新鲜蔬菜及水果。

第五节 酒渣鼻

酒渣鼻是一种发生在面中部以皮肤潮红、毛细血管扩张及丘疹、脓疱为特点的皮肤病。特点：初起鼻部潮红，继而发生丘疹、脓疱，最后可形成鼻赘，病程慢性，时轻时重。发病年龄在 30～50 岁。

古人认为本病与饮酒有关，故称"酒皶""酒糟鼻"。早在《素问·热论》中就有记载："脾热病者，鼻先赤。"《素问·生气通天论》中说："劳汗当风，寒薄为皶，郁乃痤。"《诸病源候论》中说："此由饮酒，热势冲面，而遇风冷之气相搏所生，故令鼻面生皶，赤疱匝匝然也。"

【病因病理】

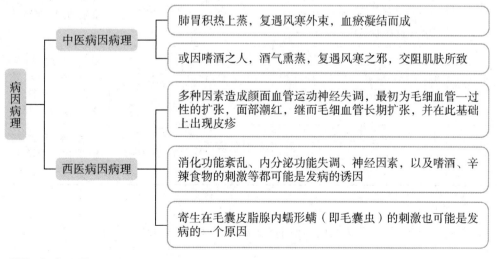

【临床表现】

本病常伴有皮脂溢出，面部出油多鼻尖部毛囊口扩张明显。常见于中年人，女性多于男性,但鼻赘期皮损男性多见。慢性病程,无明显自觉症状。

红斑期	开始面部发红,逐渐扩展至两颊、眉间、前额及颏部。最初仅为一过性潮红,以后潮红次数频繁,时间延长,最终成为具有多数毛细血管扩张的持久性红斑。情绪因素和刺激性食物可使皮损加重
丘疹脓疱期	在红斑基础上出现丘疹和脓疱,针头至绿豆大小。毛细血管扩张加重
鼻赘期	在前面期基础上鼻部结缔组织增生,皮脂腺增大致鼻尖部肥大,形成大小不等的结节,表面高低不平。毛细血管扩张更为显著

【诊断与鉴别诊断】

一、诊断

根据发生在面中部的充血性红斑,毛细血管扩张,病程慢性,无明显自觉症状,中年发病等可以诊断。

二、鉴别诊断

痤疮	常见于青春期,皮损以粉刺、丘疹为特征,对称分布,鼻部皮损少见
脂溢性皮炎	皮损除在面部,还可在头发,为淡红色斑,其上有油腻状细碎屑,毛细血管扩张少见

【治疗】

一、内治

(一)辨证论治

证型	证候	治法	方药	常用药物
肺胃热盛证	红斑多发于鼻尖或两翼,压之褪色。常嗜酒,便秘,饮食不节,口干口渴。舌红,苔薄黄,脉弦滑。多见于红斑期	清泄肺胃积热	枇杷清肺饮	枇杷叶、桑白皮、黄连、黄柏、人参、甘草
热毒蕴肤证	在红斑上出现痤疮样丘疹、脓疱,毛细血管扩张明显,局部灼热,口干,便秘。舌红绛,苔黄。多见于丘疹期	凉血清热,化湿解毒	凉血四物汤合黄连解毒汤加减	当归、生地、川芎、赤芍、黄芩、黄连、黄柏、山栀、茯苓、陈皮、红花、生姜、五灵脂
气滞血瘀证	鼻部组织增生,呈结节状,毛孔扩大。舌略红,脉沉缓。多见于鼻赘期	活血化瘀,行气散结	通窍活血汤	归尾、赤芍、红花、香附、青皮、王不留行、茜草、泽兰、牛膝

(二)西医治疗

内服药 以抗炎、杀菌为目的,选用抗生素,如四环素、红霉素、米诺环素等。

镜检有多数毛囊虫者	可内服甲硝唑。也可给予维生素 B_2、维生素 B_6 及复合维生素 B
胃肠功能紊乱,便秘者	给予润肠通便药
情绪不稳定者	给予镇静药物

二、外治

鼻部有红斑、丘疹者	可用一扫光或颠倒散洗剂外搽
鼻部见脓疱者	可用四黄膏或皮癣灵外涂
鼻赘	可先用三棱针刺破放血,然后颠倒散外搽

三、其他疗法

西医外用治疗以消炎、杀菌、抑制皮脂溢出为目的。可选用含硫黄的制剂如复方硫黄洗剂。为杀灭毛囊,可外用含有 $1\%\sim3\%$ 甲硝唑的硫黄洗剂,也可用 1% 甲硝唑霜或凝胶。脓疱多时应使用抗生素制剂,如 $2\%\sim4\%$ 红霉素醑、1% 林可霉素醑等。扩张的毛细血管可用激光或电灼法将其破坏,鼻赘期的损害可采用外科方法予以切除整形。

【预防与调护】

1. 寻找致病因素,并给予相应治疗。
2. 忌食辛辣、酒类等刺激食物,少饮浓茶,饮食宜清淡。
3. 经常保持大便通畅。
4. 平时洗脸水温适宜,避免过冷过热的刺激。
5. 保持心情舒畅,忌恼怒。

第六节　脂溢性皮炎

脂溢性皮炎是皮脂溢出部位的红斑、丘疹、干性或油性鳞屑性亚急性或慢性皮炎。本病相当于中医的"白屑风""面游风"。

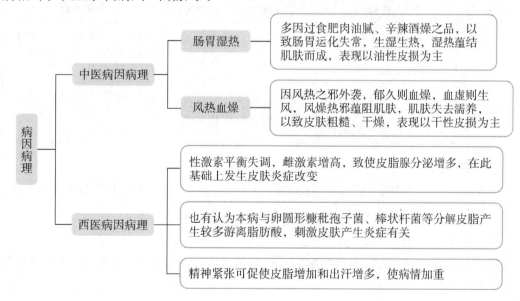

【临床表现】

1. 皮损特点：损害为程度轻重不同的黄红色斑片，上覆油腻性鳞屑或痂皮。头皮损害可分为鳞屑型和结痂型。鳞屑型常呈小片糠秕状脱屑，较干燥，头皮可有轻度红斑，或有散在针头大小红色毛囊丘疹。结痂型多见于肥胖者，头皮厚积片状油腻性黄色或棕色结痂，痂下炎症明显，间有不同程度的糜烂、渗出。

2. 好发部位：头皮、颜面、胸前、背、腋部、会阴等部位，也可泛发全身。

3. 病程慢性，时轻时重，易反复发生。严重者全身皮肤弥漫性潮红，脱屑显著，称为脂溢性红皮病。

【诊断与鉴别诊断】

一、诊断

本病根据发生于头皮等多脂区的干性或带油腻性鳞屑或结痂，基底微红或呈黄红色斑片，对称分布，经过亚急性或慢性等，可确诊。

二、鉴别诊断

头癣	白癣很少见于成年人，黑点癣颇似鳞屑型脂溢性皮炎，但有断发点。黄癣颇似结痂型脂溢性皮炎，但有特征性黄癣和鼠臭味，且有瘢痕形成。病发真菌检查有助诊断
头皮银屑病	基本损害为红色丘疹或斑块，边界清楚，刮之有多层银白色鳞屑，可见薄膜现象和点状出血现象，损害的头发呈束状
玫瑰糠疹	主要为发生于躯干、四肢近端椭圆形、淡红色麻疹，表面附有细薄的糠秕状鳞屑，不带油腻，一般不累及头面部

【治疗】

一、内治

（一）辨证论治

证型	证候	治法	方药	常用药物
血热风燥证	皮损色红，皮肤干燥，糠秕状鳞屑，自觉瘙痒，抓破出血。舌质红，苔薄黄或薄白，脉弦滑	清热泻火，凉血疏风	凉血清风散加减	生地、生石膏、白茅根、知母、白芍、牛蒡子、荆芥、防风、银花、升麻、甘草
肠胃湿热证	可见红斑，头面流油，点状糜烂渗液，油腻性鳞屑，结痂。舌红、苔黄腻，大便干，尿黄，脉滑数	清热利湿，通腑凉血	清热除湿饮加减	茯苓、茵陈、白术、苍术、黄芩、泽泻、竹叶、灯芯草、生大黄（后下）、甘草

（二）西医治疗

全身治疗　可口服维生素 B 族制剂，如维生素 B_6、核黄素、复合维生素 B 等。抗生素、维胺酯胶囊及皮质类固醇，适用于严重病例，如脂溢性红皮病。

二、外治

1. 选用金银花、野菊花、龙胆草各 30～60 g，加水适量，煎取药汁，湿敷。适用于滋水较多或伴有感染者。

2. 三黄洗剂或颠倒散洗剂外搽患处。

3. 西医局部治疗：旨在减少脂溢、溶解皮脂、抗菌、抗真菌及止痒。2％酮康唑洗液或二硫化硒洗液，每周洗头 2 次。外搽 10％磺胺醋酸钠溶液、水氯酊；面部尚可外用硫黄粉刺洗剂；重者可在外用制剂中加入抗生素和类固醇皮质激素。

三、针灸与推拿

1. 针刺　头部白屑风好发部位多属督脉、足太阳膀胱经、足少阳胆经，可选风池、完骨、上星、白会及夹脊穴；面游风皮损加合谷、迎香、太阳；耳部皮损加耳门。施泻法，留针 15 分钟，每日 1 次。

2. 耳针　肾上腺、内分泌、神门、皮质下及皮损相应部位穴位，埋针或用王不留行籽粘压穴位，每日自行按揉 3～4 次。

【预防与调护】

1. 宜食用清淡之品，如多吃水果蔬菜，避免多脂多糖饮食，忌饮酒及辛辣刺激性食物。

2. 充足的睡眠，良好的排便习惯，纠正便秘。

3. 避免各种化学性、机械性刺激。忌用刺激性强的肥皂洗涤，洗头不宜太勤；不宜搔抓和用力篦头。

第七节　接触性皮炎

接触性皮炎是指因皮肤或黏膜接触某些外界致病物质所引起的皮肤急性或慢性炎症反应。其特点是发病前均有明显的接触某种物质的病史，好发于接触部位，皮疹上有红斑、丘疹、水疱、糜烂、渗出、结痂等。

中医文献中没有一个统一的病名来概括接触性皮炎，中医文献中是根据接触物质的不同及其引起的症状特点而有不同的名称，如因漆刺激而引起者，称为"漆疮"；因贴膏药引起者，称为"膏药风"；接触花粉引起者，称为"花粉疮"；接触马桶引起者，称为"马桶癣"；婴儿接触尿布引起者，称为"湮尻疮"等。

【病因病理】

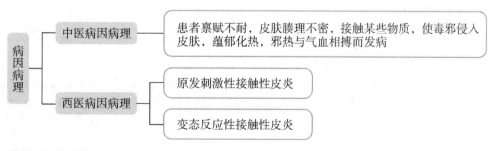

【临床表现】

1. 病史

本病发生前有明显的接触史，均有一定的潜伏期，第一次在 4～5 天以上，再次接触发病时间缩短，多数在数小时或 1 天左右。但强酸、强碱等强烈的刺激物，可立即发生皮损而无潜伏期。一般急性发病，常见于暴露部位，如面、颈、四肢。皮损的形态、范围、严重程度取决于接触物质种类、性质、浓度、接触时间的久暂、接触部位和面积大小以及机体对刺激物的反应程度。

2. 皮损特点

皮损边界清楚,多局限于接触部位,形态与接触物大抵一致。皮疹一般为红斑、肿胀、丘疹、水疱或大疱、糜烂、渗出等,一个时期内以某一种皮损为主。若为强酸、强碱或其他强烈化学物质接触,常可引起坏死或溃疡,若发生在组织疏松部位,如眼睑、包皮、阴囊处则表现为皮肤局限性水肿,皮肤光亮,表面纹理消失,无明确边缘。若患者反应强烈,则皮疹不仅局限于接触部位,还可播散到其他部位,甚至泛发全身。

3. 自觉症状

自觉瘙痒,烧灼感,重者疼痛。少数患者伴有怕冷、发热、头痛、恶心等全身症状。

4. 病程及预后

病因去除和恰当处理后可在1～2周内痊愈。但反复接触或处理不当,可转变为亚急性或慢性,皮损表现为肥厚粗糙,呈苔藓样变。

【诊断与鉴别诊断】

一、诊断

根据接触病史及皮损特点可以诊断。

二、鉴别诊断

性湿疹	皮损呈多形性,有红斑、丘疹、水疱、糜烂、渗液、结痂等,境界不清,瘙痒剧烈,可复发,不易根治
颜面丹毒	无异物接触史;全身症状严重,常有寒战、高热、头痛、恶心等症状;皮疹以水肿性红斑为主,形如云片,色若涂丹;自感灼热、疼痛而无瘙痒

【治疗】

一、内治

（一）辨证论治

证型	证候	治法	方药	常用药物
风热蕴肤证	起病较急,好发于头面部,皮损色红,肿胀轻,其上为红斑或丘疹,自觉瘙痒,灼热;心烦,口干,小便微黄;舌红,苔薄白或薄黄,脉浮数	疏风清热,解毒止痒	消风散、银翘散、牛蒡解肌汤等	荆芥、防风、牛蒡子、苦参、金银花、连翘、蝉衣、僵蚕、生地、甘草
湿热毒蕴证	起病急骤,皮损面积较广泛,其色鲜红肿胀,上有水疱或大疱,水疱破后则糜烂渗液,自觉灼热瘙痒;伴发热,口渴,大便干,小便短黄;舌红,苔黄,脉弦滑数	清热祛湿,凉血解毒	龙胆泻肝汤、除湿胃苓汤、化斑解毒汤等	龙胆草、黄芩、黄柏、苍术、茯苓、泽泻、生石膏、连翘、丹皮、紫荆皮、马齿苋、桑白皮、六一散等

续表

证型	证候	治法	方药	常用药物
血虚风燥证	病程长,病情反复发作,皮损肥厚干燥有鳞屑,或呈苔藓样变,瘙痒剧烈,有抓痕及结痂;舌淡红,苔薄,脉弦细	养血润燥,祛风止痒	养血润肤饮、养血定风汤、当归饮子等	当归、生地、防风、蝉衣、牛蒡子、胡麻仁、僵蚕、丹参、紫荆皮、徐长卿、甘草等

（二）西医治疗

抗组胺药可选用扑尔敏(氯苯那敏)、赛庚啶、非异丙嗪或氯雷他定、西替利嗪、咪唑斯汀等。

二、外治

用药宜简单、温和、无刺激性。找出致病原因,去除刺激物质,避免再接触。

皮损以红斑、丘疹为主者	选用三黄洗剂或炉甘石洗剂外搽
	或选用青黛散冷开水调涂
	或1%～2%樟脑、5%薄荷脑粉剂外涂,每天5～6次
	若有大量渗出、糜烂,选用绿茶、马齿苋、黄柏、羊蹄草、石韦、蒲公英、桑叶等组方煎水湿敷,或用3%硼酸溶液、10%黄柏溶液湿敷
	漆疮可用鬼箭羽、冬桑叶、杉木屑煎水湿敷或洗涤
糜烂、结痂者	选用青黛膏、清凉油乳剂或2%雷锁辛(间苯二酚)硫黄糊剂等外搽

三、其他疗法

皮损肥厚粗糙,有鳞屑,或呈苔藓样者,选用软膏或霜剂,如3%黑豆馏油、糠馏油或皮质类固醇激素类软膏。

【预防与调护】

1. 不宜用热水或肥皂水洗澡,避免摩擦搔抓,禁用刺激性强的外用药物。

2. 多饮水,并给以易消化的饮食,忌食辛辣、油腻、鱼腥等发物。

3. 明确病因,避免继续接触过敏物质。

4. 与职业有关者,应改进工序及操作过程,加强防护措施。

第八节　湿疹

湿疹是一种过敏性炎症性皮肤病。其特点是:皮损呈多形损害,对称分布,剧烈瘙痒,有湿润倾向,反复发作,易成慢性等。根据病程可分为急性、亚急性、慢性三类。急性湿疹以丘疱疹为主,有渗出倾向;慢性湿疹以苔藓样变为主,易反复发作。本病男女老幼皆可发病,但以先天禀赋不耐者为多,无明显季节性,但冬季常复发。

古代中医文献中的许多病名指的湿疹,中医总称为湿疮,多见于"疮""癣""风"之中,包括各种湿疹及各部位的湿疹。根据皮损形态不同,名称各异,如浸淫全身,滋水较多者,称为"浸淫疮";以丘疹为主者,称为"血风疮"或"粟疮"。根据发病部位的不同,其名称也不同,如发于面部者,称为"面油风";发于耳部者,称为"旋耳疮";发于手部者,称为"瘑疮";发于乳头者,称为"乳头风";发于脐部者,称为"脐疮";发于阴囊部者,称为"肾囊风";发于肘、膝弯曲部者,称为"四弯风"等。

【病因病理】

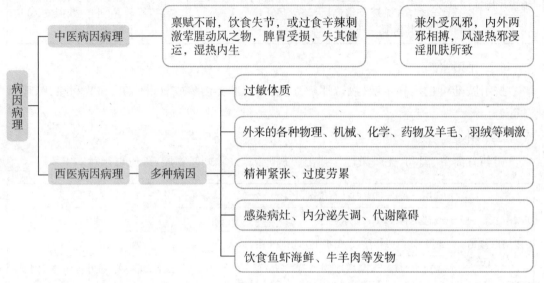

【临床表现】

1. 急性湿疹　本病起病较快,皮损常为对称性、原发性和多形性(常有红斑、潮红、丘疹、丘疱疹、水疱、脓疱、流滋、结痂并存)。可发于身体的任何部位,亦可泛发全身,但常发于头面、耳后、手足、阴囊、外阴、肛门等,多呈对称分布。病变常为片状或弥漫性,无明显边界。皮损为多数密集的粟粒大小的丘疹、丘疱疹,基底潮红,由于搔抓,丘疹、丘疱疹或水疱顶端抓破后流滋、糜烂及结痂,皮损中心较重,外周有散在丘疹、红斑、丘疱疹,故边界不清。如不转化为慢性,1～2个月脱去痂皮而愈。自觉瘙痒剧烈,搔抓、肥皂热水烫洗、饮酒、食辛辣发物均可使皮损加重,瘙痒加剧,重者影响睡眠。搔抓染毒多致糜烂、渗液、化脓,并可发疖、臀核肿大等。

2. 亚急性湿疹　常由急性湿疹未能及时治疗,或处理失当,病程迁延所致。亦可初发即呈亚急性湿疹。皮损较急性湿疹轻,以丘疹、结痂、鳞屑为主,仅有少量水疱及轻度糜烂。自觉剧烈瘙痒,夜间尤甚。

3. 慢性湿疹　常由急性和亚急性湿疹处理不当,长期不愈,或反复发作而成。部分病人一开始即表现为慢性湿疹的症状。皮损局限于某一部位,如小腿、手足、肘窝、膝窝、外阴、肛门等处。表现为皮肤肥厚粗糙,触之较硬,色暗红或紫褐,皮纹显著或呈苔藓样变。皮损表面常附有鳞屑,伴抓痕、血痂、色素沉着,部分皮损可出现新的丘疹或水疱,抓破后有少量流滋。发生于手足及关节部位者,常易出现皲裂,自觉疼痛,影响活动。患者自觉瘙痒,呈阵发性,夜间或精神紧张、饮酒、食辛辣发物时瘙痒加剧。病程较长,反复发作,时轻时重。

4. 特殊部位湿疹　湿疹由于病因和性质有所不同,好发于某些特定部位,临床表现可有一定的特异性。常见的湿疹有耳部湿疹、面部湿疹等。

【诊断与鉴别诊断】

一、诊断

湿疹主要根据病史、皮疹形态及病程诊断。一般湿疹的形态为多形性、弥漫性,分布对称,急性者有渗出,慢性者则有浸润肥厚。病程不规则,常有反复发作,瘙痒剧烈。

二、鉴别诊断

接触性皮炎	接触性皮炎接触史明确,病变一般限于接触部位,皮疹多单一形态,可起水疱,境界清楚,病程较短,去除病因后多易治愈
神经性皮炎	神经性皮炎好发于颈项、肘、尾骶部,皮损分布常不对称,有典型的苔藓样变,皮损倾向干燥,无渗出,也无多形性损害
手足癣	手足癣皮损境界清楚,有叶状鳞屑附着,夏季增剧,常并发指(趾)间糜烂,鳞屑内可找到真菌菌丝

【治疗】

一、内治

(一)辨证治疗

本病以清热利湿止痒为主要治法。急性者以清热利湿为主;慢性者以养血润肤为主。外治宜用温和的药物,以免加重病情。

证型	证候	治法	方药	常用药物
湿热蕴肤证	发病快,病程短,皮损潮红,有丘疱疹,灼热瘙痒无休,抓破渗液流脂水;伴心烦口渴,身热不扬,大便干,小便短赤;舌红,苔薄白或黄,脉滑或数	清热利湿,祛风止痒	龙胆泻肝汤、萆薢渗湿汤等	龙胆草、黄芩、萆薢、生薏苡仁、茵陈、地肤子、白鲜皮、土茯苓、鱼腥草、六一散等
湿热浸淫证	发病时间短,皮损面积大,色红灼热,丘疱疹密集,瘙痒剧烈,抓破脂水淋漓,浸淫成片;伴胸闷纳呆,身热不扬,腹胀便溏,小便黄;舌红,苔黄腻,脉滑数	清热利湿,解毒止痒	龙胆泻肝汤、五味消毒饮等	龙胆草、黄芩、山栀、木通、苍术、泽泻、茯苓皮、砂仁、白鲜皮、银花、连翘、车前子、六一散等
脾虚湿蕴证	发病较缓,皮损潮红,有丘疹,瘙痒,抓后糜烂渗出,可见鳞屑;伴纳少,腹胀便溏,易疲乏;舌淡胖,苔白腻,脉弦缓	健脾利湿,祛风止痒	除湿胃苓汤、参苓白术散等	苍术、白术、茯苓、薏苡仁、陈皮、白鲜皮、泽泻、大腹皮、白花蛇舌草、炒麦芽、六一散等
血虚风燥证	病程久,反复发作,皮损色暗或色素沉着,或皮损粗糙肥厚,剧痒难忍,遇热或肥皂水后瘙痒加重;伴有口干不欲饮,纳差,腹胀;舌淡,苔白,脉弦细	养血润肤,祛风止痒	当归饮子、四物消风饮、养血定风汤等	当归、生地黄、丹参、鸡血藤、荆芥、防风、乌梢蛇、珍珠母(先煎)、徐长卿、夜交藤、酸枣仁等

（二）西医治疗

内服药以抗炎、止痒为目的,选用抗组胺药、镇静剂。如氯苯那敏、苯海拉明、多塞平、酮替芬、阿斯咪唑、氯雷他定、西替利嗪、咪唑斯汀等,可选其中1~2种药应用。急性期可选用钙剂、维生素C、硫代硫酸钠等静脉给药,或用普鲁卡因静脉封闭疗法。合并感染者,加用抗生素。

二、外治

急性湿疹	初起仅有潮红、丘疹,或少数水疱而无渗液时,外治宜清热安抚,避免刺激	可选用清热止痒的中药苦参、黄柏、地肤子、荆芥等煎汤温洗,或用10%黄柏溶液、炉甘石洗剂外搽
	若水疱糜烂、渗出明显时,外治宜收敛、消炎,促进表皮恢复	可选用黄柏、生地榆、马齿苋、野菊花等煎汤,或10%黄柏溶液、三黄洗剂等湿敷,或2%~3%硼酸水冷敷,再用青黛散麻油调搽
	急性湿疹后期滋水减少时,外治宜保护皮损,避免刺激,促进角质新生,清除残余炎症	可选用血余炭、当归、红疤等活酰肌类中药,加上柴胡、葛根和银杏叶等促进皮肤新生的药物,煎汤湿敷
亚急性湿疹	外治原则为消炎、止痒、燥湿、收敛	选用三黄洗剂、3%黑豆馏油、2%冰片、5%黑豆馏油软膏外搽
慢性湿疹	外治原则以止痒、抑制表皮细胞增生、促进真皮炎症浸润吸收为主	可选用各种软膏剂、乳剂,根据瘙痒及皮肤肥厚程度加入不同浓度的止痒剂、角质促成和溶解剂,一般可外搽青黛膏、5%硫黄软膏、10%~20%黑豆馏油软膏

三、针灸与推拿

针灸治疗各型湿疹也有一定的疗效,如采用体针、耳针、梅花针及穴位注射等方法。

四、其他疗法

西医对急性期无渗液者可外用氧化锌油,渗出多者用3%硼酸溶液湿敷,当渗出减少时,可用糖皮质激素霜剂,可与油剂交替使用。亚急性期用糖皮质激素乳剂、糊剂。慢性期选用软膏、硬膏、涂膜剂。对顽固局限肥厚性损害可用糖皮质激素作局部皮内注射,1次/周,4~6次为1个疗程。

【预防与调护】

1. 急性湿疹忌用热水烫洗,忌用肥皂等刺激物洗患处。

2. 湿疹患者应避免搔抓,以防感染。

3. 湿疹患者应忌食辛辣、鱼虾及鸡、鹅、牛、羊肉等发物,亦应忌食香菜、韭菜、芹菜、姜、葱、蒜等辛香之品。

单元实训与讨论

1. 实训：完成对常见损美性皮肤问题：黄褐斑、白癜风、雀斑、痤疮等的四诊流程，尤其是局部皮肤的望诊。

2. 讨论：中医美容技术在治疗、预防常见损美性皮肤问题时，与西医治疗对应的皮肤病有何理念、方法、手段上的异同？

学习总结与反馈

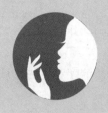 # 单元十三 损美性毛发问题

第一节 斑 秃

斑秃是一种以突然头发成片脱落的慢性皮肤病。其特点是突然头发脱落,脱发处毫无炎症,亦无任何自觉症状。头发部分呈斑片脱落,称斑秃;头发全部脱光,称全秃;严重者,眉毛、胡须、腋毛、阴毛,甚至毳毛全部脱落,称普秃。可发生于任何年龄,常在过度劳累、睡眠不足或受到刺激后发生。

古代中医文献称斑秃为"油风"。《外科正宗》载:"油风乃血虚不能随气荣养肌肤,故毛发根空,脱落成片,皮肤光亮,痒如虫行,此皆风热乘虚攻注而然。"《医宗金鉴·外科心法要诀》总结历代医家的理论,提出:"油风,此证毛发干枯,成片脱落,皮红光亮,痒如虫行,俗名鬼剃头,由毛孔开张,邪风乘虚袭入,以致风盛燥血,不能荣养毛发,宜服神应养真丹,以治其本,外以海艾汤洗之,以治其标。若耽延年久,宜针砭其光亮之处,出紫血,毛发庶可复生。"

【病因病理】

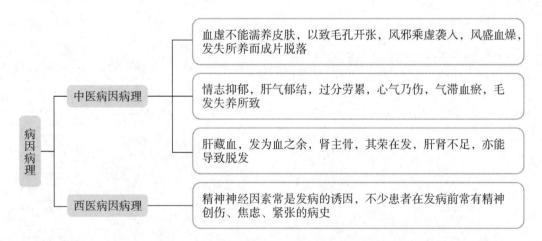

【临床表现】

按病期可分为进展期、静止期及恢复期。

进展期	首先在头部出现圆形或椭圆形的脱发斑,由于无任何自觉不适,因此常在无意中或为他人发现片状脱发区。脱发斑渐增大,边缘处头发松动,易于拔下,表明病变处于进展期。将拔下的头发在放大镜下观察,可见毛发下段逐渐变细,如惊叹号(!)样。脱发区的头皮是正常的,无炎性、无鳞屑、无瘢痕。脱发斑境界清楚
静止期	此期脱发斑边缘的头发不再松动,大多数患者在脱发静止3~4个月后,进入恢复期
恢复期	有新毛发长出,最初出现细软色浅的绒毛,继之长出黑色的终毛,并逐渐恢复正常,疾病自然痊愈

斑秃患者绝大多数可以自愈。有少数患者病程可持续,尤其是全秃及普秃患者。发生全秃及普秃患者的年龄越小,恢复的可能性也随之减小。

【诊断与鉴别诊断】

一、诊断

斑秃是头发呈斑状脱发,头皮正常,无自觉症状。

二、鉴别诊断

脂溢性脱发	成年人为主,头发稀疏脱落,伴头皮油腻或脱屑,瘙痒
假性斑秃	患部头皮萎缩,看不见毛囊口,脱发区边缘头发不松动,一般是不可能恢复

【治疗】

一、内治

(一)辨证论治

本病以滋补肝肾、养血安神、活血祛风为主。

证型	证候	治法	方药	常用药物
血热风燥证	突然脱发成片,偶有头皮瘙痒,或伴头部烘热,心烦易怒,急躁不安。苔薄,脉弦	凉血息风,养阴护发	四物汤合六味地黄汤加减。若风热偏胜,脱发迅猛者,用神应养真丹	生地黄、当归、赤芍、川芎、丹皮、茯苓、泽泻、山萸肉、山药、白鲜皮等
气滞血瘀证	病程较长,头发脱落前先有头痛或胸胁疼痛等症,伴夜多噩梦,烦热难眠。舌有瘀斑,脉沉细	通窍活血化瘀	通窍活血汤	归尾、赤芍、红花、香附、青皮、王不留行、茜草、泽兰、牛膝等
气血两虚证	多在病后或产后,头发呈斑块状脱落,并呈渐进性加重,范围由小而大,毛发稀疏枯槁,触摸易脱,伴唇淡、心悸、气短懒言,倦怠乏力。舌淡,脉细弱	益气补血	八珍汤	当归、川芎、熟地、白芍、党参、白术、茯苓、甘草等

证型	证候	治法	方药	常用药物
肝肾不足证	病程日久，平素头发焦黄或花白，发病时呈大片均匀脱落，甚或全身毛发脱落，伴头昏、耳鸣、目眩、腰膝酸软。舌淡，苔剥，脉细	滋补肝肾	七宝美髯丹	制首乌、牛膝、补骨脂、茯苓、菟丝子、当归身、枸杞子等

（二）西医治疗

对于精神紧张，睡眠不足者，口服安定（地西洋）、谷维素（维生素 B）等。同时配服胱氨酸、维生素 B₆ 有助于生发。对于全秃及普秃患者，脱发时间长，没有新发生长，可服用类固醇皮质激素，如强的松，见效后逐渐减量。

二、外治

1. 头皮发痒，脱发较重，用海艾汤，水煎取药液，用毛巾蘸药液洗濯患处，每天 2～3 次。
2. 鲜毛姜（或生姜）切片，烤热后涂擦患处，每天数次。
3. 5%～10%斑蝥酊，或 10%辣椒酊外搽，每天数次。

三、针灸与推拿

局部头皮按摩加梅花针挑刺，隔日 1 次。

四、其他疗法

刺激皮肤充血，改善血液循环，促进毛发生长。局部外涂 10%辣椒酊、0.05%盐酸氮芥、1%～3%敏乐啶（米诺地尔）溶液、氟轻松搽剂等。对于面积较小，长时间治疗仍无新发生长者可皮下注射类固醇皮质激素。

【预防与调护】

1. 查清有关病因，及时去除致病因素，解除思想顾虑，保持愉快的心情和乐观的心态。
2. 忌偏食，合理调剂膳食，增加维生素摄入。
3. 注意头发的日常护理，勤洗头，勿用脱脂性强的洗发剂、护发剂。

第二节　男性秃发

男性秃发是常染色体显性遗传病，其遗传特性需在雄激素作用下才表现出来。特点：青壮年多见，可有皮脂溢出，头屑多，瘙痒与脱发，也可以没有任何症状，只是逐渐有头发的脱落。本病又称为脂溢性脱发、雄激素源性脱发。

中医学文献中记载的"蛀发癣""白屑风"相似，中医称为"发蛀脱发"。《外科证治全书》载："蛀发癣，头上渐生秃斑，久则运开，干枯作痒，由阴虚热盛，剃头时风邪袭入孔腠搏聚不散，血气不潮而成。"

【病因病理】

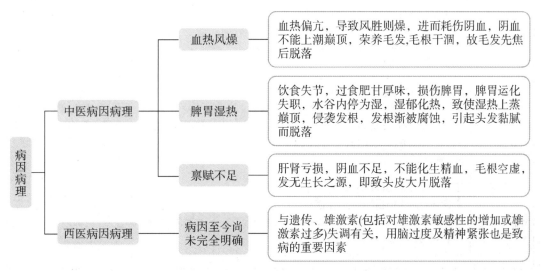

本病分为干性与湿性两大类：干性脱屑而痒，头发稀少干焦或枯黄，多为血热化风化燥；湿热脱屑而痒重，头发黏腻或如油涂水洗者，常由湿热上蒸所致。其病变在毛发，病位在脏腑，尤其与肝、脾、肾三脏关系密切。

【临床表现】

多见于男性，常在20～30岁发病。先从前额两侧的鬓角部开始，经过徐缓，头发逐渐细软、稀疏、脱落，秃发渐向顶部延伸，数年至数十年后，额上部和顶部的头发可完全脱光。皮肤光滑、毛孔缩小或遗留少量毳毛，而枕部及两侧颞部仍保留正常的头发。也有的从头顶部开始脱发。男性型秃发偶亦可见于成年女性，表现为头顶部头发稀疏，但前额部的发际线并不后移。

【诊断与鉴别诊断】

一、诊断

男性秀发主要根据家族史、皮疹形态及病程诊断。从前额两侧的鬓角部开始脱落，渐向顶部延伸，头发逐渐细软、稀疏，数年至数十年后，额上部和顶部的头发可完全脱光。皮肤光滑、毛孔缩小或遗留少量毳毛，而枕部及两侧颞部仍保留正常的头发。

二、鉴别诊断

斑秃	脱发可发生在头部的任何区域，病变多数为圆形，很少伴有瘙痒
干性皮脂溢出症	多发在头面、耳项、发际等处，初感微痒，继起糠秕状白屑，搔之白屑飞起，脱之又生；虽伴脱发，但不严重

【治疗】

一、内治

（一）辨证论治

本病以健脾祛湿、凉血润燥为主要治法。急性者以清热利湿、凉血润燥为主；慢性者以滋肝补肾为主。

证型	证候	治法	方药	常用药物
血热风燥证	头干枯,略有焦黄,均匀而稀疏脱落,搔之则白屑飞扬,落之又生,自觉头部烘热,头皮瘙痒,舌质红,苔淡黄,脉细数	凉血消风,润燥护发	凉血消风散	生地黄、当归、白蒺藜、荆芥、蝉衣、羌活、苦参、玄参、桑叶、杭菊花、女贞子、旱莲草等
脾胃湿热证	平素有恣食肥甘厚味习惯者居多。头发潮湿,状如擦油或水浸,甚则数根头发彼此黏在一起,鳞屑油腻,舌质红,苔黄微腻,脉濡数	健脾祛湿,清热护发	祛湿健脾汤	白术、泽泻、猪苓、白鲜皮、干地黄、何首乌、赤石脂、苍术、羌活、川芎、山楂、虎杖、茵陈、生薏苡仁等
肝肾不足证	平素头发干枯焦黄,发病时头发常大片而均匀脱落,伴有面色苍白,肢冷畏寒,头昏耳鸣,腰膝酸软,舌质淡红,苔少或无,脉沉细无力	滋肝补肾	七宝美髯丹	何首乌、菟丝子、枸杞子、当归、女贞子、续断、桑葚子、远志、黄精、石菖蒲等

(二)西医治疗

以拮抗雄激素受体为目的,可选用安体舒通(螺内酯)、环丙氯地孕酮、西咪替丁等,可同时服用胱氨酸、维生素 B_6。

二、外治

1. 头发油腻时,选用透骨草水洗剂或山豆根洗方外洗;头发干焦时,选用桑白皮洗方。

2. 头发油腻、痒重时,选用干洗方(滑石、川芎、王不留行、白芷、细辛、防风、羌活、独活),有燥湿去垢、祛风止痒的功效。

3. 野菊花、金银花、川椒各 30 g,浸白酒,7 天后外用。

三、针灸与推拿

针灸治疗男性秃发有一定的疗效,如采用体针、耳针、梅花针等方法。

四、其他方法

西医对男性秃发治疗可外搽 2‰米诺地尔溶液,皮脂溢出者用硫黄药皂、希尔生溶液(二硫化硒)洗头。从美容角度考虑,可施行头发移植术,也可戴假发。

【预防与调护】

1. 保证充足的睡眠,解除思想顾虑。

2. 少吃肥甘厚味,忌食辛辣油腻之品。

3. 洗头时宜用含硫黄药皂,祛脂止痒效果好,忌烫发、染发。

第三节 白 发

白发,也称"发白",指头发部分或全部变白的一种损美性疾病,西医亦称为白发。老年时头发变白是一种生理现象,未到老年即出现白发者为早年白发。

中医内治法仍沿用补肝肾、益气血、滋阴固精之法。常用补肝肾药有:制首乌、生熟地、黄精、当归、炒白芍、党参、黄芪、炒白术、怀山药、芡实、桑葚、金樱子、女贞子、菟丝子、怀牛膝、补骨脂、枸杞、覆盆子、五味子、莲子、黄柏、龟甲、鳖甲、灵芝、茯苓、泽泻、甘草、决明子等。

食物疗法：可取何首乌 100 g、鸡蛋 2 只，加水共煮至鸡蛋熟，将鸡蛋去壳后再煮 15 分钟，可加少许糖再煮片刻，吃蛋喝汤。此方每周 1～2 次，一般服 1～2 个月即可见效。

外治法可用干燥雪松叶用涂抹方法，治疗由于年龄增长而引起的白发。用手或梳子按摩，仍是常用且有效的方法，但须持之以恒。

也可用"三合一药枕"治疗白发，即用黑首乌、黑芝麻、黑豆、枸杞子，研细装枕芯内做枕头，同时服用黑首乌、黑芝麻、黑米研粉，加蜂蜜制丸，长久服用。

白发患者常采用的方法是染发，目前市场上的染发化妆品种为数不少，但纯天然的不多，由于化学合成的染发剂易致敏，常导致头面部接触性、变态反应性皮炎，故开发中药染发剂具有良好的市场前景。中医古代文献中有很多染发剂配方，值得深入挖掘、开发。

单元实训与讨论

1. 实训：完成对斑秃、男性秃发、白发的日常调研，包括心理状态、治疗史与效果。
2. 讨论：中医对损美性毛发问题的治疗基本原则是什么？

学习总结与反馈

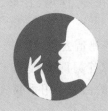

单元十四　损美性甲问题

第一节　甲癣（灰指甲）

甲癣，俗称"灰指甲"，中医称"鹅爪风"，现称"甲真菌病"，是指皮癣菌侵犯甲板或甲下所引起的疾病。甲真菌病是由皮癣菌、酵母菌及非皮癣菌等真菌引起的甲感染。甲癣病变始于甲远端、侧缘或甲褶部，表现为甲颜色和形态异常，一般以 1～2 个指（趾）甲开始发病，重者全部指（趾）甲均可罹患。患病甲板失去光泽，日久甲板变脆而破损脱落。多呈灰白色，且失去光泽；甲板增厚显著，表面高低不平。其质松碎，甲下常有角蛋白及碎屑沉积。有时甲板可与甲床分离。

【病因病理】

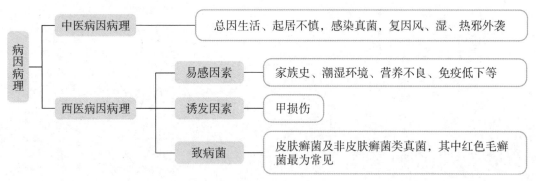

【临床表现】

甲癣有两种类型。

真菌性白甲 （浅表性白色甲真菌病）	真菌从甲面侵入，形成不整形白色浊斑，久者亦常致甲板变形、增厚、变脆。受累指（趾）甲多少不一，轻者 1～2 个，重者大部分或全部指（趾）受累。一般无自觉症状，病程缓慢，如不治疗，可多年不愈
甲下真菌病	真菌从甲侧缘或前缘侵入，沿甲板向后发展，形成松碎的角蛋白碎屑，堆积于甲下，使甲增厚，凹凸不平、翘起，甲板与甲床分离，前缘盘如虫蚀状，残缺不整，久之甲板全部被破坏

【诊断与鉴别诊断】

一、诊断

甲板被蛀蚀变形,甲板增厚或萎缩翘起,色灰白而成灰指甲。病理检查发现菌丝和孢子时可确诊,为诊断甲真菌病的标准。

二、鉴别诊断

银屑病甲病	躯干肢体有银屑病皮损,甲板为顶针甲,甲分离,甲增厚,甲混浊,甲变色,真菌学检查阴性
甲扁平苔藓	扁平苔藓可侵犯甲板,形成甲板变形、甲板萎缩,根据全身皮损,甲板改变及真菌学检查可以鉴别
慢性湿疹	身体其他部位有湿疹样改变,常侵及掌跖、指、趾,甲板灰暗,有纵横嵴沟,真菌检查阴性
白甲症	表现类似浅表白色甲真菌病,但表面光滑,白色云雾样改变见于甲板中,真菌检查阴性
先天性厚甲病	有家族史,自幼发病,甲板变厚、混浊,但甲板光滑,真菌检查阴性

【治疗】

一、内治

(一)辨证论治

证型	证候	治法	方药	常用药物
血燥失养证	甲板色泽不荣,增厚或翘起,或呈蜂窝状。舌淡,少苔,脉细	养血润燥	祛风养血汤	蝉蜕、乌蛇、蛇床子、地肤子、火麻仁、川芎、威灵仙、石菖蒲、天花粉、白蒺藜、何首乌、当归、生地黄、全蝎、蜈蚣、生甘草等
湿热蕴结证	指甲远端或两侧见黄白斑点,渐扩展至全甲及甲下,甲板增厚、变脆,凹凸不平,色泽不良,或甲板变薄,翘起,其下蛀空,或甲板色红,甲沟红肿,或有脓包瘙痒刺痛。舌红,苔薄腻,脉滑数	清热利湿	清热渗湿汤	连翘、蒲公英、地丁、滑石、生薏苡仁、虎杖、赤芍、泽泻、地肤子、蛇床子、萆薢、白鲜皮、黄柏、丹皮、木通、甘草等

(二)西医治疗

内服口服　伊曲康唑、特比萘芬、氟康唑等。

二、外治

1. 用小刀刮除部分已灰化的指甲,用棉花蘸癣药水 2 号,或复方土槿皮酊浸渍甲部。1 次/日,每次 10 分钟,每隔一周刮除一次,连续用药 3 个月以上。

2. 鹅掌风浸泡方浸泡。

3. 白凤仙花捣烂涂甲上,用凤仙花叶包好,日换 1 次。

4. 西医可用外用药物,如特比萘芬酊、阿莫罗芬甲搽剂、环吡酮胺酮甲涂剂等。

【预防与调护】

1. 注意个人、家庭及集体卫生。

2. 早发现，早治疗，坚持治疗，巩固疗效。

第二节 甲沟炎

甲沟炎是指（趾）甲周围软组织的化脓感染，是细菌通过甲旁皮肤的微创破损袭至皮下并生长繁殖引起。表现为甲沟红肿，严重时可形成脓肿甚至引起甲板分离。疾病最常侵犯拇指（踇趾），发生于手指者，多由于刺伤，撕剥肉刺或修剪指（趾）甲过深等损伤引起。发生于足趾者，多因嵌甲或鞋子过紧引起。本病与中医学中的"代指""蛇眼疔"相类似。

【临床表现】

损害常先发生于一侧甲沟皮下，逐渐蔓延到甲根部皮下及对侧甲沟皮下，治疗不及时或方法不当，损害可向甲下蔓延。

表现为甲沟和甲根表面皮肤轻微的红肿热痛，轻轻按压触痛明显，轻者可以自行消退，如感染严重或身体抵抗能力差，就会2～3天内化脓，指（趾）甲旁皮下出现黄白脓点，绕甲根皮下向下蔓延，形成指（趾）甲周围或甲下脓肿，局部感到跳痛，但一般无全身症状，如不及时处理，甲沟旁即出现小脓窦口，有肉芽组织向外突出，发展成为慢性甲沟炎或慢性指骨骨髓炎。日久则伴有甲板凹凸不平和甲松动。

【诊断与鉴别诊断】

一、诊断

急性甲沟炎	常发生在受伤或轻微创伤后，特征表现为伴有疼痛的化脓性感染，急性脓肿形成（葡萄球菌）或红斑和肿胀（链球菌）
慢性甲沟炎	常由反复轻微创伤以及暴露在水、刺激物和过敏物质中引起皮炎，继而发生酵母菌定植，继发细菌感染。临床特征是近端甲皱襞的炎症，表现为痛性红斑、水肿，甲小皮缺失，甲床损伤导致甲板表面异常

二、鉴别诊断

甲真菌病：临床表现为甲板混浊、肥厚、表面凹凸不平、变色、甲板萎缩、脱落和翘起。

【治疗】

一、中医治疗

1. 内治法　治宜凉血清热解毒，药用生地黄、赤芍、金银花、连翘、黄芩、蒲公英、大青叶、野蔷薇、生甘草等。

2. 外治法

（1）新鲜仙人掌50 g，除刺后捣为糊状，加入食盐2 g，正红花油6～8滴，调匀外敷，以纱布包扎，每日早、晚各换药1次，4日为一疗程。

（2）黄连、大黄各等份，捡净、烘干、研末，醋调外敷于患处，每日清洗后更换。

（3）金黄散糊、三黄散等敷贴。

二、西医治疗

1. 全身治疗 炎症明显时,应用抗生素达到消炎止痛的目的,以青霉素类药物为主,可用阿莫西林 0.5 g,每日 3 次,口服。

2. 局部治疗

(1) 药物疗法:早期可用 3‰碘酊反复涂搽,常可控制感染;未成脓时,局部可用鱼石脂软膏。

(2) 物理疗法:可选用短波紫外线、超短波、红外线等治疗方法。

(3) 手术切开疗法:成脓者应手术切开引流。

【预防与调护】

1. 养成良好的卫生习惯,不要随意拔除倒刺,一般用剪刀修剪,尤忌硬性拔除。

2. 注意营养的均衡,适当食用杂粮、动物肝脏、水产品,多吃蔬菜、水果,以保证指(趾)甲生长所需的维生素 A、维生素 C、维生素 E 及微量元素锌、铁等摄入。

3. 剪指(趾)甲不宜过短,剪成弧形,甲沟两侧不留指(趾)甲尖,不随便剪甲沟,有微小伤口时可涂碘酊后,用无菌纱布包扎保护,以免发生感染。

4. 穿鞋选择大小肥瘦适当、合适轻便的鞋。发现脚趾相互挤压应用适量消毒棉、软物放入趾缝中隔开,使脚趾正常发育,防止压迫趾甲扎入甲沟。一旦出现发炎应立即涂抹抗菌药物。

5. 注意手脚的保暖,勤用热水泡脚,水温以 50~60℃为宜,以免烫伤。

第三节 发育不良性甲病

发育不良性甲病是因先天发育缺陷或不良引起的一类甲疾病,主要体现在甲的组织结构及功能异常,损害了甲的健康与美感,不同程度地增加了患者的心理负担。

一、甲肥厚

甲肥厚是指指(趾)甲本身增厚或甲下角质增殖,可由于甲母质功能异常导致,也可由于甲床病理改变继发。

【临床表现】

指甲、趾甲均可发生,甲床角质也有累及,最常见于小指(趾)甲。

厚甲症	甲板、甲床均增厚,轻者增厚不明显,重者可达数倍,甲远端翘起,形态发生改变,并可见沟纹。甲板颜色表现为轻度不透明的黄白色。甲质变硬,甲下角质增厚使甲横轴隆起,弧度增加,呈凸圆状,两侧边缘下陷嵌入甲床,常伴有甲沟炎
钩甲	常见于老年人。表现为甲增厚延长、弯曲,呈鸟爪状或牛角状,表明粗糙不平,有纵横沟纹,光泽消失,颜色呈灰褐色。常伴有掌趾角化及手足多汗等

【诊断】

根据临床表现进行诊断。

【治疗】

本病尚无较理想的治疗方法。首先要积极治疗原发病,避免长期接触酸碱类物品,加强营养,改善末梢循环。可服用维生素 A、维生素 B 及烟酸片等。局部对症处理,较重刺激症状时可拔甲治疗。

【预防与调护】

1. 积极治疗全身疾病。

2. 妥善修甲,不宜修剪过短,建议穿宽松鞋袜。

二、甲萎缩

甲萎缩是指先天性或后天性因素引起的甲发育不良,甲板薄小,部分或全部萎缩。

【临床表现】

主要发生于指(趾)甲板,严重时甲根及甲床亦有萎缩表现。表现为单个、数个或全部指(趾)甲停止生长,甲板变薄呈透明白色,表面尚有光泽,体积缩小、长度缩短,少数患者甲板完全消失。

【治疗】

先天性因素引起者现无特殊有效治疗方法;后天因素引起者应积极防治有关发病因素,局部对症治疗,促进指(趾)甲的生长。

【预防指导】

1. 积极治疗全身疾病。

2. 保护指(趾)甲,防止外伤及感染。

三、其他类型甲发育不良性疾病

除甲肥厚、甲萎缩外甲发育不良病还包括匙状甲、软甲、甲纵裂、甲脆裂、甲松离和球拍状甲,这里一并介绍。

【临床表现】

匙状甲	甲板变薄萎缩,中央凹陷,边缘上翘如匙状,质脆易裂
软甲	甲板变软而薄白,易于弯曲或碎裂
甲纵裂	甲板从游离缘向根部成层状分裂,一般为2～3层或多层,局部变白,易剥离
甲脆裂	又称脆甲症。多见于女性及小儿,有较明显的季节性,一般冬季加重,表现为甲板失去光泽,变薄质脆,发生纵裂或层状分裂
甲松离	又称甲脱离。表现为甲板光滑、坚硬、形状正常,也有甲板呈灰白色或黄褐色、质地变脆者,游离缘疏松,甲板与甲床从游离缘向甲根部分离,可呈半月状部分分离,亦可全部分离,一般由根部开始分离者较少
球拍状甲	常见于拇指(踇趾),甲板宽短而平,上有交叉割线,形似网球拍上线条,甲的正常弯曲度消失,一般对称发生

【治疗指导】

此类疾病治疗尚无切实有效的方法,治疗方案可参照甲肥厚及甲萎缩。

【预防保健】

1. 保护指(趾)甲,防止外伤及感染。

2. 积极治疗全身疾病。

3. 避免损伤。

单元实训与讨论

1. 实训：完成中西医对灰指甲、甲沟炎的调研，包括治疗原则、治疗手段、治疗效果等。
2. 讨论：中医对损美性甲问题的内外治有什么特色方法？

学习总结与反馈

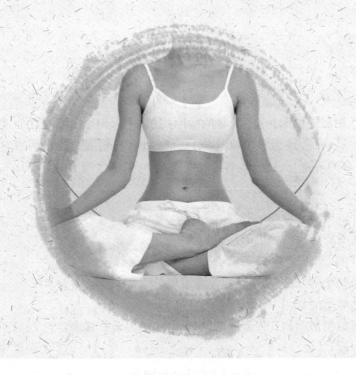

模块六

中医塑形项目

模块内容

单元十五　中医减肥

单元十六　中医塑形

学习时间

12 课时。

学习内容

肥胖的概念,肥胖的诊断标准,肥胖的病因病机,中医对肥胖辨证的证型与特点分析,中医减肥的方法、适应证、注意事项;中医对塑形的认识,塑形的影响因素,中医塑形的方法、适应证、注意事项等,中医减肥塑形与现代营养学、医学之间的关系及其重要意义。

学习目标

1. 掌握肥胖的概念和诊断标准。

2. 熟悉中医对肥胖病因病机的认识。

3. 掌握肥胖的证型分类与特点。

4. 熟悉中医减肥的方法、适应证与注意事项。

5. 掌握中医塑形的常用方法。

6. 掌握中医减肥塑形与现代营养学、医学之间的关系及其重要意义。

课程思政目标

在了解肥胖的概念及成因的基础上,引导学生深刻体会到伴随社会经济发展和物质生活水平的提升,人们对健康和美的关注,认识到数千年来,中医美容技术在解决人民生活中"求美问题"相关研究成果的巨大作用和重要意义。通过对肥胖相关问题的辨证分型与特点学习,引导学生形成正确的审美观,认识到人体美中健康这一要素的重要意义。通过对减肥塑形项目的评价,引发学生对中国传统美学观与评价标准的高度认同。通过学习中医减肥塑形的多种方法,以及这些方法操作过程中的技术要点,引发学生对中医药宝库的巨大价值的认同,对中医美容文化中,实践出真知、理论联系实际的工匠精神,认真负责的严谨态度都有清晰的认知。

学习方式

由教师引导学生学习中医减肥与塑形项目的学习内容。在教师的指导下,学生通过自主学习和面授教学、实训练习等,达到学习目标。

学习情境

多媒体教室或专业实训室,有网络环境。

学习准备

首次课程设置学习小组,每组 4～6 人,便于集中授课和分组讨论。

学习效果评价表

对完成中医减肥与塑形项目应具备的职业素养、知识技能学习效果及课程思政目标实现效果的综合评价。

课程过程性评价表

姓名：_____ 班级：_____ 课程：_____ 任务：_____

评价指标	评价内容	学生自评 20%	小组互评 20%	教师评价 60%	合计	备注
职业素养 40分	1. 遵守学习与劳动纪律，不旷课迟到早退(5分)，违规一次扣0.5分，扣完为止。					
	2. 遵守实习实训的规章制度(5分)，违规一次扣0.5分，扣完为止。					
	3. 团队合作精神(10分) (1) 团队成员相互信任、互帮互助、协作配合，具有集体荣誉感(10分) (2) 在老师的帮助下能与团队协作(5分) (3) 不能与团队合作(0分)					
	4. 沟通能力(5分) (1) 能很好地与人沟通交流、语言表达准确、思路清晰(5分) (2) 在老师的指导下能较好的沟通(3分) (3) 沟通交流的主动性和效果都不佳(1分)					
	5. 认真、细致和严谨的工作态度(5分) (1) 积极主动地获取知识、认真严谨(5分) (2) 学习的积极性不太高，被动学习(2分)					
	6. 能够认真根据对应的项目任务和问题，所有设计过程步骤规范合理。无一违反得5分，违反一项扣1分，扣完为止					
	7. 具有创新以及反思意识(5分) (1) 学习活动中具有创新意识，能积极反思可以改进的地方，总结经验教训(5分) (2) 学习活动中创新意识不足，反思不积极，经验教训总结不够到位(3分) (3) 完成任务后不主动总结经验(0分)					
知识技能 60分	任务：完成项目或任务的设计方案(60分) 1. 完成项目或任务的设计方案制订(15分) 2. 完成项目或任务设计方案的实施(20分) 3. 填写项目或任务完整、合理(5分) 4. 能理论联系实际，解决问题(10分) 5. 资料收集、整理、分析真实有效(5分) 6. 组织与分工合理性(5分)					
附加分数 0～10分	在项目的设计与实施中，能够将知识与技能与本专业或本课程相关的技能竞赛、职业资格证书或"1＋X"证书、创新创业大赛、"互联网＋"大赛、挑战杯大赛等活动结合，或在专利申报、论文撰写与发表、技术开发与应用方面有关联、有发展、有推动、有成果的个人与团队成员，视具体情况加分，最高不超过10分					
总分						
评语						

注：可在具体填写时，根据课程与项目内容进行调整与修改栏目与内容。

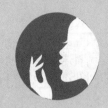

单元十五　中医减肥

学习要点

中医对肥胖辨证的证型与特点分析。

学习难点

中医减肥的方法、适应证与注意事项。

学习内容

随着经济的发展，生活水平的提高，饮食结构和生活习惯的改变，运动量减少，劳动和生活条件以及交通状况等的改善，肥胖患者逐年增多，成为影响人们形体美和健康长寿的"富贵病"之一。肥胖症已成为当今人们普遍关心的病症。中医早就注意到肥胖有损健康，因而常将"轻身"与"延年"并举。现代将治疗肥胖症称为减肥，不过现代的减肥不仅是为了延年，同时还有美容的目的。

所谓肥胖是指人体内热量的摄入大于消耗造成过多的热量以脂肪形式储存于体内，使体重超过标准体重的20％。减肥是通过降低人体的脂肪以减轻体重，使人保持苗条的体型和矫健的身姿。形体美难以有一个统一的标准，"环肥燕瘦"，各有所美，但总以胖、瘦不过度、身体曲线优美为宜，过胖或过瘦，在多数人眼中都是无美感可言的。

肥胖症中医称"肥人""形盛"。祖国医学对肥胖的病因病机及其带来的并发症早有认识。《灵枢·阴阳二十五人》曰："足太阴之下，血气盛则跟肉满踵坚；……手阳明之下……气血皆少则手瘦以寒。""手少阳之下，血气盛则手卷多肉以温。""手太阳之上，血气盛则有多须，面多肉以平。""其肥而泽者，血气有余；肥而不泽者，气有余，血不足。"明代李诞《医学入门》："肥白人多湿痰，黑瘦人多火热。或形肥色黑，或形瘦色白，临时参症，或从形，或从色，不可泥也。""脾胃俱旺，则能食而肥……或少食而肥，虽肥而四肢不举，盖脾实而邪气盛也。"清代吴谦《医宗金鉴》："妇人肥盛者，多不受孕，以身中有脂膜闭塞子宫也。"

中医减肥是用中医美容方法，如中药辨证治疗、药膳美容、针灸减肥塑形、推拿按摩、气功等方法，以人的躯体健康为目的，减少脂肪以降低体重，恢复矫健身姿。

一、肥胖的病因病机

中医认为，肥胖病因主要与禀赋不足、饮食不节、过度安逸、情志失调等因素有关。若在内外因素作用下，阴阳、气血、津液、情志、脏腑功能失调，导致水湿、痰浊、膏脂等壅盛于体内而发生肥胖。本病多为本虚标实之候，本虚主要是脾胃不足、运化失司或肾气不足、精气失藏，标实主要是痰、湿、瘀、热或肝气郁结。本病定位在脾和肾，还兼及肺、心、肝。

（一）饮食不节

过食肥甘、膏粱厚味之品，水谷之精微在人体内堆积成为膏脂则成肥人或称胖人、肥贵人。因肥甘厚味过食,则脾胃损伤,运化功能减弱,湿热内生,留于孔窍、肌肤,使人体臃肿肥胖,可致肥胖。

(二) 脾肾气虚

肥胖患者从表面来看似形体壮实,为实证,实际上引起肥胖的主要原因是正气虚衰,即所谓"形盛气虚"。肥胖多发于中老年人、妇女产后或更年期性功能低下,亦即脾肾气虚为其本,而痰、浊、脂(瘀)为标。脾主运化,脾气虚则不能正常化生精血,输布精微,水谷变生膏脂痰湿,蓄于肌肤,发为肥胖。肾主水,肾气虚则不能正常化气行水,不能助脾健运、通调水道,而致湿浊内停,溢于肌肤,加重肥胖。

(三) 情志因素

中医认为"心宽体胖",心情开朗,情绪不易紧张、激动的人,脾胃功能良好,水谷精微充分吸收转化,容易形成肥胖,而经常忧思恼怒,精神高度紧张者,容易使脏腑功能失调,吸收减少,而易形成腹型肥胖。

(四) 久卧久坐

中医认为"久坐少气",好坐好静,气血流行不畅,脾胃呆滞,运化失司,水谷精微失于输布,化为膏脂和水湿,留滞于肌肤、脏腑、经络而致肥胖。

总之,中医将肥胖人称为"肥贵人"。历来医家观点不同,有"肥人多气虚""肥人多痰""肥人多湿"等不同之说。

现代医学认为肥胖与遗传因素、饮食因素(摄入高热量、高脂肪饮食过多)、行为因素(运动不足、生活方式)有关,还与年龄、性别有关:老年发病率高于青壮年,女性明显高于男性,这可能与男性、青壮年劳动强度较大有关。此外也与某些代谢性、内分泌疾病有关。

二、肥胖的诊断标准

(一) 肥胖度

因其计算简单,在临床实践中应用较方便和普遍。根据全国中西医结合肥胖症学术研究会拟定的诊断标准,肥胖度(A)=(实际体重—标准体重)/标准体重×100%

东方成人标准体重(Broca法)=[身高(cm)−100]×0.9(kg)

实际体重大于标准体重的20%为肥胖。

(二) 身体质量指数

体体质量指数(body mass index,BMI),是世界卫生组织(WHO)推荐的国际统一使用的超重肥胖分型标准参数。此方法简便、实用,临床应用广泛。它与体密度(D)呈正相关,是间接估测体内脂肪含量的方法之一。计算公式如下:

$$身体质量指数(BMI)=体重(kg)/身高(m)^2$$

1. 世界卫生组织(WHO)标准:WHO将BMI≥30 kg/m² 定为超重。

2. 亚太地区标准:WHO的标准是以西方人体重和身高为依据制定的,由于种族、地域、饮食习惯等差异,上述标准并不适合所有人群。2000年国际肥胖特别工作组提出亚洲成年人体重指数标准,亚太人群BMI≥25 kg/m² 为肥胖。

3. 我国标准:鉴于我国人群的体型特征不同于西方,对超重的界定应有自己的分类标准。2001年,国际生命科学学会中国肥胖问题工作组组织全国相关学科进行调查,经数据汇总分析后,提出敏感度特异性较好、假阳性较低的身体质量指数 24 kg/m² 为中国成人超重的界线。

WHO 成人 BMI 肥胖分类与患相关疾病危险度

分类	BMI(kg/m²)	发病危险
体重过低	<18.5	低(肥胖相关疾病)
正常范围	18.5~24.9	平均水平
超重	≥25	增加
肥胖前期	25~29.9	增加
轻度肥胖	30~34.9	中度增加
中度肥胖	35~39.9	严重增加
重度肥胖	≥40	极严重增加

亚太地区成人 BMI 肥胖分类与患相关疾病危险度

分类	BMI(kg/m²)	发病危险
体重过低	<18.5	低(肥胖相关疾病)
正常范围	18.5~22.9	平均水平
超重(肥胖前期)	23~24.9	增加
Ⅰ度肥胖	25~29.9	中度增加
Ⅱ度肥胖	≥30	严重增加

二、肥胖症的分型

肥胖分为单纯性肥胖、继发性肥胖。

1. 单纯性肥胖　是指无明确的内分泌、遗传原因,因热量摄入超过消耗而引起脂肪组织过多。它又分为体质性肥胖和获得性肥胖。

(1)体质性肥胖是指由于 25 岁之前营养过度,加上遗传因素所导致的肥胖。

(2)获得性肥胖也称外源性肥胖,为 20~25 岁以后营养过度,主要因摄入过多、运动量少而引起肥胖。

2. 继发性肥胖　是由于体内某种疾病引起的一种肥胖。主要有水潴留性肥胖症、皮质醇增多症、甲状腺功能减退、多囊卵巢、胰岛素瘤、药物性肥胖等。

三、肥胖的并发症

1. 糖尿病　肥胖患者空腹血浆胰岛素达 30 μU/ml,餐后可达 300 μU/ml,高出健康人 1~2 倍以上(高胰岛素血症)。糖耐量曲线降低,血糖偏高,容易发生糖尿病。据报告,一般人群中糖尿病发病率为 0.7%,而肥胖人中达 2%,在体重超过标准 50% 的肥胖人中达 10%。

2. 高血压病　肥胖高血压发病率比正常人高 3 倍,且随肥胖程度增加而增多。

3. 冠心病　肥胖患者冠心病发病率比非肥胖者高出 1 倍,与肥胖人易发生糖尿病、高脂血症、脂质代谢紊乱等引起动脉壁功能障碍有关。

4. 高脂血症 肥胖患者不仅血胆固醇、甘油三酯可增高,且常伴有脂质代谢紊乱,脂质在动脉壁、心、肝等处沉着。

5. 感染 肥胖患者免疫功能低下,容易继发病毒与细菌感染。

目前有人将肥胖、高血压、高脂血症、冠心病、脑卒中、胰岛素抵抗血症(高胰岛素血症)合称为代谢综合征,其中肥胖是其基础病因,也是其核心病症。

四、肥胖的中医辨证分型

1. 脾虚痰蚀证 体肥臃肿,胸闷憋气,气短乏力,肢体困重,腹胀纳呆,头晕心悸,下肢水肿,尿少或便溏,舌苔白或白腻,脉细或细滑。此型多见于中老年,尤以妇女多见。

2. 肠胃实热证 体形肥壮,消谷善饥,口渴善饮,腹胀中满,大便秘结,薄黄或薄白,舌质红,脉弦滑或数。此型多见于青少年、孕妇及产后发胖者。

3. 肝郁气滞证 体形丰满,纳食量多,胸胁苦满,腹胀不适,烦躁易怒,口苦咽干,大便秘结,妇女经少或闭经,经前乳房胀痛,苔薄黄或黄厚,舌边尖红或有瘀斑,脉弦滑或弦细。

4. 脾肾阳虚证 形体肥胖,额面虚浮,神疲乏力,畏寒肢冷,腰酸腿软,肢体水肿,腹胀便溏,尿频而少,舌苔薄白或白滑,舌质淡胖,脉沉细或缓。此型多见于肥胖合并糖尿病、冠心病、高血压病及一些症状性肥胖病人,如甲状腺功能减退症。

六、中医减肥的方法

因产生肥胖的原因很多,个体又存在差异,故任何一种减肥的方法都不一定适于所有的肥胖者。临床要分清原因,尤其是在用中药内服方法时,要辨证论治,这是中医轻身减肥的精髓。在历代方药中,有的方药既能轻身,又能增重,说明中医药减肥其机理是调整机体内部的阴阳失调。阴阳失调时,既可表现消瘦,又可表现肥胖,故调整阴阳有双向治疗作用。中医的针灸、气功等方法,也有类似作用。在内部调理基础上再辅以运动锻炼等,使人体保持不胖不瘦、曲线优美、体形苗条、身姿矫健,起到塑形减肥的目的。

(一)中药辨证论治

1. 脾虚痰浊证

【治法】健脾利湿,祛痰化浊。

【方选】防己黄芪汤合苓桂术甘汤加减。气虚重加党参 10~15 g,有湿浊加薏苡仁 10~15 g,腹胀加厚朴 10 g、枳壳 10 g,纳呆加佛手 10 g、生山楂 10~12 g。

【经验方】清消饮(北京中医研究院西苑医院方)。

荷叶 12 g,防己 15 g,茯苓 15 g,石决明 15 g,薏苡仁 15 g,白术 12 g,陈皮 10 g。

2. 肠胃实热证

【治法】清胃通腑,凉血润肠。

【方选】防风通圣散加草决明。大便干加芒硝 6~10 g,口渴加薄荷 10~12 g,头晕头胀加野菊花 10~12 g。食欲亢进加黄连 6~10 g,小便不利加泽泻 10~12 g,恶心加荷叶 10~12 g。

【经验方】清通饮(出处同前)。

胡黄连 10 g,番泻叶 10 g,生大黄 10 g,生地黄 15 g,夏枯草 12 g,草决明 12 g。

3. 肝郁气滞证

【治法】疏肝理气,清热降火。

【方选】大柴胡汤合桃红四物汤加减。气郁重加香附、郁金 10～12 g,胁痛加川芎 10～15 g、川楝子 6～12 g,腹胀加枳壳 10～12 g,重加茯苓 6～15 g,口渴便干加生地黄 10～15 g,有黄疸加茵陈 10～12 g。

【经验方】疏肝饮加减化裁(北京中医药大学附属医院方)。

柴胡 10 g,郁金 10 g,砂仁 3 g,白术 10 g,大黄 10 g,枳实 10 g,丹皮 12 g,莱菔子 10 g。

4. 脾肾阳虚证

【治法】补脾固肾,温阳化湿。

【方选】真武汤合防己黄芪汤加减。水肿加车前草 10～20 g,便溏腹胀加佛手 10 g,腰酸腿软加牛膝 10～12 g。

【经验方】四君子汤加味(福建省人民医院方)。

党参 15 g,白术 9 g,茯苓 9 g,陈皮 4.5 g,半夏 4.5 g,甘草 3 g,仙茅 15 g,枸杞子 9 g,覆盆子 15 g,菟丝子 9 g。

(二)药膳疗法

1. 健美茶V号(《中华临床药膳食疗学》)

【组成】法半夏、云茯苓、陈皮、川芎、枳壳、大腹皮、冬瓜皮、制香附、炒泽泻、车前草、炒苍白术、茵陈、茶叶各 5 g。

【用法】上药研成细末,分作 7 份,每日饮用 1 份,此茶适用于无任何不适,一切正常之肥胖者。

2. 三色糯米饭(同上)

【组成】赤小豆、薏苡仁、糯米、冬瓜籽、黄瓜各适量。

【用法】将赤小豆及薏苡仁用水淘洗干净放入锅内先蒸 20 分钟,然后放入洗净糯米及冬瓜籽,加水蒸熟,起锅后撒上黄瓜丁即可食用。此饭具有健脾利水减肥之功,适用于脾虚痰浊型肥胖。

3. 健美茶IV号方(同上)

【组成】大黄、枳实、白术、甘草、茶叶各 20 g。

【用法】上药研成细末,分作 7 份,每日饮用 1 份。此茶具消积通便之功,适用于肠胃实热型肥胖。

4. 健美茶II号方(同上)

【组成】生首乌、夏枯草、山奈、泽泻、石决明、莱菔子、茶叶各 10 g。

【用法】上药研成细末,分作 7 份,每日服用 1 份。此茶具平肝息风、理气化湿之功效,适用于肝郁气滞型肥胖。

5. 麻辣羊肉炒葱头(同上)

【组成】素油 50 g,瘦羊肉丝 200 g,姜丝 10 g,葱头 100 g。

【用法】素油烧热,加花椒、辣椒少许,炸焦后捞出,放入羊肉丝、姜丝和葱头,煸炒。加盐、味精、醋、黄酒适量,熟透收汁即可出锅。此菜具温阳化湿,祛痰利水之功效,适用于脾肾阳虚之肥胖。

(三) 成药验方

1. 三花减肥茶

由玫瑰花、代代花、茉莉花、川芎、荷叶组成。每日 1 包,开水冲泡代茶饮,疗程 3 个月。

2. 春风减肥茶

杜仲、三七、云雾茶、普洱茶等,有减肥降血脂作用。每日 1~2 包,冲泡代茶饮。

3. 轻身降脂乐

首乌、夏枯草、冬瓜皮、陈皮等制成冲剂。每次 1~2 袋,每日 2~3 次。对脾虚胃热或阴虚内热者适用。

4. 减肥饮

荷叶、山楂、泽泻,代茶饮。疗程 3 个月,有清热利湿作用,适用于肥胖有湿浊、湿热者。

5. 肥胖丸

由番泻叶、松罗茶、泽泻、淡竹叶、槐花、夏枯草、葶苈子、茯苓组成。每次 1 丸,每日 2 次,浓茶水送服,见汗为宜。便秘者加量,有除湿化痰、利尿通便作用。

6. 草决明

炒熟研末,每日 2~3 次,每次 3~5 g,适用于肥胖合并高脂血症。

7. 防风通圣丸

每次 6~10 g,每日 2~3 次。

(四) 针灸

1. 毫针加耳针

(1)脾虚痰浊型:毫针选脾俞、太白、中脘、水道、丰隆,平补平泻。耳针选脾、三焦。

(2)肠胃实热型:毫针选支沟、天枢、曲池、上巨虚、内庭,用泻法。耳针选大肠、肺、三焦、口、饥点。

(3)肝郁气滞型:毫针选曲池、太冲、三阴交,前二穴泻法,后一穴补法。耳针选肝、胆、神门、肾。

(4)脾肾阳虚型:毫针选脾俞、肾俞、复溜,补法。耳针选脾、肾。

以上各型毫针均隔日 1 次,留针 20 分钟,虚证可加灸,15 次 1 个疗程。耳针用揿针或压王不留行籽,5 日 1 次,两耳交替使用。毫针、耳针同时进行。

2. 针灸辨证论治

(1)脾虚痰浊型:取中脘、脾俞、足三里、丰隆、三阴交、阴陵泉为主,配气海、水分、大横、水道、太白。平补平泻,中等刺激,可加艾灸。每日或隔日 1 次。

(2)肠胃实热型:取天枢、大肠俞、曲池、支沟、内庭、足三里、上巨虚、下巨虚。用泻法,中强刺激,留针 30 分钟,2 日 1 次。

(3)肝郁气滞型:取期门、膻中、支沟、太冲、三阴交为主,配行间、公孙、阳陵泉。用泻法,中强刺激。每日或隔日 1 次。

(4)脾肾阳虚型:取关元、命门、肾俞、脾俞、胃俞、胰俞、太溪、足三里为主,配气海、水分、神阙(灸)、三阴交。平补平泻,中等刺激,可加艾灸。每日或隔日 1 次。

3. 体针综合疗法(《皮肤病针灸疗法》)

取梁丘、公孙穴。每次选一穴(双侧),交替使用,用重刺激泻法,使患者产生强烈针感后加用电针,通电 20 分钟,起针后,在该穴位上用麦粒型皮内针沿皮下刺入 1 cm 左右,针体与经络循行方向呈"十"字交叉,用胶布固定,留针 3 天。嘱病人每天在饭前及饥饿时轻按 2～3 次,每次 1～2 分钟。10 次 1 个疗程。两个疗程间隔 1 周,连续观察 3 个疗程。

4. 针灸减肥的其他方法

(1) 电针法:在针刺得气的基础上接电针治疗仪(或直接用电极板贴压腧穴及肥胖部位),用疏密波(或连续波)刺激 30～40 分钟。每日或隔日 1 次。

(2) 艾灸法:取大椎、命门、脾俞、肾俞、三焦俞、阳池、三阴交等穴。用于脾虚痰浊和脾肾阳虚者,多行隔姜灸或隔附子灸。每日 1 次。

(3) 皮肤针叩刺法:按皮肤针操作常规,先行叩刺腰背部夹脊穴以及足太阳经背俞穴,然后再根据针刺法选穴或按肥胖部位局部取穴。中强度刺激,以叩刺部位皮肤微微渗血为佳。每日 1 次。

(4) 三棱针法:三棱针点刺出血,适用于肥胖病伴发高血压、高脂血症者。伴发糖尿病者不宜使用。

(5) 指压或器械按摩:一般直接在肥胖部位(如腹部、腰部、臀部、项背、上臂、前臂、大腿、小腿)选穴施术。腹部要求按顺时针方向按摩,以增强胃肠道的蠕动,通调腑气。每日 1 次。

(6) 埋线法:按常规或辨证论治取穴,在严格消毒之后用套管针将消毒的 1～2 cm 长的"0"号线全部垂直埋入穴内,外用胶布或创可贴保护针孔。埋线时间一般在半个月以上,每月 1～2 次。

(7) 埋针法:按常规或辨证论治取穴,顺着经脉的走行方向(一般逆向而针)将毫针沿皮下刺入 1 寸左右,用胶布固定针柄。埋针时间长短根据季节而定。

(8) 穴位注射法:按常规或辨证论治取穴,选用麝香、防己、川芎、红花等具有芳香走窜、除湿利水、行气活血、化瘀消肿等治疗作用的中药制剂,注入穴内,每穴 1～2 ml,每日或隔日 1 次。

(五) 推拿按摩

病人仰卧,揉按前胸、腹部、双下肢。然后按摩曲池、阳池、中脘、足三里、太溪、关元等穴。再俯卧,揉按后背、腰部、下肢背侧,然后按压天柱、膈俞等穴。每穴 2 分钟,重点拿关元穴,5～10 分钟,共 40 分钟结束。

如果按摩时加用减肥霜,效果更好。

(六) 沐浴按摩法

沐浴除了清洁肌肤之外,若与推拿按摩结合起来,则是一种消除疲劳、健美塑形、防治疾病的有效方法。这种方法既可在商业场所进行,也可在家中进行。以减肥轻身为主要目的的沐浴按摩宜选用 39～42℃ 的热水浸浴,也可同时结合热水淋浴。在沐浴过程中重点按摩腹部和腰部,其他部位的按摩可在沐浴后进行。

1. 腹部按摩常用手法

(1) 摩腹:以肚脐(神阙)为起点,用手掌按顺时针方向在下腹做圆形推摩 50 次。

（2）推擦腹部：从剑突两侧沿足阳明胃经向下至腹股沟处，然后再从腹股沟到剑突沿足少阴肾经来往推擦 50 次。

（3）拿捏腹部：平卧，双手拿捏腹肌，向上提起，以足阳明胃经为重点部位，自上而下，再自下而上，最后可点按天枢、水道二穴，使有酸胀感，维持 1～2 分钟。

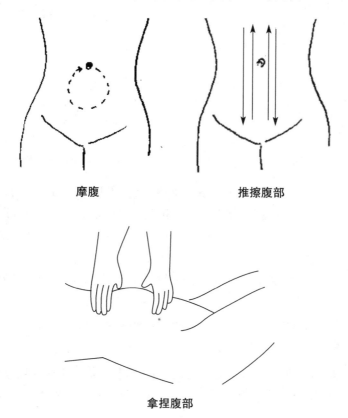

摩腹　　　　　　　　　　　　推擦腹部

拿捏腹部

2. 腹部按摩方法

（1）摩全腹：以中脘、神阙为中心，用手掌根部自上而下按顺时针方向迅速不停顿地摩揉。每日睡前 1 次，5～10 分钟，以肠鸣、腹部有热感为佳。

（2）点穴：点按中脘、天枢、外陵（足阳明胃经）、水道、归来、足三里各 1～2 分钟，以局部酸胀为度。

（3）拧转按摩：直立，双足稍开，将毛刷（或按摩器）按摩上下腹，同时身体不停地扭动腰部由慢到快，左右拧转各 20 次以上。

（4）手足按摩：饭前 10 分钟用 4～5 根牙签刺激大鱼际处胃、脾、大肠反射区及手背部正中胸腹反射区，强刺激 10 次，感到疼痛的程度才能见效。还可加刺第二足趾胃经循行通过的地方。这种方法可以抑制胃蠕动，达到减退食欲的作用。

美容功效：保持胃腹部平坦。

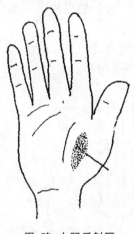

胃、脾、大肠反射区

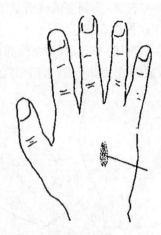

胸腹反射区

3. 腰部按摩 首先坐在浴盆中用双手支撑,双膝弯曲,双腿并拢伸直。继而臀部和足部稍离盆底 5 cm 左右,双膝合拢,腰部向右侧扭,右膝触盆底,随之将双膝放回原位置。然后将腰向左侧扭,左膝触盆底。双膝再放回原位。如此反复进行 10~15 次,注意运动腰部时一定要将两膝合拢。

4. 背部按摩 在背部脊柱两侧足太阳膀胱经部位,用小鱼际或洗澡刷自上而下刷擦,每侧 5~10 次。

5. 臀部按摩 从双侧臀部自上而下画螺旋形按摩,50 次。

6. 大腿按摩

(1) 拿捏大腿:双手各指相对形成钳状,分别从腹股沟部沿大腿前面正中拿捏到膝关节部,再由膝关节部拿捏到腹股沟部,反复进行 10 次。注意向下拿捏时外侧用力,向上拿捏时内侧用力。

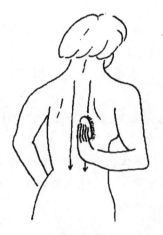

背部按摩

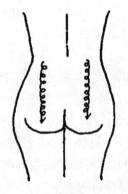

臀部按摩

(2) 滚揉大腿:用小鱼际从股骨大转子沿大腿外侧滚揉到膝关节,再由膝关节沿大腿内侧滚揉到大腿根部,每侧 10 次。注意滚揉时不要间断。

(3) 推挤大腿:用双手掌或单手掌呈弧形从膝关节上方沿大腿前面正中向上推挤至大

腿根部,10～15次。最后可用拇指或中指的指腹点按环跳、风市、阳陵泉、伏兔、气冲、髀关各穴。

美容功效:沐浴可使皮肤滑腻光洁,而热水浸浴,还可使体温升高,人体毛孔扩张而出汗散热,并消耗体内热量,加速血液循环,促进新陈代谢。再加上全身各部按摩,疏通经络,运行气血,调和脏腑,消除瘀脂,故沐浴按摩具有防治肥胖、塑造形体的可靠功效。

七、减肥的中医预防护理

(1)合理膳食:饮食宜清谈,少食甜食及厚味,多以素食为主,不要减少饮食的总体积、总数量,以减少病人的饥饿感。家禽、瘦猪肉、兔肉、牛奶、鸡蛋等也不可少。忌睡前进食,要戒酒,饮咖啡;夏季少食甜冷饮;必须配合运动,以增加耗能,利于脂肪的代谢消耗。

(2)有氧运动:要重视运动,运动强度高有助于消耗机体的能量。节食配合运动才能减肥有效,而且只有有氧运动才能使肌肉健美,真正改变体形。可选择各种适合自己的运动项目,如慢跑、跳舞、跳绳、健美操、游泳、爬山等。局部肥胖的人,也要选择全身性运动,只进行肥胖部位的局部锻炼是达不到理想减肥效果的。只有有氧运动,才可损耗多余的脂肪。

减肥饮食与运动处方的纲要:只进三餐;细嚼慢咽;首先喝汤;禁食甜食;轻度节食;少睡多动;体育锻炼;防止便秘;贵在坚持。

(3)调摄生活:生活要有规律,切忌睡眠过多,并保持精神愉快。

(4)行为治疗:行为治疗可分戒瘾及减重两阶段。戒瘾阶段患者须戒除依赖的食物;减重阶段除了继续调控饮食结构外,还要配合规律的运动及作息。

单元实训与讨论

1. 实训:完成中医美容减肥方法的应用与效果调研,并对常见中医减肥方法进行实际操作。

2. 讨论:比较中医减肥原则和现代医学对肥胖的治疗原则。

学习总结与反馈

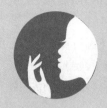# 单元十六　中医塑形

学习要点

中医塑形的方法、适应证、注意事项。

学习难点

中医对塑形的认识，中医减肥塑形与现代营养学的关系。

学习内容

人体美是指人的身体外形美，包括容貌美、形体美、气质美和服饰美等方面。随着大众对自身美的关注度增加，对形体美的标准也有了更高的要求。即使体重没有达到肥胖诊断标准，但是身形臃肿或者局部脂肪堆积造成形体缺乏美感的人群，也想寻找可靠科学的方式来塑造健美体型，保持苗条身材。肥胖的发生是一个从量变到质变的过程，肥胖患者均经历了超重的阶段，控制超重意味着降低肥胖的发生。因此，干预超重，不仅能帮助这部分人群塑造健美体形，对于防治肥胖也非常有意义。

人的体形分类方法较多。目前，国内外均以肥硕、粗壮的"超力型"、匀称适度的"正力型"和单薄瘦长的"无力型"三种来分类。对于女性体形来说，在其先天获得性的基础上，后天形成的不同部位体围指数对健美体型的影响是极其重要的。健美女子体形在先天骨骼匀称度获得性的基础上，他与身高不相关，但与身体各部位的体围却关系极为密切。中医塑形，也就是通过中医对超重的认识和原因机理的分析，使用中医的方法来减少局部脂肪堆积，使身体围度和三围比例适度，达到塑造健美体型的目的。

一、中医对体形臃肿的认识

中医关于体形丰腴的论述，在《内经》中就有了。《灵枢·卫气失常篇》曰："人有脂，有膏，有肉……䐃肉坚，皮满者，脂。䐃肉不坚，皮缓者，膏。皮肉不相离者，肉。""膏者，多气而皮纵缓，故能纵腹垂腴"，又说："脂者，其血清，气滑少，故不能大"，这里将人分为脂、膏、肉等多种体形，并且指出不同体型具有不同的临床特点。其所言之膏人的脂肪主要分布于腹部，身小腹大，脂膏集中于腹部，其腹部外形，远远大于脂人，与近代医学的腹型肥胖类型相似。脂人的脂膏均匀地分布全身，形体肥胖，虽肥而腹不大，更不能垂，而肌肤质地中等，总体肥胖度较膏人为大，与近代医学的"均一性肥胖病"类型相似。肉人以肌肉之肥为主，形体肥胖，肥而壮盛，上下均肥，皮肉结实，精神内旺，是一种正常体重超常之人，其体重的超标是体内肌肉发达所致，体内脂膏增加不多。还将形体有余之人的特点进行了描述，如《灵枢·逆顺肥瘦》篇曰："……广肩腋，项肉薄，厚皮而黑色，唇临临然，其血黑以浊，其气涩以迟……"说胖人的普遍形态有肩背宽广，皮厚肉薄，肌肤颜色赤黑，血液黏稠，运行迟缓的特点。

中医认为,体形丰腴主要与禀赋不足、饮食不节、过度安逸、情志失调等因素有关。在内外因素作用下,阴阳、气血、津液、情志、脏腑功能失调,导致水湿、痰浊、膏脂等壅盛于体内而发生超重。多为本虚标实之候,本虚主要是脾胃不足、运化失司或肾气不足、精气失藏,标实主要是痰、湿、瘀、热或肝气郁结。

其发生原因和机理可能与素禀体丰、饮食不节、安逸少劳或者脏腑功能失调有关。饮食超常,摄入过量,水谷精微不能运化,化为膏脂;或过食损伤脾胃,运化失司,湿浊中阻,湿浊化热,酿成胃热滞脾,均可引发超重。病机多归因于痰湿、血瘀、气虚等证,而且这些证候常常兼夹并存,相互影响。长期摄食无度,可以损伤脾胃,脾虚则水谷精微运化失常,湿浊内生,土壅木郁,或情志受损,均可造成肝失疏泄,气滞血瘀;反之肝郁横逆犯脾,则见肝郁滞脾,或脾病及肾,肾阳虚衰,不能化气行水,均可导致水湿内停,痰浊聚集内脏或溢于肌肤,形成超重。

二、中医塑形的适宜人群

(一)超重人群

1. 超重的概念

超重,从字面意义上可理解为体重超过正常水平,显然这一层面的理解仅给出了超重的下限,把肥胖包括在内。超重与肥胖有紧密联系,但仍然有明确的区别。世界卫生组织(WHO)在1997年明确提出肥胖为一种疾病,它是机体一种病理状态的表现。从体重超过正常到成为一种疾病,有着程度和性质上的不同。我们可认为,超重是能量的摄入超过能量的消耗,体重超过正常但未达肥胖,影响形体美且发生相关疾病的危险增加的这样一种状态。一方面,超重是指由多种原因引起的体内脂肪过多超过正常;另一方面,超重侧重的是身体某些功能的失衡状态,而不是某种病理状态。形象地说,超重是体重的一种"亚健康"。

2. 超重的判断标准

首先应明确超重是有范围的,不能将体重或体质指数大于某一数值的所有情况都诊断为超重。WHO明确指出人体质量指数(BMI)在$25\sim29.9\ kg/m^2$为肥胖前期,而亚太建议标准超重为$BMI\geqslant23\ kg/m^2$,我国建议标准超重为$BMI\geqslant24\ kg/m^2$,从字面上分析,超重概念范围包括肥胖,但结合实际应用,超重是肥胖前的表现;应明确界定范围,否则,对专业人员和非专业人员造成理解上的错误。所以,我们可以采用我国肥胖工作小组建议的超重标准为$24\ kg/m^2\leqslant BMI<28\ kg/m^2$或者体重超过标准体重的$10\%\sim20\%$。

(二)求美人群

对自身形体不满意,特别是腰、腹、臀局部脂肪堆积,要求尝试中医塑形的求美人群。

三、超重者常见证型症状

辨证论治是中医学的基本原则和最大特色、精华之一。证候是辨证的结果和论治的依据,是中医诊治疾病的基础,体现了中医学理论特色与优势。中医塑形要取得良好的效果,也应对超重者的证型症候进行具体的分析。根据笔者观察和总结,超重者常见以下四种证型:第一类主症为便溏、腹胀、水肿,疲乏,白带量多,齿痕舌;次症:不欲饮,多眠,白腻苔,辨证为脾虚湿阻型;第二类主症为多食易饥,口渴,多饮,喜冷饮,尿黄,便秘,便干;次症:发热,多汗,红舌,薄黄苔,数脉,滑脉,辨证为胃肠腑热型;第三类主症为乳房胀痛,情绪急躁,白带色黄黏稠,暗红舌,弦脉,次症:月经血块,便干,黄腻苔辨证为肝郁气滞型;第四类主症为多眠或失眠,畏寒,头昏,淡舌,沉脉;次症:白带量多,白腻苔,疲乏,细脉辨证为脾肾阳虚型。

四、健美体形的标准

目前对健美的认识包括以下数点:① 身体各部分均匀相称,骨骼发育正常,关节不显粗大凸出。② 肌肉均匀发达,皮下脂肪适当,女性肌肤柔润、嫩滑而富有弹性,体态丰满而不肥胖臃肿。③ 眼大有神,五官端正并与脸形协调和谐。④ 双肩对称,男宽女圆,微显瘦削无缩脖或垂肩之感。⑤ 脊柱从背面视成直线,从侧面视具有正常的体型曲线,肩胛骨无翼状隆起或上翻的感觉。⑥ 胸廓宽厚,胸肌圆隆,正背面看略呈 V 形,女子乳房丰满而不下垂。⑦ 腰稍细而结实,微呈圆柱形,腹部扁平,标准的腰围应比胸围约细 1/3,男子有腹肌,垒块隐现。⑧ 臀部圆满适度,微呈上翘,不显下坠。⑨ 下肢修长,下腿线条柔和,小腿腓部稍突出,两腿并拢时正视和侧视均无屈曲感。⑩ 双臂骨肉均衡,女子双手柔软,十指纤长。⑪ 肤色红润晶莹,充满阳光的健康色彩。⑫ 整体观望无粗笨、虚胖或过分纤细的感觉,重心平稳,比例协调。此外,男子须肌肉发达,比例匀称,体态端正,身手有力;女子须体态自然丰满,富有曲线感,行动矫健有力。通过长期实践,人们已总结出了一系列健美的方法,并体会到"健康是一种美"。

五、中医塑形的方法

(一)中药轻身塑形

在中医理论指导下对超重者进行辨病治疗、辨证治疗,通过中药复方或者单味中药的使用,可达到祛脂减重轻身的目的。药物治疗可根据患者耐受程度而定,体质壮实,病性偏实者,可投以力量较峻猛的药物;素体虚弱,病性偏虚,不耐攻伐者,则选用较温和的药物为宜。

1. 古代医著关于中药减重祛脂的记载

《神农本草经》记载133种轻身减肥药,如人参、地黄、麦冬等。《备急千金方》中有"细腰身,并令人面泽白悦泽,颜色红润,桃花三株,阴干末之。空心饮服"单取桃花瘦身。《医部全录》有"人太肥欲得体瘦轻健,可用冬瓜作羹长食,欲肥则勿食此"。元代朱丹溪在《丹溪心法•中湿》中有"凡肥人,沉困怠惰是湿热,宜苍术、茯苓、滑石。凡肥白之人,沉困怠惰是气虚,宜二术、人参、半夏、草果、厚朴、芍药"的记载。清代陈士铎在《石室秘录》专立治肥之法,指出肥人多痰,病机为气虚无力、痰湿内生,治法是补其气、消其痰,常用方药为人参、白术、茯苓、薏苡仁、芡实、山萸肉、杜仲、五味子、白芥子、砂仁、益智仁等药。

2. 现代有关中药的研究

有实验证明下列药物有减重祛脂作用:祛痰化浊利湿降脂类,如生大黄、泽泻、茵陈、草决明、苍术、半夏、番泻叶、洋葱、大蒜、蚕蛹、槐米、柴胡、金银花、姜黄、茅根、荷叶、薏苡仁;活血化瘀、减肥祛脂类,如茺蔚子、丹参、赤芍、益母草、三七、生山楂、五灵脂、香附、三棱、莪术、鸡血藤、牛膝当归;滋阴养血、减肥降脂类,如旱莲草、女贞子、何首乌、生地黄、山茱萸、枸杞子、菊花、桑寄生、灵芝。据报道荷叶使人体脂肪耗损增加,能降压、降血脂;薏苡仁水煎饮用可利尿、消脂；枸杞子代茶饮用，虚胖者颇宜；赤小豆长期食用也有一定效果。中药减肥降脂的机理研究尚未深入，其作用机理比较复杂。现大致可以分为以下四种类型：减少外源性脂质的吸收、减少内源性脂质的合成、促进脂质的运转和排泄、调节脂肪代谢。中医药在减肥降脂方面有不错的效果，但由于减肥中药需要长期服用，故对其的长期毒性及不良反应应有足够的重视。总的来说，药物疗法短期内疗效显著，但安全性低、副作用大，且易反弹。对于饮食及运动疗法干预效果差而且对恢复形体有迫切要求的超重者，可以尝试。

（二）针灸塑形

针灸疗法是在中医传统理论指导下，以整体观为原则，对超重者辨证论治，防治结合。其作用机理主要有两个方面：一方面是针灸能够抑制患者过亢的食欲，抑制亢进的胃肠道消化吸收机能，从而减少能量的摄入；另一方面针灸可以促进能量代谢，增加能量消耗，促进体脂的动员与分解，最终实现减重祛脂塑形效应。其作用是通过对神经、内分泌功能的调整来实现的。在临床观察中，针灸祛脂瘦身效果显著。超重者因未达肥胖的病理状态，常虚实不显，在治疗中，主要采取辨证辨病结合取穴，常用穴位有：曲池、合谷、天枢、关元、足三里、上巨虚、内庭等再结合局部用穴。针灸疗法因其对非肥胖患者的祛脂塑身效果确切，无毒副作用，在回归正常饮食和生活习惯的条件下不反弹，没有绝对禁忌证限制等优点，已经越来越受到关注。

（三）按摩疗法

按摩疗法是在中医基础理论指导下，运用经络学说，辅以各种手法有效刺激穴位，达到祛脂瘦身的作用的一种方法。它通过治疗者对穴位的刺激，疏通经络，促使气血流通，调节脏腑功能，促进新陈代谢，以减少脂肪的积存。推拿按摩在扶正祛邪、活血祛瘀的同时，能促进脂肪加快分解，从而取得减重减脂的效果。

（四）其他

结合中医辨证原则的养生瘦身技术，首先用活血化瘀为主的中药沐足净化身心，采用按摩手法将人体足部全息和脏腑功能结合，疏通气血，配合中国的养生吐纳方法，增加呼吸运动的幅度，使身体在相对的静态加速代谢。根据人体的形体特点和不同的美学要求，局部取阿是穴采用推脂的方法雕塑身材。减肥效果满意。结合足部全息疗法、吐纳方法、局部雕塑方法的养生瘦身技术可以称为一种综合的瘦身塑形方法。

六、轻身塑形的行为疗法

行为疗法目的是改变不健康的生活方式，重建科学、健康的生活方式，包括饮食疗法、运动疗法和综合性的行为矫正疗法，可作为超重的基本干预手段，结合上述方法达到科学减重塑形的目的。

1. 饮食疗法

减肥瘦身应从均衡营养做起。当体内营养均衡，过剩的营养被消耗、排出体外，不足的营养素每天得到适量补充，肥胖自然消失且保持身体健康。主要是限制超重者饮食所提供的热量（关键是限制糖和脂肪的摄入量），同时供给充足的各种营养素如各种必需氨基酸、维生素、矿物质等，使超重者摄入能量小于消耗能量，从而达到减体重的目的。饮食疗法在短期内可使体重减轻，效果显著。但体重减轻的同时体重也下降，而且节制饮食会造成

RMR(安静时代谢率)的下降,这种减肥的效果可能会因为人体 RMR 降低而被抵消。单纯饮食疗法还会伴有一系列的副作用,如营养不良、免疫力下降以及胆结石等。因此,单纯饮食控制减体重不宜长期应用(尤其儿童及青少年,正处于生长发育期,不能对他们进行严格的饮食控制),执行期间应有严格的医疗监督。

2. 运动疗法

运动是一种采用广泛并被普遍接受的控制体重、塑造体形的方法。运动破坏了饮食的摄入量和消耗量之间的比例关系,运动能提高对胰岛素的敏感性等。而且适宜强度的运动使机体脑胰岛素水平升高,脑胰岛素有抑制食欲、增加机体产热的作用,故而,在运动后常感食欲降低,摄食量下降。运动可以改善脂肪代谢紊乱加快脂肪代谢,限制脂肪积累。运动的总能耗量取决于运动的特点和参与者的个体特点(体形和健康水平)。对于轻身塑形来说,运动的量比运动的强度更有意义。应采用大肌肉群参加的、有节奏的运动方式如跑步、快走、游泳、骑车等,从较低运动强度开始,随个体对运动的适应逐渐增加强度,每次运动持续时间 30~60 分钟,每周至少运动 3 次。运动减重祛脂的效果是肯定的,而且在体重降低的同时保持瘦体重不变,甚至增加,使身体成分发生了良好的变化。即使不减轻体重,运动也会减少肥胖并发症,可以改善心血管、呼吸及消化系统的功能。

3. 行为矫正疗法

行为矫正疗法是源于 19 世纪心理学领域的精神疗法。20 世纪 60 年代,弗斯特(Ferster)首次用行为疗法治疗肥胖者的过食行为之后,行为矫正这一技术不断完善。行为疗法已演变成了饮食控制+运动+行为矫正的综合疗法,内容大致包括:

① 坚持营养训练及负平衡饮食;② 多做运动或增加日常生活活动量;③ 认识的调整,应认识到体重控制是一个长期的过程,朝健康有益的生活方式迈进为首要目标,其次才是体重的下降,应了解有关饮食、营养、运动等方面的知识,对治疗充满信心;④ 自我监督;⑤ 正性刺激或惩罚;⑥ 调整:当未达到预期效果或目标行为时,可采取改变刺激方式、延长治疗周期、修订治疗方案等手段,以尽可能达到预期效果。

行为矫正疗法要求改变超重者原来的饮食、运动以及生活习惯,使能量消耗处于负平衡状态,并保持良好的心态,正确认识减肥问题,从而达到控制体重的目的。此法降体重温和持续,效果稳定,而且有助于养成健康、科学、有益的生活习惯。从根本上说,这才是最重要的。不过在实际执行中需要极大的决心和坚持,在缺乏有力监督和自我控制下很难长期实行而难以取得满意效果。

单元实训与讨论

1. 实训:完成中医美容塑形方法的应用与效果调研,并对常见中医塑形方法进行实际操作。
2. 讨论:中医对减肥与塑形的认知,有什么相同与差异之处?

学习总结与反馈

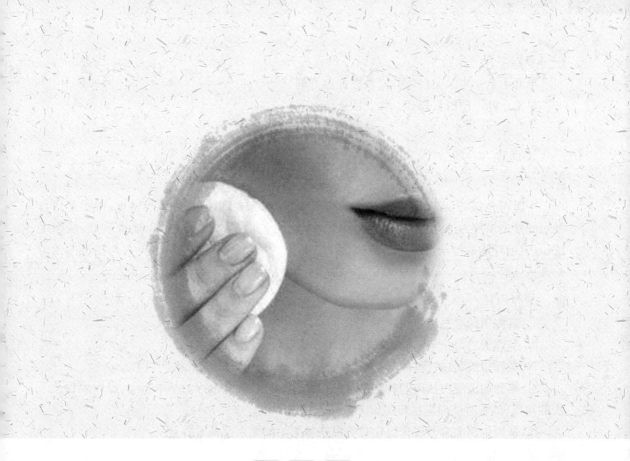

模块七

中医美白与祛斑

单元十七　中医美白(附:代表性美白方剂)

单元十八　中医祛斑(附:代表性祛斑方剂)

学习时间

12课时。

学习内容

中医对色斑的认识,美白与祛斑的病因病机,临床表现,辨证分型与特点;中医美白与祛斑的基本治疗方法与内容,多种内治法、外治法包括药物、食疗、针灸推拿治疗、按摩手法、耳穴治疗的内容与适用范围,基本手法、操作要领及手法的规范;对美白与祛斑的预防护理措施等。

学习目标

1. 掌握中医对色斑的认识。

2. 掌握美白与祛斑的病因病机、临床表现,辨证分型与特点。

3. 掌握中医美白祛斑的基本治疗方法,包括内治法、外治法等治疗手法。

4. 熟悉中医美白祛斑的针灸推拿治疗、按摩手法、耳穴治疗的基本手法、操作要领及手法的规范,熟悉对美白与祛斑的预防护理。

5. 掌握中医美容与现代医学对美白祛斑防治的关系及其重要意义。

课程思政目标

在了解色斑及成因的基础上,引导学生深刻体会到伴随社会经济发展和物质生活水平的提升,人们对健康和美的关注。认识到数千年来,中医美容技术在解决人民生活中"求美问题"相关研究成果的巨大作用和重要意义。通过对美白祛斑项目的评价,引发学生对中国传统美学观与评价标准的高度认同。通过学习中医美白祛斑减肥塑形的多种方法,以及这些方法操作过程中的技术要点,引发学生对中医药宝库的巨大价值的认同,对中医美容文化中,实践出真知、理论联系实际的工匠精神,认真负责的严谨态度有清晰的认知。通过对相关美白祛斑方案的设计与实施,引发学生对大胆创新、科学创造的自我突破意识。

学习方式

由教师引导学生学习中医美白和祛斑项目的学习内容,在教师的指导下,学生通过自主学习和面授教学、实训练习等,达到学习目标。

学习情境

多媒体教室或专业实训室,有网络环境。

学习准备

首次课程设置学习小组,每组4～6人,便于集中授课和分组讨论。

学习效果评价表

对完成中医美白和祛斑项目应具备的职业素养、知识技能学习效果及课程思政目标实现效果的综合评价。

课程过程性评价表

姓名：_____ 班级：_____ 课程：_____ 任务：_____

评价指标	评价内容	学生自评20%	小组互评20%	教师评价60%	合计	备注
职业素养40分	1. 遵守学习与劳动纪律,不旷课迟到早退(5分),违规一次扣0.5分,扣完为止。					
	2. 遵守实习实训的规章制度(5分),违规一次扣0.5分,扣完为止。					
	3. 团队合作精神(10分) (1)团队成员相互信任、互帮互助、协作配合,具有集体荣誉感(10分) (2)在老师的帮助下能与团队协作(5分) (3)不能与团队合作(0分)					
	4. 沟通能力(5分) (1)能很好地与人沟通交流、语言表达准确、思路清晰(5分) (2)在老师的指导下能较好的沟通(3分) (3)沟通交流的主动性和效果都不佳(1分)					
	5. 认真、细致和严谨的工作态度(5分) (1)积极主动地获取知识、认真严谨(5分) (2)学习的积极性不太高,被动学习(2分)					
	6. 能够认真根据对应的项目任务和问题,所有设计过程步骤规范合理。无一违反得5分,违反一项扣1分,扣完为止					
	7. 具有创新以及反思意识(5分) (1)学习活动中具有创新意识,能积极反思可以改进的地方,总结经验教训(5分) (2)学习活动中创新意识不足,反思不积极,经验教训总结不够到位(3分) (3)完成任务后不主动总结经验(0分)					
知识技能60分	任务:完成项目或任务的设计方案(60分) 1. 完成项目或任务的设计方案制订(15分) 2. 完成项目或任务设计方案的实施(20分) 3. 填写项目或任务完整、合理(5分) 4. 能理论联系实际,解决问题(10分) 5. 资料收集、整理、分析真实有效(5分) 6. 组织与分工合理性(5分)					
附加分数0～10分	在项目的设计与实施中,能够将知识与技能与本专业或本课程相关的技能竞赛、职业资格证书或"1＋X"证书、创新创业大赛、"互联网＋"大赛、挑战杯大赛等活动结合,或在专利申报、论文撰写与发表、技术开发与应用方面有关联、有发展、有推动、有成果的个人与团队成员,视具体情况加分,最高不超过10分					
总分						
评语						

注:可在具体填写时,根据课程与项目内容进行调整与修改栏目与内容。

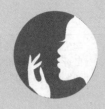

单元十七　中医美白

（附：代表性美白方剂）

学习要点

中医美白的基本治疗方法与内容。

学习难点

中医美容与现代医学对美白防治的关系及其重要意义。

学习内容

中医美白是中医美容的重要内容之一，也是中华医学的一个重要组成部分。中医美白，就是在中医理论指导下，调理脏腑、平衡阴阳，治疗上采用内治法、按摩法、刮痧法、耳压法、针灸法等方法，以达到美白的目的。美白针对的是正常皮肤的保养，减少黑色素的沉着；一般人的皮肤，需要美白，在临床上，辨证分析，多种方法协同治疗，能够收到比较好的效果。

中医美容对美白有很好的效果，也有悠久的历史。《外科正宗》里说，"黧黑斑者，水弱不能制火，血弱不能华肉，以致火燥结成斑黑，色枯不泽，朝服肾气丸以滋化源，早晚以玉容丸洗面斑上，日久渐退，兼或忧思伤脾，劳倦伤肾等。"民间对美白的理解更贴近生活，早在春秋战国时期，据说西施就曾将益母草等几种中药精制成粉末，用水调和，每天清晨将其敷于面部。由于纯中药对皮肤的保养与美白效果显著，经常使用会令皮肤自然娇嫩、白皙。清朝慈禧太后对于中药美容也颇有研究，她常吃中药何首乌，使白发变黑。她每十天吃珍珠粉一茶匙，数十年从未间断。由于讲究中药美容，慈禧古稀之年仍风姿绰约。而民间使用中医技术进行美白的方法更是不胜枚举。

中医美白讲究慢调细理，通过调节体内环境从而改善皮肤的质地，这是一个非常传统但是有效的方法，中医美白不能追求速度，而是持久。从中医角度看，不白往往是身体健康欠佳，脏腑气血失调，处于亚健康状态的表现。所以，美白不但要注重局部皮肤的美白护理，还要强调内治内调。因此中医美白也受到了很多人的欢迎。而好的中医美白医师对治疗效果起着很大的保障作用。

一、病因病机

（一）中医对美白的理解

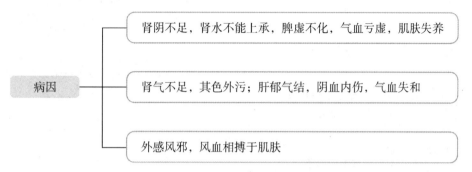

病因
- 肾阴不足，肾水不能上承，脾虚不化，气血亏虚，肌肤失养
- 肾气不足，其色外污；肝郁气结，阴血内伤，气血失和
- 外感风邪，风血相搏于肌肤

从中医整体观念分析，与五脏六腑都有重要联系，特别是肝、脾、肾关系密切。

中医传统理论认为，"有诸内者必形诸外"，面部和皮肤表面的肤色晦暗，是由于机体内部脏腑出现问题后，体现在外的。按照面部望色的区分，青、赤、黄、白、黑五色分别对应肝、心、脾、肺、肾，无论主色、客色都与之相关，肝、心、脾、肾与肺脏的相互制约、相互联系的关系，也决定了对肤色的调整与治疗，必须在内外兼治的基础上完成。

（二）西医对黑色素的认识

1. 正常皮肤的颜色

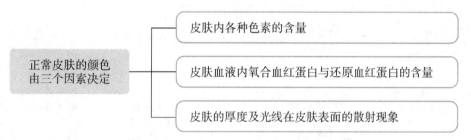

正常皮肤的颜色由三个因素决定
- 皮肤内各种色素的含量
- 皮肤血液内氧合血红蛋白与还原血红蛋白的含量
- 皮肤的厚度及光线在皮肤表面的散射现象

此外，皮肤的颜色还受皮肤表皮角质层、表皮透明层及颗粒层厚薄程度的影响。人体内的黑色素决定了人的皮肤颜色，黑色素由黑色素细胞生成，黑色素细胞颗粒的大小及在表皮细胞内含量的差异，决定了人体不同部位和不同种族之间的皮肤颜色的差异。

2. 黑素形成的途径

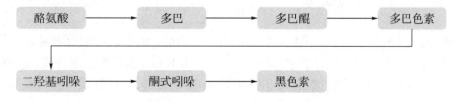

酪氨酸 → 多巴 → 多巴醌 → 多巴色素

二羟基吲哚 → 酮式吲哚 → 黑色素

形成的黑色素叫优黑色素或真黑色素，皮肤的色素主要由其产生。

3. 色素的作用

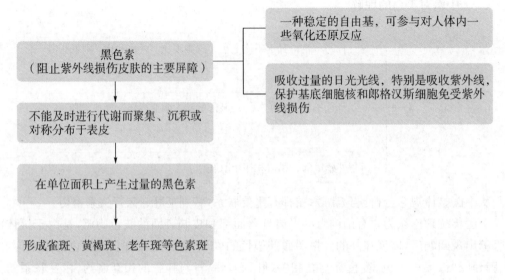

黑色素
（阻止紫外线损伤皮肤的主要屏障）

— 一种稳定的自由基，可参与对人体内一些氧化还原反应

— 吸收过量的日光光线，特别是吸收紫外线，保护基底细胞核和郎格汉斯细胞免受紫外线损伤

不能及时进行代谢而聚集、沉积或对称分布于表皮

在单位面积上产生过量的黑色素

形成雀斑、黄褐斑、老年斑等色素斑

4. 影响黑色素生成的因素

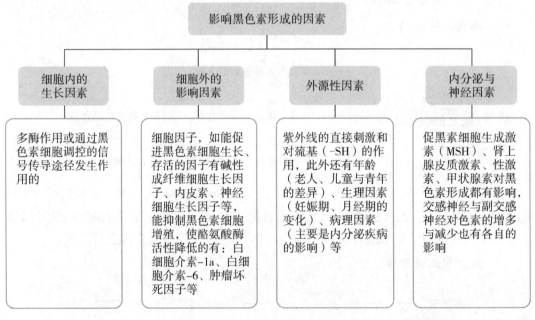

影响黑色素形成的因素

细胞内的生长因素	细胞外的影响因素	外源性因素	内分泌与神经因素
多酶作用或通过黑色素细胞调控的信号传导途径发生作用的	细胞因子，如能促进黑色素细胞生长、存活的因子有碱性成纤维细胞生长因子、内皮素、神经细胞生长因子等，能抑制黑色素细胞增殖，使酪氨酸酶活性降低的有：白细胞介素-1a、白细胞介素-6、肿瘤坏死因子等	紫外线的直接刺激和对巯基（-SH）的作用，此外还有年龄（老人、儿童与青年的差异）、生理因素（妊娠期、月经期的变化）、病理因素（主要是内分泌疾病的影响）等	促黑素细胞生成激素（MSH）、肾上腺皮质激素、性激素、甲状腺素对黑色素形成都有影响，交感神经与副交感神经对色素的增多与减少也有各自的影响

此外，氨基酸和维生素也对黑色素的形成有一定影响，如泛酸、叶酸等微量元素参与黑色素形成，含量增多会引起色素增加，维生素C、维生素E可以抑制黑色素合成，氨基酸中酪氨酸、色氨酸、赖氨酸参与黑色素形成，使色素增加，半胱氨酸、谷胱甘肽为酪氨酸酶中铜离子的络合剂。其量增多，可减少色素形成。

二、临床表现

在分属不同脏腑为主对应的全身症状外，局部表现主要体现在以下方面：

肤色晦暗，包括因年龄增长、气血衰败出现的"中老年肤色晦暗"，以及因起居不节、劳逸过度产生的"青少年肤色晦暗"。一般性肤色晦暗的通常表现为皮肤泛黄或发黑，失去光泽和透明感等。

证型	临床表现
风邪外袭，气血相搏	病症初起，皮损轻痒，或无自觉症状，形态不规则，常见有睡眠欠佳，心烦急躁，舌质淡，苔薄白，脉缓或细数
脾虚不运，气血失和	多见于病症日久之人，颜面、躯干、四肢有色素增加或减少，食少纳，食后腹胀，疲乏无力，倦怠，便溏，女子见月经涩少或闭经，白带多清稀，舌质淡，舌边有齿痕，苔白，脉沉细
肾阴不足，阴虚火旺	久病不愈，面色灰暗无华，全身疲倦无力，腰膝酸软，女子月经量少或停经，男子阳痿、早泄，体弱羸瘦，形容憔悴，或见口舌生疮，舌质红，苔薄白或少苔，脉沉细或细数
肝郁气滞，阴血内耗	久病不愈，面色灰暗无华，全身疲倦无力，腰膝酸软，女子月经量少或停经，男子阳痿、早泄，体弱羸瘦，形容憔悴，或见口舌生疮，舌质红，苔薄白或少苔，脉沉细或细数
气滞血瘀，肌肤失养	皮损颜色较暗，枯槁无亮泽，女子经少或闭经，舌质暗淡或紫暗有瘀斑，脉沉或缓涩
肝肾不足，阴阳两虚，气血瘀滞	皮肤患处有不规则的淡褐色斑或黑里透红的色素沉着斑，无明显自觉症状，多发于额前、颜面、前臂，亦可发生在任何部位，有时颜面可呈弥漫性浅黑色色素沉着，以口周更为明显，并有怠倦无力，腹胀满，女子月经不调，舌质淡，脉沉细

三、治疗

中医美白强调技术的创新和灵活应用，这项工作对诊疗医师有很高的要求，能够科学地将先进的技术、药物运用得当、配搭合理也不是一件容易的事。使用哪些技术施治，配合哪些针对性的药物，药量如何，都必须根据每一个患者的个体差异进行科学制定。不仅如此，最重要的一点是，根据个体差异必须对其进行"个性化"治疗，暴露在外的面部既会受到外感六淫的刺激，也会受七情的影响，还和脏腑、气血等的状态有关。

中医美白治疗过程中根据患者的具体情况具体地治疗。美白祛斑的治疗方法有以下几种。

（一）内治法

证型	治法	方药	组成
风邪外袭，气血失和	养血疏风，中和气血	白驳丸方加减	荆芥、防风、丹皮、赤芍、当归、川芎、白蒺藜、首乌藤、鸡血藤、白芷等
脾虚不运，气血失和	健脾益气，养血活血	健脾活血汤加减	党参、茯苓、白术、当归、生地、丹参、鸡血藤、赤芍、白芍、陈皮等
肾阴不足，阴虚火旺	滋阴补肾，调和阴阳	六味地黄汤加减	熟地、山萸肉、怀山药、菟丝子、枸杞子、丹皮、泽泻、车前子、赤芍、白芍、红花、鸡血藤
肝郁气滞，阴血内耗	疏肝理气，调和气血	柴胡肝散合六味地黄丸加减	柴胡、枳壳、陈皮、香附、当归、赤芍、山萸肉、怀山药、茯苓、泽泻、益母草、丹参

续表

证型	治法	方药	组成
气滞血瘀,肌肤失养	理气活血,化瘀消斑	桃红四物汤加减	桃仁、红花、丹参、赤芍、当归、三棱、莪术、熟地、白术、川芎、鸡血藤
脾肾不足,阴阳两虚,气血瘀滞	健脾益肾,温阳活血	金匮肾气丸合右归饮加减	熟地、山萸肉、山药、白术、枸杞子、菟丝子、仙茅、仙灵脾、当归、丹参、桂枝、木香

(二) 针灸法

针灸美白祛斑是使用针刺和艾灸的方法调节脏腑、经络功能和气血运行,使之达到阴阳平衡的良好状态,也达到美白祛斑的目的。

针灸美白是根据针灸面部经络穴位,调节面部肌肉的收缩和舒张,改善机体的微循环,增加面部皮肤的营养,促进面部色斑的吸收及痤疮创面的愈合和痘印的消退,达到美白悦色,驻颜减皱的效果。

针灸美白的针刺有双向调节作用,既能抑制皮脂腺分泌,减少皮肤油腻,又能促进皮脂分泌,防止皮肤干燥。针刺还能增强面部肌肉弹性,消除眼角的鱼尾纹和额头皱纹,又可消除色素斑和粉刺。

针灸美白能通过针灸补益脏腑气血,调阴阳、通经活络等中医美容手段达到滋养肌肤、增白悦颜和抗老减皱的目的,针灸美白能使皮肤白皙光润悦泽、莹洁红润,富有弹性。

1. 常见的针灸法和操作要领我们可以参见前面的章节,针灸美白也遵循一般中医针灸疗法的要求,常见的辨证分型分别是:

证型	取穴	方法
肝郁气滞型	肝俞、膈俞、足三里、太冲、血海、色斑局部	泻法或平补平泻,色斑部位用0.5寸或1寸的毫针围针为主,留针20分钟,每日1次,10次为一疗程,症状好转后改为隔日1次
脾气亏虚型	脾俞、膈俞、足三里、中脘、三阴交、血海、色斑局部	补法,必要时加温和灸。色斑部位用0.5寸或1寸的毫针围针为主。留针20分钟,每日1次,10次为一疗程,症状好转后改为隔日1次
肾水不足型	肾俞、膈俞、三阴交、阴陵泉、太溪、血海、色斑局部	补法,可配合温和灸。色斑部位用0.5寸或1寸的毫针围针为主。留针20分钟,每日1次,10次为一疗程,症状好转后改为隔日1次

2. 常用按摩使用选穴为:行间、太冲、太溪、三阴交、血海、期门、肺俞、身柱、心俞、膈俞、大椎、肝俞、脾俞、胃俞、肾俞、八髎、合谷、曲池、尺泽、听宫、四白、梁门、神阙、膻中。

(三) 按摩美白

按摩美白,指的是在皮肤表面或经穴处施以一定技巧的按摩,以净化、美白肌肤的一种方法,它是以中医经络腧穴理论为基础,加以独特的按摩手法与技巧刺激面部经穴与皮肤组织,迅速改善皮肤气血运行状况,达到皮肤美白的良好状态。

1. 常见的按摩手法和操作要领我们可以参见前面的章节,按摩美白祛斑也遵循一般中医按摩方法的要求,常见手法的施用部位分别是:

手法	施治部位
按	额部和颊部
摩	额部和颊部
拿	颈、肩部
推	头面、躯干、颈项、四肢和全身
揉	头面、颈项部位
点	指点法用于较明显的腧穴,屈指点法用于穴位深、面积大的腧穴,肘尖点法用于肌肉、脂肪丰厚的部位或穴位
拨	颈部

2. 常用按摩使用选穴为:四白、听宫、神阙、气海、关元、大椎、命门、肺俞、心俞、肝俞、膈俞、脾俞、肾俞、曲池、合谷、血海、三阴交、太溪、足三里、太冲、悬钟、承浆、百会、睛明、攒竹、阳白、地仓、颊车、下关、风池、灵台、兑端、上关、三焦俞。

(四)刮痧法

刮痧是中国民间传统的保健治疗方法,其原理也来源于经络腧穴理论。刮痧美白方法是以刮痧板的点和面来刺激皮肤经络与腧穴,可以使脸部气血流通顺畅,加速皮肤的新陈代谢,让体内毒素由血管或毛孔排出体外的同时,又增强皮肤对营养和美白成分的吸收,起到美白的效果。刮痧美白适合没有急性炎症的色斑皮肤或肤色晦暗者。以高品质的中药萃取物或精油为介质效果更加理想。

刮痧方法:在洁面和介质涂抹之后,进行刮痧,按照不同性质的斑,分别选择不同的刮痧重点部位。

证型	经脉	主穴	配穴	操作
气滞血瘀型	督脉、足阳明胃经、足厥阴肝经、手少阴心经	(1)头面:百会、风池、印堂、四白、颧髎、上关、太阳。(2)身体:大椎、大杼、膈俞、肝俞、胆俞、太冲	(1)面部:口禾髎、巨髎、阳白、头维。(2)身体:神门、内关、三阴交、足三里、肾俞	先通经脉,每次主穴均选,头面部穴位平补平泻;根据皮损部位加选面部配穴,一般用平补平泻法
脾虚湿蕴型	督脉、足阳明胃经、足太阴脾经、手太阴肺经	(1)头面:风池、迎香、颧髎、地仓、颊车、下关、太阳、头维。(2)身体:脾俞、胃俞、肾俞、足三里、三阴交	(1)面部:口禾髎、巨髎、四白、上关。(2)身体:大椎、大杼、丰隆、合谷。	先通经脉,每次主穴均选,头面部穴位平补平泻;根据皮损部位加选头面部配穴,一般用平补平泻法,若水湿盛,有水肿者,用泻法
肝肾阴虚型	督脉、任脉、足阳明胃经、足厥阴肝经	(1)头面:风池、颧髎、颊车、下关、人中、承浆、口禾髎。(2)身体:膈俞、肝俞、肾俞、三阴交、太溪、太冲	(1)面部:太阳、阳白、四白、上关。(2)身体:命门、足三里、气海、关元	先通经脉,每次主穴均选,头面部穴位平补平泻;根据皮损部位加选头面部配穴,一般用平补平泻法,若气虚明显,疲乏劳倦,加身体配穴,用补法

四、预防护理

因为皮肤晦暗不是一朝一夕之功,所以要美白,在多种中医方法治疗保健的同时,更要注意日常的饮食和护理。

首先要明确的是,无论是从现代医学还是传统医学的角度来看,要在很短的时间里美白,已经违背了皮肤学的基本常识。皮肤的颜色有先天性的个体差异,也有后天的环境影响,所以皮肤的治疗与保健,需结合医学治疗与美容护理,经过一段时间后,会有良好的效果。

其次,要注意生活中的护理与饮食。紫外线是色素性皮肤问题的主要原因,注意避光来减少紫外线造成的色素沉着,是对这类皮肤问题的首选方法。此外在饮食上也需要注意,增加维生素 C 的食物摄取,在夏季少摄取光敏性强的食物及含有色素较多的食物,如柑橘等要控制摄取量。不要嗜食烟酒,要多食用富含膳食纤维的食物,对于增加肠蠕动、改善新陈代谢有较大的帮助。

最后,培养良好的情绪,保持稳定的精神状态。适当的运动和户外活动也是必不可少的。

单元实训与讨论

1. 实训:完成对中医美容技术与方法的应用与效果调研,并对指定顾客进行完整的中医美白方案设计与实施。

2. 讨论:中医美白的作用机理是什么,在实际接待中,如何进行辩证施治。

学习总结与反馈

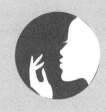

单元十八　中医祛斑

（附：代表性祛斑方剂）

学习要点

中医美容对色斑的认识，色斑的病因、辨证、治疗。

学习难点

中医美容对色斑的预防护理。

学习内容

中医祛斑法是中医美容的重要内容之一，去斑针对的是问题皮肤，也就是形成了色斑的皮肤，通过中医美容的方法，减少乃至去除色斑，使皮肤恢复正常。一般人的皮肤，既需要美白，也需要祛斑，往往在临床上我们是协同治疗，能够收到比较好的效果。上一单元我们对中医美白的内容有了详细的介绍，在此基础之上，本单元我们进一步学习中医祛斑的学习。

中医美容对祛斑有悠久的历史，也有很好的效果。《诸病源候论·白癜候》《医宗金鉴·外科心法》等书中就有对白癜风的记载与治疗方法，在《五十二病方》中已有治疗"白处"的记载，并有二则方剂。巢元方的《诸病源候论》谓："白癜者，面及颈项身体皮肉色变白，与血色不同，亦不痒痛，谓之白癜，"此为由"风邪搏于皮肤，血气不和所生也"，明确阐明了病因病机。在治法上，则以祛风为主。后世医家及医籍中对祛斑的观察、描述更为详细，治疗大致从风、湿、热几个方面入手，并主张"施治宜早"。

中医祛斑法在诊断和治疗上往往采取疏导、调理于内，搽、敷、熏、蒸外，辅以经络、穴位按摩以及针灸、埋线等方法。

一、病因病机

（一）中医对色斑形成的理解

```
                ┌─ 肝气郁结，凡忧患抑郁、肝失条达、肝气郁滞，郁久化热，灼伤
                │   阴血，致使颜面气血失和而发病成为色斑成因
                │
                ├─ 脾虚湿阴，凡饮食不节，劳倦过度，偏嗜辛腻，致脾失健运，化
                │   源不足，气血不能润泽于颜观，故色如尘垢，萎暗不华而成色斑
                │
  皮肤色斑       ├─ 肾阴不足，虚火上炎，以致肤失所养，或肾阳不足，阴气弥散，肾
  形成的病因 ──┤   之本色泛于颜面而成
                │
                ├─ 肾水不足，禀赋素弱之人，多自幼发病，又伴有家族病史
                │
                └─ 风邪外搏：卫气失固，触犯风邪，则外风易袭人皮毛腠理之间。血
                    气与风邪相搏，不能荣润肌肤，则生雀斑
```

（二）西医对色斑形成的理解

西医对黑色素的认识,在前一单元中医美白中,我们已经有了具体的介绍,在这里,将色斑形成的具体病因再做详细的介绍。

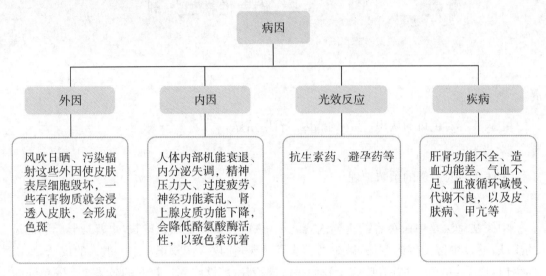

二、临床表现

色斑与色素沉着,一般对称分布在颧部、鼻部、额部以及口唇周围的黄褐斑,针头或芝麻大或更大的圆形、椭圆形或不规则形小斑点,孤立存在不融合的雀斑等等,色素沉着若为炎症后色素沉着,表现为界限明显,散在或片状分布,表面光滑,好发暴露部位,在局部炎症发生时或发生后出现等,其他色斑如晒斑、老年斑、黑变病等疾病的症状都出现在皮肤上,但症状略有不同,参见后面章节中对于损美性皮肤病的介绍。

证型	临床表现
肾阴不足,阴虚火旺	多有家族史,自幼发病,皮损色泽淡黑,以鼻为中心,对称分布于颜面,互不融合,夏季加重增多,冬季减轻变淡,无自觉症状,舌脉亦如常人
脾虚不运,气血失和	皮损呈针尖、粟粒大小黄褐色或咖啡色斑点,范围较广,颜面、颈部、手背等暴露部位为多,夏季或日晒后加剧,无自觉症状,舌脉一般正常
肾水不足,火滞郁结	多由禀赋素虚,肾水不足,不能上荣于面。水亏则虚火郁于孙络血分,肾之本色显于外,故皮损多呈淡黑斑点。火性炎上,故好发于鼻面部。夏日阳气亢盛,反使肾阳受损,故夏天加重;冬日精血蛰藏于内,故暂减轻
火郁孙络,风邪外搏	多由素禀血热内蕴之体,或七情郁结、心绪烦扰,多食辛辣炙博之品而致血热,再外受风邪,与血热搏于肌肤,则发为雀斑。风热为阳邪,上先受之,故皮损多见于面部。日晒则血热更甚,血热亦能生风,故皮损多加重

三、治疗

中医祛斑历史源远流长,在古代很多典籍中都有详细的记载,介绍了众多改善面部皮肤状态的药材及其具备的祛斑功能。按照记载,单是中药美容中,当归、丹参、车前子、甘草、黄芩、人参、桑白皮、防风、桂皮、菟丝子、白术、白茯苓、白鲜皮、女贞子、白蒺藜、白附子、柴胡、木瓜、细辛、补骨脂、红花、苦参、薏苡仁、蔓荆子、生地黄、熟地黄、白僵蚕、决明子、川芎等多种中药材都具备不同程度的美白作用,具有祛斑的天然作用,这些也是被我们现代药理研究所证实的。而其他传统中医方法,如针灸、推拿按摩、食疗药膳等,包括芳香精油这样在美容行业中使用广泛、效果良好的方法,都对美白祛斑有良好的效果。

在外的面部既会受到外感六淫的刺激,也会受七情的影响,还和脏腑、气血等的状态有关。美白祛斑的治疗方法有以下几种。

(一)辨证论治

证型	治法	方药	组成
肾阴不足,阴虚火旺	滋阴降火	六味地黄汤加减	熟地黄、山萸肉、怀山、菟丝子、枸杞子、丹皮、泽泻、车前子、赤芍、白芍、红花、鸡血藤
脾虚不运,气血失和	健脾益气,养血活血	健脾活血汤加减	党参、茯苓、白术、当归、生地黄、丹参、鸡血藤、赤芍、白芍、陈皮等
肾水不足,火滞郁结	滋阴补肾,调和阴阳	六味地黄汤或知柏地黄汤	熟地黄、山萸肉、怀山药、菟丝子、枸杞子、丹皮、泽泻、车前子、赤芍、白芍、红花、鸡血藤、知母、黄柏等
火郁孙络,风邪外搏	清热凉血,祛风退斑	犀角升麻汤	犀角、升麻、防风、羌活、川芎、白芷、黄芩、甘草、白附子。便干者加大黄、当归;口干喜冷饮者加知母、石膏

(三)祛斑经典方剂

经方	作用	出处	材料	制作方法
枸杞生地黄美白祛斑方	治疗雀斑、蝴蝶斑和面色黧黑	《太平圣惠方》	枸杞子 500 g,生地黄 150 g	将上述 2 味药材研为末,调匀即可。每次服用 10 g,每日 3 次
阿胶核桃仁滋养粉	祛雀斑、黄褐斑	民间验方	阿胶 150 g,核桃仁 100 g	将上述 2 味药材研为末,混匀。早晚空腹各服 1 匙。(脾胃虚弱及阴虚火旺者不宜服用本品)
消斑蛋醋饮	润肤祛雀斑,减肥	民间验方	鸡蛋 1 个,存放 3 年的优质米醋 500 g	先将鸡蛋洗净,用酒精消毒,浸入醋中,密封;48 小时后硬壳开始溶解在醋中,待蛋壳软化,仅剩薄蛋皮包着胀大了的鸡蛋时,用筷子将蛋皮挑破;将蛋清、蛋黄与醋搅匀;再放置 24 小时后,即可服用。每日取醋蛋液 10 g,加温开水 1 杯,清晨空腹时混匀服用,也可加入蜂蜜
薏苡仁醋方	治面部皮肤色素沉着、扁平疣	民间验方	薏苡仁 300 g,优质米醋 500 ml	将薏苡仁浸于米醋中,密封 10 天后即成,每日服薏醋液 15 g

经方	作用	出处	材料	制作方法
三白汤	润泽皮肤，面美白，延缓衰老	《医学入门》	白芍、白术、白茯苓各 150 g，甘草 75 g	将前述药材用水煎温服。如果嫌煎汤喝麻烦，也可以将上述药物分别研成粗粉末，混合均匀，装入 30 个小包中，每天取 1 包用沸水冲泡，当茶喝（本方适用于体质虚寒，血液循环较差，肌肤失于气血荣养的女性，特别是更年期前后，出现皮肤粗糙、萎黄、黄褐斑、色素沉着的女性使用）
藏红花去晦暗方	活血祛斑	民间验方	藏红花 1 g，生晒参 10 g，灵芝 15 g	每日 1 剂代茶饮，每日饮时，可加蜂蜜少许，热服（本方月经过多女性及孕妇禁服）
隋炀帝后宫面白散	祛黄褐斑，使面部增白	《医心方》	橘皮 30 g，白瓜子 30 g，桃花 40 g	将上述药物捣成细粉，过箩即成。每日 3 次饭后服，每次用酒送服 1 汤匙（约 1 g）

（三）耳穴法

耳穴去斑其实就是耳压疗法在美容中的具体应用。通过压丸等方法施压于耳廓，刺激耳穴以达到美颜护肤的保健治疗方法。

常用耳穴方法

方法	补泻及主治	操作
对压法	属泻法，适用于实证	以食指、拇指置于耳廓的正面和背面，相对压迫贴于耳穴上的点（区），至出现沉、重、胀、痛的感觉。此时食指和拇指可边压边左右移动或做圆形移动，寻找痛、胀较明显的位置，并在该位置持续压迫 20～30 秒
直压法	属泻法，适用与实证	以指尖直压耳穴点，至出现胀、痛感。持续按压 20～30 秒，间隔少许，重复按压，每点压 4～6 次。直压法的刺激强度弱于对压法，仍属泻法，也是一种强刺激手法
点压法	属补法，适用于虚证	用指尖一压一松，间断地按压耳穴，每次间隔 0.5 秒。本法不宜用力过重，以患者感到胀而且略有刺痛为宜
轻揉按摩法	属补法，适用于虚证	用指腹轻轻将压贴的穴丸压实，然后顺时针方向带动穴丸处皮肤旋转，以感到胀、酸、痛或轻微刺痛为度

耳穴位	定位	功能主治
耳中（膈）	耳轮角上	主治荨麻疹、皮肤瘙痒、黄褐斑、痤疮
耳尖	耳轮顶端，将耳轮向耳屏对折时，耳廓上尖端处	主治发热，头面五官各种炎症，荨麻疹，黄褐斑
胃	耳轮脚消失处	主治黄褐斑、肥胖症、湿疹、痤疮

续表

耳穴位	定位	功能主治
神门	三角窝的外 1/3 处,对耳轮上、下脚分叉处稍上方	主治失眠、多梦、荨麻疹、痤疮、黄褐斑、神经性皮炎
肝	耳后艇的后下部	主治黄褐斑、雀斑、风疹、月经不调、扁平疣
皮质下(脑、卵巢、兴奋点)	对耳屏内侧面	主治黄褐斑、肥胖症、荨麻疹、痤疮
脾	耳甲腔后上方	主治黄褐斑、面色萎黄、痤疮、皮肤过敏、眼袋
肾	对耳轮上、下脚分叉处下方	主治黄褐斑、雀斑、面部黑变病、脱发、硬皮病、银屑病
肺	耳甲腔中央周围	主治黄褐斑、荨麻疹、皮肤瘙痒、银屑病、风疹
肾上腺(下屏尖)	耳屏上缘稍内侧	主治过敏性皮炎、雀斑、黄褐斑、湿疹、风疹
交感(下脚端)	对耳轮下脚末端与耳轮内缘相交处	主治面部黑变病、皮肤瘙痒、肥胖症、神经性皮炎
内生殖器(子宫)	三角窝前 1/3 的下部	主治黄褐斑、痤疮、面部皱纹、脂溢性脱发
内分泌	耳甲腔部屏间切迹内	主治黄褐斑、肥胖症、皮肤瘙痒、痤疮、神经性皮炎、甲状腺功能亢进等
面颊	耳垂 5、6 区交界线周围	主治黄褐斑、雀斑、痤疮、酒渣鼻、面部皱纹

(四)针灸治疗

针灸祛斑是使用针刺疗法、温针烧灼疗法、电解疗法和耳针疗法的方法调节脏腑、经络功能和气血运行,使之达到阴阳平衡的良好状态,也达到祛斑的目的。

方法	具体操作
针刺疗法	主穴取迎香、印堂或神庭、巨阙。配穴取合谷、足三里、三阴交。得气后施以平补平泻手法 3～5 分钟,然后接 G6085 电麻仪,频率采用疏密波,电量适度,逐渐递增,每日 30 分钟,隔日 1 次
温针烧灼疗法	患者平卧,常规消毒,将火针置于酒精灯上烧热,以针尖温热为度,迅速准确地烧灼病灶局部,以雀斑完全消失为宜。根据患者雀斑数目多少,分期治疗。术后保持创面清洁,以防感染
电解疗法	采用自制电解器,交直流转换器一套,外引正负极线两条,电解针数只。电源电压 220 V,输出电压 5 V,输出电流 5 mA。患者仰卧,常规消毒,用盐水作导电液,阳极连接患者一侧肢体,阴极接电解针,刺入雀斑外表皮内,进针处出现小气泡及黏稠状液体出针。治疗时间根据雀斑大小而定,一般 10～60 秒,治疗后一周内勿用水洗局部
耳针疗法	选取内分泌、面颊、交感、肾上腺、肺、肾等区域,每次选 2～3 个穴位,双耳埋针,隔 1 周 1 次

四、预防护理

因为皮肤晦暗、有色斑不是一朝一夕之功,所以要美白祛斑,在多种中医方法治疗保健的同时,更要注意日常的饮食和护理。

需要明确的是,无论从现代医学还是传统医学的角度来看,色斑都是内因、外因共同作用一段时间积累后产生的,如果是单纯的"见斑治斑",而不求根治,效果不会理想。中医美容经过数千年的沉淀与总结,对色斑与色素性皮肤问题的治疗,已经形成了一套卓有成效的理论与方法,而其精髓就是内调外治,二者并重,这样治疗效果才比较稳定,皮肤的白皙亮丽也可以在多种中医美容方法的维护下得以实现。

最后,需要注意生活中的护理与饮食,培养良好的情绪,保持稳定的精神状态。色素的问题看似只是皮肤局部问题,其实涉及复杂的原因和身体多个组织器官,只是在外部表现出来。对全身的内外、表里要有一个整体的观念,准确地辨证施治,才可以真正达到美白祛斑的目的。

单元实训与讨论

1. 实训:完成对中医祛斑技术与方法的应用与效果调研,并对指定顾客进行完整的中医祛斑方案设计与实施。

2. 讨论:中医对美白与祛斑的认知,有什么相同与差异之处?

学习总结与反馈

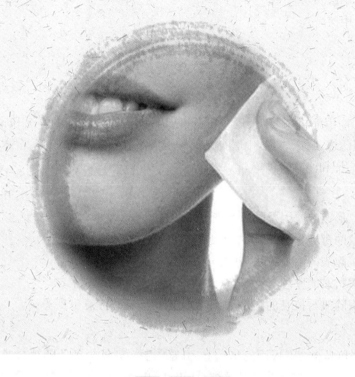

模块八

中医驻颜项目

模块内容

单元十九　中医除皱

单元二十　中医抗衰

学习时间

12 课时。

学习内容

皱纹形成的病因病机、临床表现，辨证与防治；中医除皱的基本方法和预防护理；皮肤衰老形成的病因病机、临床表现，中医抗衰的基本方法和预防护理；中医除皱与抗衰的内治法、外治法的适应证和注意事项等。

学习目标

1. 掌握皱纹形成的原因及临床表现。

2. 掌握皱纹的辨证分型，熟悉中医除皱的注意事项。

3. 掌握中医除皱的治疗方法与防护措施。

4. 掌握中医抗衰的原理、治疗方法和防护措施。

5. 了解中医除皱与抗衰的内治法、外治法的适应证和注意事项等。

课程思政目标

在了解皱纹和皮肤衰老成因的基础上，引导学生深刻体会到伴随社会经济发展和物质生活水平的提升，人们对健康和美的关注；认识到数千年来，中医美容技术在解决人民生活中"求美问题"相关研究成果的巨大作用和重要意义。通过对除皱抗衰项目的学习，引发学生对中国传统美学观与评价标准的高度认同。通过对除皱与抗衰相关问题的辨证分型与特点学习，引导学生形成正确的审美观，认识到人体美中健康这一要素的重要意义。通过学习中医除皱抗衰的多种方法，以及这些方法操作过程中的技术要点，引发学生对中医药宝库巨大价值的认同，对中医美容文化中，实践出真知、理论联系实际的工匠精神，认真负责的严谨态度有清晰的认知。通过对相关除皱抗衰方案的设计与实施，引发学生对大胆创新、科学创造的自我突破意识。

学习方式

由教师引导学生学习中医除皱与抗衰的内容，在教师的指导下，学生通过自主学习和面授教学、实训练习等，达到学习目标。

学习情境

多媒体教室或专业实训室，有网络环境。

学习准备

首次课程设置学习小组，每组 4～6 人，便于集中授课和分组讨论。

学习效果评价表

对完成中医除皱与抗衰应具备的职业素养、知识技能学习效果及课程思政目标实现效果的综合评价。

课程过程性评价表

姓名：_____　班级：_____　课程：_____　任务：_____

评价指标	评价内容	学生自评 20%	小组互评 20%	教师评价 60%	合计	备注
职业素养 40分	1. 遵守学习与劳动纪律，不旷课迟到早退（5分），违规一次扣0.5分，扣完为止。					
	2. 遵守实习实训的规章制度（5分），违规一次扣0.5分，扣完为止。					
	3. 团队合作精神（10分） (1) 团队成员相互信任、互帮互助、协作配合，具有集体荣誉感（10分） (2) 在老师的帮助下能与团队协作（5分） (3) 不能与团队合作（0分）					
	4. 沟通能力（5分） (1) 能很好地与人沟通交流、语言表达准确、思路清晰（5分） (2) 在老师的指导下能较好的沟通（3分） (3) 沟通交流的主动性和效果都不佳（1分）					
	5. 认真、细致和严谨的工作态度（5分） (1) 积极主动地获取知识、认真严谨（5分） (2) 学习的积极性不太高，被动学习（2分）					
	6. 能够认真根据对应的项目任务和问题，所有设计过程步骤规范合理。无一违反得5分，违反一项扣1分，扣完为止					
	7. 具有创新以及反思意识（5分） (1) 学习活动中具有创新意识，能积极反思可以改进的地方，总结经验教训（5分） (2) 学习活动中创新意识不足，反思不积极，经验教训总结不够到位（3分） (3) 完成任务后不主动总结经验（0分）					
知识技能 60分	任务：完成项目或任务的设计方案（60分） 1. 完成项目或任务的设计方案制订（15分） 2. 完成项目或任务设计方案的实施（20分） 3. 填写项目或任务完整、合理（5分） 4. 能理论联系实际，解决问题（10分） 5. 资料收集、整理、分析真实有效（5分） 6. 组织与分工合理性（5分）					
附加分数 0～10分	在项目的设计与实施中，能够将知识与技能与本专业或本课程相关的技能竞赛、职业资格证书或"1+X"证书、创新创业大赛、"互联网+"大赛、挑战杯大赛等活动结合，或在专利申报、论文撰写与发表、技术开发与应用方面有关联、有发展、有推动、有成果的个人与团队成员，视具体情况加分，最高不超过10分					
总分						
评语						

注：可在具体填写时，根据课程与项目内容进行调整与修改栏目与内容。

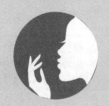

单元十九　中医除皱

皱纹形成的病因病机、临床表现,辨证与防治。

中医除皱的基本方法和预防护理。

"颜"的本义为额,后引申为"面容"。面容美在人体美中占有十分重要的地位,是人类美容的重点部位之一。美的面容除了长相符合审美标准、五官端正对称之外,还应该具有白皙红润的面色、明润光泽、舒展无皱纹的皮肤。皱纹是皮肤老化最初的征兆。皱纹进一步发展,则会形成皱襞,即皮肤上较深的褶子。这严重影响人的容貌。

中医除皱是用中医特有的方法,如中药辨证治疗和保健、药膳美容、推拿按摩、针灸等,预防或消除面部及颈部的皱纹,改善面部肌肤不正常的质地和色泽,如粗糙、晦暗、萎黄等,推迟衰老,使颜面肌肤保持红润细腻、光滑、富有弹性,体现自然的健美。

我国历代医家对人体衰老的原因及驻颜除皱之法早有记载,《素问·上古天真论》说:"女子七岁,肾气盛,齿更发长;二七而天癸至,任脉通,太冲脉盛,月事以时下……五七,阳明脉衰,面始焦,发始堕;六七,三阳脉衰于上,面皆焦,发始白……"《灵枢·阴阳二十五人》指出:"血气皆少则无髯,两吻多画。"《圣济总录》:"夫人之血气,与天地同流,不能无盈虚也。有盈虚矣,不能无损益也。治疗之宜,损者益之,不足者补之,随其缓急而已。是故有平补,有峻补。或益其气,或益其精,或益其血脉,或壮其筋骨,以至益髭发,驻颜色。其治不一,要之,随宜适可,无过不及之患,斯为善矣。""服药以驻颜色,当以益气血为先。""颜色焦枯,灸肩髃百壮。穴在肩外头近后,以手按之,有解宛宛中。"明代龚居中《红炉点雪》:"颜色憔悴良由心思过度劳碌不谨。每清晨静坐,神气冲溢,自内而外,两手搓面五七次,复以漱津涂面,搓拂数次,行之半月则皮肤光润,容颜悦泽。"《望诊遵经》指出:"形容枯槁,面貌黧黑,因受酷热严寒之困……身体柔脆,肌肤肥白,缘处深闺广厦之间。"祖国医学的这些理论及方法近年被不断挖掘,成为中医美容的重要内容。

【颜衰及皱纹的病因病机】

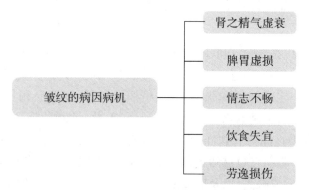

一、肾之精气虚衰

肾所藏之精气,是人体生长发育及各种功能活动的物质基础,其盛衰决定着人体的生、长、壮、老。肾之精气亏衰,将导致荣华颓落等衰老表现。肾之精气与机体衰老密切联系。现代的研究也证实,老年人的五脏俱渐虚,其中以肾虚为最多见,70岁以上的老人,95%有肾虚。可见肾虚是衰老的重要原因。

肾之精气虚衰的原因有二:① 先天禀赋不足,就容易早衰、早夭;② 后天损耗。前者为正常损耗,即随着人的生长发育,先天之肾精渐耗;后者为不正常损耗,如纵欲房劳、起居无节、妄于劳作等,竭其肾精所致。

二、脾胃虚损

脾胃为后天之本,脾胃虚损则生化之源不足,既不能滋养先天肾精,又不能濡养脏腑,致人体不能正常生长发育,因而易衰老。面部肌肤失去气血之濡养则加速面焦、肌肤松弛等,出现颜衰皱纹。再者,脾胃虚弱,运化无权,水湿不化,停聚为水饮痰浊,这些病理产物又可成为各种疾病的诱因,从而影响人体健康,加速衰老。故脾胃虚弱亦是衰老的重要原因之一。

三、饮食失宜

饮食失宜主要指过饥或五味偏嗜。过饥则摄食不足,以致气血生化乏源,使面部肌肤失养而早衰,出现皱纹。饮食五味偏嗜则使人的营养摄入不平衡,同样可致气血生化乏源。另外,五味与五脏,各有其亲和性,长期偏嗜某种食物,会使该脏机能偏盛,久之则受损,发生病变,可损伤面部肌肤,诱发皱纹。

四、劳逸损伤

劳逸损伤指过劳和过逸所致的损害。过劳主要指劳神,思虑太过,劳伤心脾。心主血,藏神,脾在志为思。劳神过重,则耗伤心血,损伤脾气,使肌肤失气血濡养而过早出现皱纹。过劳亦指劳力过度,过力则积劳成疾,神疲消瘦,使皱纹过早出现。过逸,是指过度安闲,劳动少,运动少。这样易使人气血不畅,影响肌肤营养吸收而导致皱纹早现。过逸还可使脾胃功能减弱,影响水谷精微化生气血而致皱纹。

五、情志不畅

情志不畅,肝失疏泄致气机郁滞,血行不畅,脉络瘀阻,气血不能上荣于面,致皱纹颜失。

现代医学认为,面部皮肤老化是由自然因素和非自然因素造成的。

(一)自然因素

即自然衰老,从 40 岁开始,皮肤的老化即渐渐明显,但老化的程度因人而异。皱纹和皱襞的出现,与年龄及表情肌、重力有关。当表情肌收缩时,皮肤会收缩而出现皱纹。正常的、年轻人的皮肤具一定的弹性和张力,当表情肌松弛后,皮肤会很快复原,使皱纹消失。人进入中年后,皮肤开始明显老化,皮肤变薄、变硬、干燥、张力降低;真皮弹力纤维变性、断裂,使皮肤的张力和弹性降低。这样,当表情肌松弛后,皮肤不能很快复原,久之则使皱纹"凝固"下来,表情肌不收缩它也赫然在目。随着年龄的增长,皮肤和皮下组织更加松弛,加上面部支持组织的萎缩或缺失,以及肌肉的松软,皮肤将会在重力的作用下发生滑坠,形成更深的皱纹——皱襞。

(二)非自然因素

病　因	具体表现
健康因素	各种慢性消耗性疾病
精神因素	心情不畅,过度紧张
营养因素	营养失调或缺乏
生活习惯	起居无常,饮酒抽烟,劳逸不节
环境因素	长期阳光暴晒、风吹雨淋等
内分泌因素	内分泌失调
皮肤保养不当	热水、碱性肥皂洗烫,滥用化妆品和皮肤病治疗药物等
表情过度	表情肌收缩可导致暂时性皱纹,过度的、经常的收缩,则可使皮肤不易复原,而形成永久性皱纹

【临床表现】

证型	面色	皮肤状态	舌苔	脉象	兼证
肝肾不足证	苍白	枯瘪无泽、荣华颓落、肌肤干燥、皱纹丛生	舌苔薄白或白滑,舌质淡胖	脉沉细或缓	形体消瘦,神疲乏力,畏寒肢冷,或五心烦热,自汗盗汗,腰酸腿软,肢体水肿,腹胀便溏,尿频而少
气血两虚证	萎黄或苍白	皮肤干燥乏泽,肌肉松弛皱襞	舌苔白或白腻	脉细或细滑	气短乏力,腹胀纳呆,头晕心悸,下肢浮肿,尿少或便溏
气滞血瘀证	面色晦暗或焦黑	肌肤粗糙、皱纹	苔薄黄或黄厚,舌边尖红或有瘀斑	脉弦滑或弦细	胸胁憋气,腹胀不适,烦躁易怒,夜难入寐,口苦咽干,大便秘结,妇女经少或闭经,经前乳房胀痛

【治疗】

皱纹是皮肤老化的结果，不可抗拒，但可通过保健美容，推迟它的发生，并减轻到不被人注意的程度。对一些非自然因素导致的，非其时而至或不至而至的皱纹，通过保健，也可能在出现不久时予以消除，还人以本来的青春容貌。如因疾病因素引起的皱纹，应先治病。

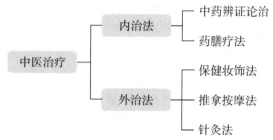

一、内治法

（一）中药辨证论治

1. 肝肾不足证

【治法】养肝益肾，驻颜祛皱。

【方选】六味地黄丸和二至丸加减。

古方	出处	组成	制服法	美容功效	说明
神仙驻颜延年方	《太平圣惠方》	熟干地黄、甘菊花、天门冬各 500 g	制成散剂或蜜小丸，每次 12 g，饭前服	悦泽颜色，聪耳明目，黑发坚齿	肝肾阴亏是衰老的主要原因之一，因此，补益肝肾是中医延缓衰老、美容驻颜的基本法则之一。本方地黄、天冬滋补肝肾精血，菊花疏风兼能益阴。由于地黄、天冬性滋腻，久服恐其碍胃，因此在蜜丸时可增入枳实 500 g 或砂仁 200 g，行气健胃，以利久服
黄芪圆	《太平圣惠方》	黄芪 60 g、熟地黄 60 g、覆盆子、牛膝、石斛、泽泻、附子、鹿茸、山茱萸、五味子、桂心、人参、沉香、肉苁蓉各 30 g	炼蜜为丸如梧桐子大。每服 30 丸，早、晚各 1 次	补阴阳气血，抗衰驻颜	—
黄精丸	《太平圣惠方》	黄精汁 6000 ml、地黄汁 6000 ml、天门冬汁 6000 ml	以小火煎减半，入白蜜 2500 g，白茯苓末 1000 g，丸如梧桐子大，每服 1 丸，以温酒化服，每日 2 次	补心肺脾肾，令人颜如桃花	—

古方	出处	组成	制服法	美容功效	说明
却老养容丸	《太平圣惠方》	黄精(生者)6000 g、生地黄 2500 g、白蜜 3320 ml	黄精、生地黄取汁,三味于铜器中搅匀,慢火煎令稠,至可成丸时即制丸如弹子大。服时以温酒研 1 丸服,每日 3 次	补益脾肾,延年不老,使人面如童子。适宜于脾肾两虚之人	—
纯阳红妆丸	《普济方》	破故纸 120 g、胡桃肉 120 g、莲肉 30 g、葫芦巴 120 g	上药研为细末,酒糊为丸,如梧桐子大。每天服 30 丸。空腹服,以酒送下	补肾助阳,悦泽红颜	面容的泽悦红润与否,与肾阳有密切的关系。方中四药均可温肾助阳,故名纯阳红妆丸。本方滋而不腻,温而不燥,适宜于肾阳偏虚而面色白者长期服用,而阴虚火旺者宜慎用

2. 气血两虚证

【治法】补养气血,润泽肌肤。

【方选】参苓白术散和四物汤加减。

方名	出处	组成	制服法	美容功效	说明
黄精膏	《和剂局方》	黄精、当归各 300 g,黄酒 450 g,蜂蜜适量	二药加水浸泡透发,然后加水与药相平,再倒入黄酒,加热煎煮,每隔 1 小时滤取煎液 1 次,共取煎液 3 次,然后合并煎液,文火熬至稠厚,加入 1 倍量的蜂蜜,熬至滴水成珠为度。冷却装瓶,每次 1～2 汤匙开水冲化服用,每日 2 次	补益气血,行血,抗老延寿,容颜不衰	适用于气血两虚且有瘀血症状者
薯蓣丸	《圣济总录》	山药、石龙芮、覆盆子、五味子、萆薢、蛇床子、肉苁蓉、远志、石斛、桂心、山茱萸、人参、防风、天雄、狗脊、黄芪、秦艽、白术、石南、巴戟天各 40 g,杜仲、麦门冬各 60 g,熟干地黄、菟丝子各 75 g,五加皮 15 g	以上二十五味药,捣罗为末,以蜜和丸如梧桐子大。每次服 30 丸,一日 1～2 次,空腹以酒送下	补益气血,调和营卫,润泽肌肤	—

续表

方名	出处	组成	制服法	美容功效	说明
神仙延年除风散	《圣济总录》	白术、甘菊花、白茯苓、天门冬各 60 g,天雄 30 g	捣罗为细散,每次温酒调服 6 g,每日 2 次,早、晚食前空腹服	补益肺、脾、肾,延年驻颜	—
牛乳丸	—	黄牛乳 250 g,生姜汁 120 g,白茯苓、人参各 15 g,花椒少许	将人参、茯苓、花椒研为细末,以生姜汁和牛乳煮熟,入花椒末及人参、茯苓末,熬成膏为丸如梧桐子大。每服 20 丸,温开水下,每日 3 次	开胃补脾,红颜悦容	脾胃为气血生化之源,气血充足为面色红润的物质基础,本方重在补益脾胃,故特别适宜于脾胃虚弱、运化较差致气血不足、面色无华者。以上两方说明中医对于悦容增颜除了注意局部用药或化妆之外,还十分重视调整全身脏腑功能,此乃美容求本之义

3. 气滞血瘀证

【治法】理气活血,和颜悦色。

【方选】柴胡疏肝饮和桃红四物汤加减。

方名	出处	组成	制服法	美容功效	说明
隋炀帝后宫面白散	—	橘皮 3 份,白瓜子 3 份,桃花 4 份	三物捣筛,食后酒服 1 g	祛瘀活血,令身面皆白	桃花内服有泻下逐水的作用,故要严格掌握本方之用量
当归饮子	《证治准绳》	当归 10 g,芍药 10 g,川芎 6 g,生地 15 g,白蒺藜 12 g,荆芥 10 g,防风 12 g,首乌 15 g,黄芪 20 g,甘草 3 g	水煎,饭前服,1 日 2～3 次	养血活血祛风,主治血虚风燥之皮肤粗糙起屑,瘙痒。可使皮肤光滑细腻,面色红润,不易起皱	本方为中医治疗皮肤病的常用方。方中当归、芍药、川芎、地黄为妇科养血调经的基础方四物汤;制首乌既可助四物补血,又可补益肝肾;黄芪、甘草补脾益气;荆芥、防风、白茯苓为性质平和、功效卓著的祛风止痒药。诸药合用,养血祛风,最宜于血虚风燥之皮肤粗糙或兼有瘙痒者。由于本方尚有调理冲任之功,故兼有月经不调者尤宜

（二）药膳疗法

方名	出处	组成	制服法	美容功效	说明
红颜酒	《万病回春》	胡桃仁 125 g,小红枣 125 g,白蜜 125 g,酥油 60 g,杏仁 60 g(煮沸后晒干)	先将蜜、油融开入酒中,再将三药入酒中浸 3 周,每日晨服酒 2～3 盅	补肾益肺,驻颜悦色	阴虚火旺,容易上火者忌服。如不善饮酒者可稀释后饮用
山药芝麻糊	《民间食谱》	怀山药 15 g,黑芝麻 120 g,粳米 60 g,鲜牛奶 200 g,玫瑰糖 6 g,冰糖 120 g	粳米洗净泡 1 小时,沥干,山药切小粒,黑芝麻炒香,以上三物加水和牛奶拌匀,磨碎后滤取汁。锅中入清水和冰糖,溶化后滤取汁,将冰糖水入锅中继续烧沸后,将芝麻水慢慢倒入锅中,加入玫瑰糖,搅动成糊,煮熟,食之	补脾肾,滋阴养肤	—
药肉粥	《太平圣惠方》	羊肉 1000 g,当归、白芍药、熟地黄、黄芪各 20 g,生姜 3 g,粳米 300 g	取羊肉 125 g 切细。剩下的肉用水 5000 ml 并药煎取汁 3000 ml,去肉及药渣,下米煮粥,将熟时将先切之羊肉丝加入,熟后调味,空腹食用	补益气血,补虚损羸瘦,适宜于体弱消瘦,面容早衰起皱者	—
阳春酒	《外科正宗》	人参、白术、熟地黄各 15 g,当归身、天门冬、枸杞子各 9 g,柏子仁、远志各 7 g,白酒 2500 g	上药放纱布袋内,浸酒内。每日早、中、晚各饮 1 杯	补五脏、气血津液,可却病延寿,美悦颜色,滋润皮肤	—
骨髓养颜膏	《补养篇》	骨髓 500 g(牛、羊、猪均可),炒米粉适量	骨髓洗净,焙干,磨粉,加入炒米粉拌匀。每次用鲜热牛奶冲调 1 汤匙食服,每日 1 次	滋阴补髓,悦泽面容,减皱	—
枸杞煨鸡	《养颜与减肥自然疗法》	老母鸡 1 只,枸杞 15 g,生姜 5 g,料酒 5 g,胡椒 2.5 g,食盐适量,味精少许,葱 1 根	鸡洗净切块,姜拍破,葱切长段,枸杞洗净装纱布袋内。锅内加水适量,将各料同下锅。先用大火煮沸,除去汤面上浮物,改用文火炖 2 小时,以鸡烂骨脱为度。放盐和味精出锅即可	滋肾润肺,益颜色,泽肌肤	—

续表

方名	出处	组成	制服法	美容功效	说明
仙人粥	—	制首乌 30 g,粳米 60 g,红枣 5 枚,红糖适量	先用水煮首乌取浓汁,再入粳米,红枣入砂锅内煮粥,粥将成时放入红糖以调味,再煮一、二沸即成。早晨空腹食用。每 7～10 天为一个疗程,间隔 5 天再服。也可随意服用	补气血,益肝肾,黑须发,驻容颜,防老去皱	—
润肤驻颜汤	—	鹌鹑蛋 10 枚,草莓 3 个,桑寄生 10 g,红枣 4 枚,桂圆肉 15 g,怀山药 12 g,冰糖适量	将方中中药加水 1600 ml 煮 1 小时,去渣留汤,再加入煮熟的鹌鹑蛋和剖开的草莓,加冰糖,水煮 10 分钟即可	补血活血,润肤除皱	在无草莓的季节,亦可加入适量的莲子,或芡实,或枸杞等。方中的鹌鹑蛋有"动物人参"之称
驻颜酒	—	柚子 5 个,地黄、当归、芍药各 40 g,白酒 4000 ml,蜂蜜 50 ml	将柚子洗净擦干,切成 2～3 cm 大一块,向诸药装入罐内,加白酒浸泡 90 天即可饮用。每次 20～40 ml,每日 1 次。有贫血倾向者,每日 2～3 次	养血驻颜	—

二、外治法

(一) 保健妆饰法

方名	出处	组成	制服法	美容功效	说明
鹿角膏	《太平圣惠方》	鹿角霜 60 g,牛乳 500 ml,白蔹 30 g,川芎 30 g,细辛 30 g,天门冬 45 g,酥油 90 g,白芷 30 g,白附子 30 g,白术 30 g,杏仁 30 g(研膏)	上药研为末,再入杏仁膏研匀,用牛乳及酥油于锅内慢火熬成膏。每夜涂面,第二天早晨用温开水洗净	滋养皮肤之效,原书称能令百岁老人面如少女	—
艳容膏	《种福堂公选良方》	白芷、甘菊花各 90 g,白果 20 个,红枣 15 g,珍珠粉 15 g,猪胰 1 个	将珍珠研细,其余药捣烂拌匀,加入蜂蜜及酒酿,蒸过之后,每晚涂面,第二天早晨用温开水洗去	滋养皮肤,且能防皱去斑及增添面部光彩	—

方名	出处	组成	制服法	美容功效	说明
崔氏造燕脂法	《外台秘要》	淮紫矿 500 g,桑白皮 30 g,胡桐泪 15 g,白石蜜 30 g	前药捣碎于铜、铁锅中,加水 1600 ml,煮沸,入紫矿;又沸,入桑白皮,搅调;又沸,入胡桐泪及石蜜,经十余沸,待紫梗沉于下即热。然后用生绢滤,滤液浸入丝棉絮(棉絮做成一般市售圆形粉扑大小),之后将棉絮在炭火上烤干,再浸汁,反复浸 6～9 遍即成,若 10 遍以上,益浓美好。方中紫矿,色紫,状如矿石,破开乃红。白石蜜为生岩石上的蜂蜜。燕脂即胭脂	既可为皮肤增色,又有滋养皮肤、祛风除湿止痒的功效	—
却老去皱面膏	《备急千金要方》	青木香、白附子、川芎、白蜡、零陵香、香附子、白芷各 70 g,茯苓、甘松各 35 g,羊髓 500 g(炼)	上药切碎,以水、酒各 300 ml 浸药一宿,再煎至水、酒尽,膏成,去滓。每晚洗脸后涂敷面上	此膏却老去皱,但油性皮肤者不宜	—
杏仁膏	《备急千金要方》	杏仁、鸡子白	杏仁适量研如膏,与鸡子清相和,于夜晚洗净脸后涂面,第二天早上用温开水或米泔水洗净	此膏能绷紧面皮、润肤、去皱	—
文仲面脂	《外台秘要》	细辛、葳蕤、黄芪、白附子、山药、辛夷、川芎、白芷各 7.5 g,瓜蒌、木兰皮各 15 g,猪脂 4000 g(炼)	上十味药用纱布包好,用少量酒浸一宿,与猪脂煎至 2000 g,待白芷色黄即成。去渣,搅拌冷凝即可用。用以敷面,有抗皱除黑的作用。亦可用超声波导入,每周 1～2 次	抗皱除黑	—
半年红	—	鸡蛋、胭脂、硇砂	取新鲜鸡蛋 1 个,去黄留清,加入胭脂和少许硇砂,用纸密封,与其他鸡蛋同让母鸡孵化,待蛋出雏鸡时取出,贮瓶备用。卧前敷面,半小时后或次晨温水洗去,1 周 1～2 次	活血通经,润肤红颜	胭脂由红花或苏木制成,既为化妆颜料,又可活血消瘀。原书谓"干以敷脸,洗不落,半年红",故方名如此,又《圣济总录》将鸡蛋清中放入朱砂 30 g,制用法同本方,名红玉膜

续表

方名	出处	组成	制服法	美容功效	说明
面脂	《太平圣惠方》	杏仁(汤浸去皮尖)50 g,白附子90 g,密陀僧、胡粉各60 g,白羊肠75 g,珍珠末3 g,白鲜皮末30 g,鸡子白35 g,酒240 ml	上药先以杏仁入少量酒,研如膏,又下鸡子白研100遍,又下羊肠研200遍,后将诸药末纳之,渐渐入酒,令尽,都研令匀,盛于瓷盆中。每夜以浆水涂面,拭干涂之	令人面色悦泽如桃花红光	
杨太真红玉膏	《鲁府禁方》	杏仁(去皮)、滑石、轻粉各等份	将上三味药研成细末,蒸过,加入少许龙脑(冰片)、麝香,然后用鸡子清调匀,即成。每天早上洗脸后用膏药薄薄地涂一层在脸上	令面色红润而有光泽,十天后面色如玉	杨太真即杨玉环,她原为唐玄宗第三子寿王李瑁之妃,在被唐玄宗册封为贵妃之前,曾在皇宫内太真宫带发修行,故又名杨太真。相传本方为她使用的美容方。方中杏仁有丰富的苦杏仁油能滋润皮肤,轻粉别名腻粉,有抑制皮肤真菌治疗疥癣等功效,滑石爽肤利窍,龙脑(冰片)和麝香增香利肤,五药合用有较好的润肤增颜的功效,用鸡子清制成中药软膜剂,其效益著。但方中轻粉为粗制的氯化亚汞结晶,具有一定的毒性,若长期使用会发生汞中毒,可能在面部留下褐色的斑点,反而损美,故方后"十天后面色如玉"宜着眼。杨玉环为我国历史上有名的美女,她的美容方法很多,除本方外,她还常在温泉沐浴,用桑叶煎水泡浴,常服紫草汤,喜食荔枝,还常使用以人参、玉屑、珍珠粉为药物,以藕粉为基质的面膜等。使用美容方应该因人制宜,灵活选用,不可局限于一方一药

方名	出处	组成	制服法	美容功效	说明
宫廷美容三联方	《御药院方》	第一步:用楮实散(楮实、土瓜根、商陆各等份)	共研极细末,每日早晨用少许药面如香皂一样洗脸后,敷桃仁膏	洁面润肤,去皱益颜	此为元代皇家却老去皱的秘方。所谓"三联",亦即"系列"之意。第一方的主要功效为清洁皮肤,保护皮肤不受外邪侵袭。第二方功能为活血润肤去皱,同时结合面部按摩,此即膏摩疗法,可使气血运行加速,促进药物吸收。第三方润滑皮肤,消除细小皱纹。但方中轻粉含汞、定粉(铅粉)含铅,均系有毒之品,不宜长期应用,可采用具有同样功效的其他美容方代替较妥,如下面所选《太平圣惠方》玉屑膏
		第二步:用桃仁膏(桃仁不拘多少,白蜜适量)	先将桃仁去皮尖,研如泥,用白蜜少许调如膏状。取膏适量用温水化开,揉擦十几分钟后,涂玉屑膏	活血润肤,去皱益颜	
		第三步:用玉屑膏(轻粉、定粉各9 g,密陀僧6 g,皂角适量)	皂角用水煮后,去皮、弦,取白嫩皂角肉用温浆水泡烂,捣成膏,加入三药调匀,用时薄涂面上	嫩肤减皱	
玉屑膏	《太平圣惠方》	玉屑、珊瑚粉、木兰皮、辛夷各45 g,白附子、川芎、白芷各30 g,冬瓜子仁、桃仁、商陆各120 g,牛脂60 g,猪脂120 g,白狗脂500 g	先于锅中用文火炼诸脂令溶,下木兰皮以下诸药同熬,待白芷色黄为度,滤去渣,下玉屑、珊瑚粉,搅令匀,贮于瓷瓶中。每夜涂面	嫩肤减皱	方中商陆内服为泻下逐水药,外用对某些皮肤真菌有抑制作用

(二) 推拿按摩法

方法	步骤	美容功效
红颜按摩法	(1) 摩腹。以缓摩、顺摩的补法,10~15分钟	红颜悦容,用于面色苍白无华者
	(2) 以脾俞、肝俞、肾俞为重点,用平稳着实的按揉法,每次1分钟左右	
	(3) 捏脊。自长强穴至大椎穴行5~7遍,在脾俞、肝俞、肾俞上按揉50次	
自身耳穴按摩(《耳穴诊断治疗学》)	(1) 全耳按摩。双手掌心摩热后,摩耳背面5~6次,然后劳宫穴对准耳郭腹部,正反转各揉18~27次	
	(2) 摩耳轮数十次	
	(3) 揉捏、拽拉耳垂十余下	
	(4) 双手食、拇指相对按摩耳屏和对耳屏各10~20次	
	(5) 用双手食指尖按揉三角窝、耳甲庭和耳甲腔各数次	

续表

方法	步骤	美容功效
彭祖乌发白面法 (《千金翼方》)	晨起以左右手摩双耳,以头上挽两耳又引发,则面气通流。又摩掌令热,以摩面从上到下二七遍	疏头气血,令人头不白;去奸气,令人面有光
分推除皱法	先由印堂穴沿眉骨分推,至太阳穴。轻按后内上收。再由太阳穴沿耳前推至耳门和听宫穴。按后轻轻抬起,但手不离位,用拇指和食指的指肚相合,轻捏耳垂。捏住下拽,再向上提耳尖2~3次。随后从印堂穴分推眉骨至太阳穴按一下,手不离位,再推至听宫穴按一下,接着向下推,一直沿下巴推至人迎穴,不要按压。最后是从印堂分推至太阳穴,再轻按一下,由太阳穴向后推至率谷穴,换中指,用指肚推向风池穴。这时中指肚按住风池穴,大拇指指肚按在太阳穴上。两手按好后,中指揉风池穴10~15圈,然后用轻力向后拉提2~3次	运行气血,舒肤除皱
消除皱纹总法	(1) 由上而下沿足阳明胃经用手指或毛刷揉、擦5遍,按揉足三里穴1分钟左右	防止、减少面部皱纹
	(2) 沿督脉由上而下至尾骶部,用手掌或毛刷作经络摩擦5遍。并按揉脾俞、胃俞、肝俞、肾俞各15~30次	
	(3) 由上而下推、擦足部三阴经5~10遍,脾虚者宜自下而上进行。按揉三阴交、血海各半分钟左右	
	(4) 以中脘为中心摩腹30次。早晚均宜	

(三) 针灸法

灸法	穴位	药物	方法	美容功效	说明
灸足三里	足三里		每月月初八天,用艾炷直接灸2~3壮或艾条悬灸3~5分钟	补气补血、抗衰老	
灸神阙	神阙	麝香4.5 g,丁香9 g,青盐12 g,夜明砂15 g,乳香、木香各6 g,小茴12 g,没药、虎骨、蛇骨、龙骨、朱砂各15 g,雄黄3 g,白附子15 g,人参、附子、胡椒各21 g,五灵脂15 g。诸药为末	用白面作条,圈于脐上,先填麝香末1.5 g,入脐眼内,又将其余药1/3入面圈内,按药令紧,中插数孔,外用槐皮1片,盖于药上,艾火灸之。若妇人,麝香改为樟脑3 g。一年四季,各灸1次	促进血液循环、改善面色暗沉、黄褐斑	药物为彭祖固阳固蒂长生延寿丹(《医学入门》)
保春灸法	气海、足三里		用艾炷直接灸2~3壮或艾条悬灸3~5分钟,经常使用或每年2次	补气悦颜	气海、足三里均为强壮全身腧穴,对脾、肾尤有补益之功,常灸之可以葆春驻颜,故名"保春灸法"

续表

灸法	穴位	药物	方法	美容功效	说明
窦材灸	关元、左命关(中脘穴至左乳头连线为底边,向外侧作一等边三角形,其顶角是穴)		直接艾炷灸,命关50壮,关元300壮。经常使用,至面色改变后,再将施灸间隔延长	补益脾胃,悦泽面容	
蒸脐灸(《针灸大成》)	神阙	五灵脂24 g(生用),青盐 15 g(生用),乳香、没药各3 g,夜明砂6 g,地鼠粪9 g,葱头干者6 g,木通9 g,麝香少许,共为细末	药物间接灸,以少许面粉和水做成圆圈,并用槐树皮剪成小圆形。将面圈置穴上,取药末放于圆圈内填满,把槐树皮放于药上,以艾炷灸之。一岁一壮,不断更换药粉与槐树皮	开胃健脾,活血驻颜	蒸脐灸出自明代杨继洲《针灸大成》,原书名《蒸脐治病法》,并要求在一年中的立春巳时、春分未时,立夏辰时,夏至酉时,立秋戌时,秋分午时,立冬亥时,冬至寅时这几天施灸。以"取天地阴阳正气,纳入五脏,诸邪不侵,百病不入,长生耐老,脾胃强壮"。处方中的夜明砂又名"天鼠粪",而"地鼠粪"后世又名两头尖。神阙即肚脐,在此穴外用药物,除了腧穴本身的作用外,药物还比较容易作用于全身

针法	穴位	方法	美容功效	说明
毫针法(《皮肤病针灸疗法》)	主穴:① 额纹:头维、阳白、头临泣、印堂、阿是穴。② 鱼尾纹:太阳、瞳子髎、丝竹空、角孙、阿是穴。③ 鼻唇纹:迎香、颧髎、四白、下关、阿是穴。④ 颈纹:风池、翳风、天牖、扶突、阿是穴 配穴:中脘、足三里、曲池、合谷 加减:血瘀加血海、三阴交,用泻法;气血亏虚加脾俞、胃俞,用补法	主穴用泻法,配穴用补法,阿是穴即皱纹局部,顺皱纹方向进针,用平刺法,针体在皮下脂肪与肌层之间。选用32号针或美容针,轻刺激,留针30～60分钟,可加灸,隔日1次,20次为1个疗程	红颜、减皱	
电针法	攒竹、阳白、丝竹空、瞳子髎、太阳、四白、迎香、颧髎、地仓、颊车	用低频电针仪,将两个接触电极板置于两个穴位上或接于穴位的针柄上,开启电源后,使刺激部位出现轻微的抽动为度,不可强刺激,最好选低频,每次选2～4穴,每次刺激时间8～15分钟,两侧穴位轮换。10次为1个疗程	红颜、减皱	

续表

针法	穴位	方法	美容功效	说明
针刺除皱防皱方	主穴：丝竹空、攒竹、太阳、巨髎、迎香、翳风、颊车 配穴：中脘、合谷、曲池、足三里、胃俞、脾俞、关元	主穴每次取 3 个，双侧同时针刺，但取穴时应避免两个相邻穴位同时选用。配穴可视受术者年龄、体质因素，有无面部疾病等情况而定，如面部瘙痒配曲池、合谷；食少纳差配足三里、脾俞	益气和血，增加皮肤弹性，除皱防皱	本方为除皱防皱针刺处方，取其主穴作用于局部，以改善血液循环，增强肌肉弹力，消除皱纹；配穴主要作用于全身，生发气血，上荣于面，增强体质，抵御外邪入侵
耳针红颜减皱方	耳穴，心（双）	在穴位上常规消毒，埋一揿针，用胶布固定。每天按压埋针处数次，以加强刺激。秋冬两季留针 5～7 天，春夏留针 3～5 天	红颜、减皱	心主血脉，其华在面，这是耳穴"心"能红颜减皱的原理

【预防护理】

1. 正确选择洗脸方法。用软水温水为宜，一般每日早晚各 1 次，夏季或皮肤油腻者适当增加次数。

2. 根据皮肤性质选用化妆品，不用不适合自己皮肤或质量低劣的化妆品。

3. 要注意饮食营养平衡，适时补充蛋白质，多吃富含维生素的食物，如豆制品、奶制品、瓜果、蔬菜等，维持皮肤营养，补充水分；多食植物油，能使皮肤润泽光滑，则皮肤不易起皱。

4. 加强对皮肤的养护，如经常进行自我保健，如面部按摩，按摩时要用介质，手法要轻柔，并进行局部腧穴按压；外出时要注意防护，夏日防晒，冬日要防风寒。

5. 要经常运动，多呼吸新鲜空气，运动可加快血液循环，升高皮温，使皮肤获取更多的养料及排出更多的废物。

6. 保持良好的精神状态和乐观的情绪；生活有规律，不抽烟，不酗酒，睡眠充足。睡觉采用仰卧法，最好用低枕头，这样可使面部肌肤充分放松。

7. 注意日常面部保养，每月 2～3 次到美容院做全套美容护理。

单元实训与讨论

1. 实训：完成对中医除皱技术与方法的应用与效果调研，并对指定顾客进行完整的中医除皱方案设计与实施。

2. 讨论：中医除皱技术与方法，如何用现代医学解剖、生理等学科知识来解释？举例说明。

学习总结与反馈

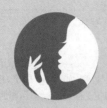 单元二十　中医抗衰

■ 学习要点

中医抗衰的原理、治疗方法和防护措施。

■ 学习难点

中医除皱与抗衰的内治法、外治法的适应证和注意事项。

■ 学习内容

随着年龄的增长，人们会逐渐感觉到身体慢慢衰老，各种慢性疾病悄悄出现。中医认为，人体的生长、发育、衰老与脏腑功能和经络气血的盛衰关系密切。当机体气血不足，经络之气运行不畅的时候，脏腑功能就会减退，阴阳失去平衡。具体表现为精神不振、健忘、神疲乏力、畏寒肢冷、腰膝酸软、眩晕耳鸣、发脱齿摇等症状。

症状	表现	致病因素	中药	针灸	其他
记忆力减退	对"近期记忆"的衰退，即对眼前或近期事情易遗忘，而对很久以前的事则往往记得很清楚	心、脾、肾虚	心肾两交汤、归脾汤、何首乌丸、六味地黄丸、蜂皇浆、脑复康（吡拉西坦）	艾灸神阙，针刺足三里、关元、气海、大椎、身柱、肾俞等	适宜冷水浴、太极拳、健身跑、散步、游泳等，平时经常按摩头部或全身
老年性聋	进行性改变，先是高频听力下降，逐渐影响低频听力	肝、肾、脾虚，耳窍失养	左归丸、右归丸、补中益气汤、复方丹参片、何首乌丸、六味地黄丸、杞菊地黄丸	耳门、听宫、听会、翳风、合谷、外关	注重体育锻炼，长期坚持按摩耳郭或采用摩耳鸣鼓按摩法
老花眼	一般40岁以后发生，看远物清晰而近物或细小物体模糊不清	肝肾阴虚，火盛炎上，目视昏花	杞菊地黄丸、八珍汤加味	睛明、承泣、风池、合谷、光明	练太极拳等，眼睛多看绿色及远眺，采用闭目旋睛法来按摩眼部
老年斑	皮肤上的黑色斑点	孙络之血凝滞	复方丹参片、乌梅、山楂温经散寒，活血行气	足三里、三阴交、血海、曲池	内养功、强壮功、全身性按摩
皮肤松弛	皮肤变薄、松弛、缺少弹性、皱纹增多	肺主皮毛，肺气不足，皮肤则变薄、松弛；肺津虚耗，皮肤则干燥、枯槁	六味地黄丸、回春胶囊	足三里、血海、大椎、风池、曲池	内养功、强壮功、六字诀、全身按摩、推拿浴、海水浴

中国很早就有对衰老的记述,但真正系统地从理论上论述衰老的,则是中国第一部医学著作《黄帝内经》。《黄帝内经》中把决定人体从生长、壮盛、繁育后代直到衰老的根本物质称为天癸,意思是上天赋予人体的生命物质。天癸以肾精或肾气的形式存在于人体。男人以八为节律,女人以七为节律,天癸由盛转衰,人也渐渐衰老。如男人16岁,肾气充盛,就有了生育能力;48岁时,肾气衰,就有了年老的表现;等到64岁时,天癸衰竭,人就老态龙钟了。女性相应的时间是14岁、42岁、49岁。随着社会的发展,中医对衰老的认识也在不断更新,《黄帝内经》之后,又发展出气血不足、神气涣散、经络瘀滞等人体衰老的理念。近年来,现代中医学者总结古人的经验,结合临床对患者的观察及实验研究,又提出了衰老的肾虚血瘀学说,即人体衰老主要是由肾脏亏虚与经络中血瘀造成的,其他异常皆是由肾虚血瘀发展而致。通过调理五脏,增强体质,可以延缓衰老。

一、调养脾胃

李东垣的《脾胃论》指出,体健与否和元气多少有着密切联系,而元气的根本在于脾胃,脾气健运,元气才能旺盛,生机才能活跃。所以调理脾胃是延缓衰老的第一步。日常可以养成三餐规律进食、吃饭八分饱的习惯;忌辛辣刺激、油腻之物;饮食清淡,营养均衡。

二、调理肾脏

在《素问·上古天真论篇》中,则指出人至老年"肾脏衰,天癸竭",表明肾脏与衰老存在一定关系,通过培补肾气、补养先天可以延缓衰老。

三、调理气血

"气血不和,百病乃变化而生",气血作为脏腑各功能正常运作的物质基础,一旦失调、亏虚,必定会导致脏腑受损,从而造成人体日渐衰老。因此,调养气血也是女性延缓衰老的方法之一。一方面,可以通过日常锻炼,如慢跑、瑜伽等运动促进气血流通;另一方面,也可以通过中药活血通络,如人参、红参、黄芪、阿胶、熟地黄、当归、白芍等。

我国最早的药学专著《神农本草经》,收载365种药物,其中有100多种被列为上品的为无毒、有强健身体作用的"补药"。经过长期实践,中医又不断发现新的有抗衰老作用的中药。

中药名	功效作用	现代研究发现
何首乌	《开宝本草》称之"久服长筋骨,益精髓,延年不老"	促进神经细胞生长,对神经衰弱及其他神经系统疾病有辅助治疗作用,调节血清胆固醇,降低血糖,提高肝细胞转化能力和胆固醇代谢能力
黄芪	益元气而补三焦,补气诸药之最	扩张冠状动脉,改善心肌供血,提高免疫功能,延缓细胞衰老
三七	《本草纲目拾遗》称"人参补气第一,三七补血第一,味同而功亦等","中药之最珍贵者"	三七的化学成分、药理作用和临床应用与人参有相似之处,其人参总皂苷含量超过人参。三七可扩张血管,降低血管阻力,增加心排血量,减慢心率,降低心肌耗氧量和毛细血管的通透性,在心血管病防治方面比人参有明显优势

续表

中药名	功效作用	现代研究发现
刺五加	《本草纲目》称之"久服轻身耐老","宁得一把五加,不用金玉满车"	抗疲劳作用比人参皂苷还强,能调节神经系统、内分泌系统、心血管系统功能,且有抗菌消炎和抗癌作用
灵芝	《神农本草经》认为,灵芝能"补肝气,安魂魄","久食,轻身不老,延年神仙"	调节神经系统、呼吸系统、心血管系统,清除自由基,调节免疫,平衡代谢功能,直接影响人体衰老进程
枸杞	《神农本草经》称之"久服坚筋骨,轻身不老,耐寒暑";《本草汇言》称之"使气可充,血可补,阳可生,阴可长"	抗动脉硬化、降低血糖、促进肝细胞新生
红景天	补益元气,清热解毒,止血,宁神益智	抗缺氧、抗癌、调节内分泌功能,能提高人体应变能力和免疫力,降低胆固醇和转氨酶,预防肿瘤,抑制溃疡,镇静、镇痛

方名	组成	制法	用法	功效
扶桑至宝丹	桑叶、黑芝麻、白蜜	炼蜜为丸,如梧桐子大	每服100丸,一日2次,白开水送下	驻容颜、乌须发、祛病延年,老人服之,步健眼明,消痰生津,补髓添精
枸杞子酒	枸杞子、白酒	枸杞子洗净放入瓶中,加入白酒,加盖密封,置阴凉干燥处	晚餐前或临睡前饮用,每次服10~20 g,不得过量	促进肝细胞新生,抗动脉硬化,降低胆固醇、降血糖等。长期服用可补虚延年
唐郑相国方	破故纸、胡桃肉	将破故纸酒蒸为末,胡桃肉去皮捣烂,蜜调如饴	每天早晨酒服一大匙,不能饮酒者,以水调服	补肾肺,治虚寒喘嗽、腰腿酸痛
七宝美髯丹	何首乌、茯苓、牛膝、当归、枸杞、菟丝子、补骨脂	上药石臼捣为末,炼蜜和丸,如梧桐子大	每服9 g,盐汤或温酒送下	治肝肾阴亏、气血不足而致的须发早白、牙齿动摇、遗精崩带、筋骨无力等,以滋养气血,血足则须发柔美,故有"美髯丹"之名

　　针灸养生法是在中医理论指导下,运用针刺和艾灸等方法通过作用于机体的经络腧穴系统,激发经气、调整脏腑而达到防治疾病、养生保健的方法,是中医养生法的特色之一。针灸某些与肾、脑相通的穴位,通过经络的调节作用使大脑细胞活跃,可加速补充脑的血流量,从而使大脑细胞活跃,可加速补充脑的血流量,从而使脑细胞营养充足,延缓大脑衰老。

穴位	定位	功效
人迎	位于颈部,喉结旁,当胸锁乳突肌的前缘,颈总动脉搏动处	连通脑与心,治疗全身不适,且同时去皱、美白、抗衰
印堂	经外奇穴之一,位于面部,两眉头连线中点	清头明目、通鼻开窍、推动督脉气血运行、安神益智、定惊息风
委中	腘横纹中点,当股二头肌腱与半腱肌肌腱的中间	舒筋通络、散瘀活血、清热解毒,祛除疲劳感
三阴交	小腿内侧,当足内踝尖上 3 寸,胫骨内侧缘后方	保养子宫、卵巢,紧致面部肌肉,调理月经、祛斑、祛皱、祛痘
足三里	犊鼻下 3 寸,胫骨前嵴外一横指处	补脾健胃,增强人体免疫功能,扶正祛邪,消除疲劳,恢复体力
合谷	位于手背,第 1 掌骨间隙中点处,手阳明大肠经"原"穴	疏风止痛,通络开窍,调节人体生命活动的原动力,坚持按揉刺激该穴,可获得自然治愈疾病的功效

　　中医抗衰老的方法,在《黄帝内经》中有一段总纲式的描述:"上古之人,其知道者,法于阴阳,和于术数,饮食有节,起居有常,不作妄劳。""法于阴阳"顺应自然界阴阳消长、寒暑变化规律调养自身,使人体适应自然界阴阳变化之道,增加对自然界变化的适应能力。"和于术数",运用一些养生办法,如导引、按摩、吐纳、吞津等,以达到健身防病的目的。"饮食有节"即食物的五味不偏嗜,食物的寒温适度,忌过饥过饱等,以固护脾胃。过饥,则精气匮乏,气血不足,影响机体正常功能运转,如《灵枢·五味》曰:"谷不入,半日则气衰,一日则气少矣。"过饱,则增加肠胃负担,引起腹胀腹满等证,如《素问·痹论》说:"饮食自倍,肠胃乃伤。"尤其老年患者,自身脾胃功能衰退,运化吸收能力减弱,若仍暴饮暴食,极易给胃肠造成过重负担,从而影响其他脏腑正常功能,加速衰老的进程。"起居有常"即生活起居、工作要有规律。《养生要集》曰:"春夏蚤起,与鸡俱兴。""欲卧,常以夜半时加子,是时天地万物皆卧,为一生生气出还。"子时天地万物皆应出于安卧、修养的状态,若清醒,不仅伤"阳",而且利于养阴。如《老老恒言》载:"时至子,阳气渐长,熟睡所以养阴也。"故子时之前即晚上 11 点之前入睡,早上鸡鸣时间即 5 点左右起床为宜。"不作妄劳",即无论是劳心、劳力,还是房劳,都应该适度,做到"形劳而不倦",以免伤精耗气。如此才能形体健壮,精神饱满,健康长寿。

　　《素问·脏气法时论》指出:"毒药攻邪,五谷为养,五果为助,五畜为益,五菜为充,气味合而服之,以补益精气",指出食物在养生治病中的重要作用。老年患者脏腑功能减弱,对药物的吸收能力有限,更是不耐攻伐,保健治疗过程中,除应用平和之药调理外,可以适当加用食疗配合治疗。

单元实训与讨论

　　1. 实训:完成对中医抗衰技术与方法的应用与效果调研,并对指定顾客进行完整的中医抗衰方案设计与实施。

　　2. 讨论:中医抗衰的技术与方法,与现代科学研究进展与发现,有没有相通之处? 举例说明。

学习总结与反馈